Leitfaden für die neuropsychologische Begutachtung

Thomas Merten

Leitfaden für die neuropsychologische Begutachtung

unter Mitarbeit von
Thomas Bodner, Anselm Fuermaier, Rainer John und Oliver Tucha

hogrefe

Dr. Thomas Merten, geb. 1959. 1981–1986 Studium der Klinischen Psychologie in Berlin. 1991 Promotion. 2000 Habilitation. Seit 1992 Tätigkeit im Klinikum im Friedrichshain; seit 1993 umfassende Lehrtätigkeit, u. a. Humboldt-Universität zu Berlin, Universität Leipzig, Friedrich-Schiller-Universität Jena, Psychologische Hochschule Berlin; seit 1994 Gutachtentätigkeit. Forschungsschwerpunkte: Testentwicklung und angewandte Testdiagnostik, neuropsychologische Diagnostik, Beschwerdenvalidierung, psychologische Begutachtung im Zivil-, Sozial- und Verwaltungsrecht.

Bibliografische Information der Deutschen Nationalbibliothek
Die Deutsche Nationalbibliothek verzeichnet diese Publikation in der Deutschen Nationalbibliografie; detaillierte bibliografische Daten sind im Internet über http://dnb.dnb.de abrufbar.

Hogrefe Verlag GmbH & Co. KG
Merkelstraße 3
37085 Göttingen
Deutschland
Tel. +49 551 999 50 0
info@hogrefe.de
www.hogrefe.de

Satz: Mediengestaltung Meike Cichos, Göttingen
Druck: AZ Druck und Datentechnik, Kempten
Printed in Germany

1. Auflage 2025

(E-Book-ISBN [PDF] 978-3-8409-3242-7; E-Book-ISBN [EPUB] 978-3-8444-3242-8)
ISBN 978-3-8017-3242-4
https://doi.org/10.1026/03242-000

Inhaltsverzeichnis

Abkürzungsverzeichnis[1]

ABGB	=	Allgemeines Bürgerliches Gesetzbuch (Österreich)
AUB	=	Allgemeine Unfallversicherungsbedingungen
AWMF	=	Arbeitsgemeinschaft der Wissenschaftlichen Medizinischen Fachgesellschaften
BayObLG	=	Bayerisches Oberstes Landesgericht
BdL	=	Beeinträchtigung der Leistungsfähigkeit
BeamtStG	=	Beamtenstatusgesetz
BeamtVG	=	Beamtenversorgungsgesetz
BGB	=	Bürgerliches Gesetzbuch
BGBl.	=	Bundesgesetzblatt (Österreich)
BGH	=	Bundesgerichtshof
BRAO	=	Bundesrechtsanwaltsordnung
BSG	=	Bundessozialgericht
BTHG	=	Bundesteilhabegesetz
BU	=	Berufsunfähigkeit
BVerfG	=	Bundesverfassungsgericht
BVerwG	=	Bundesverwaltungsgericht
BVG	=	Bundesversorgungsgesetz
DGUV	=	Deutsche Gesetzliche Unfallversicherung
GdB	=	Grad der Behinderung
GdS	=	Grad der Schädigungsfolgen
GDV	=	Gesamtverband der Deutschen Versicherungswirtschaft
GNP	=	Gesellschaft für Neuropsychologie
GOÄ	=	Gebührenordnung für Ärzte
GOP	=	Gebührenordnung für Psychotherapeut*innen

1 Nicht aufgenommen wurden Abkürzungen für medizinische Sachverhalte und für Testverfahren sowie allgemeinsprachlich bekannte Abkürzungen.

GRV	=	Gesetzliche Rentenversicherung
GUV	=	Gesetzliche Unfallversicherung
IfSG	=	Infektionsschutzgesetz
JVEG	=	Justizvergütungs- und -entschädigungsgesetz
KG	=	Kammergericht
LBG	=	Landesbeamtengesetz
LG	=	Landgericht
LSG	=	Landessozialgericht
MdE	=	Minderung der Erwerbsfähigkeit
MDK	=	Medizinischer Dienst der Krankenkassen
OEG	=	Opferentschädigungsgesetz
OLG	=	Oberlandesgericht
OVG	=	Oberverwaltungsgericht
PUV	=	Private Unfallversicherung
RLV	=	Restleistungsvermögen
SchwbAwV	=	Schwerbehindertenausweisverordnung
SED-UnBerG	=	SED-Unrechtsbereinigungsgesetz
SGB	=	Sozialgesetzbuch
SGB V	=	Sozialgesetzbuch Fünftes Buch (Gesetzliche Krankenversicherung)
SGB VI	=	Sozialgesetzbuch Sechstes Buch (Gesetzliche Rentenversicherung)
SGB VII	=	Sozialgesetzbuch Siebtes Buch (Gesetzliche Unfallversicherung)
SGB VIII	=	Sozialgesetzbuch Achtes Buch (Kinder- und Jugendhilfe)
SGB IX	=	Sozialgesetzbuch Neuntes Buch (Rehabilitation und Teilhabe behinderter Menschen)
SGB X	=	Sozialgesetzbuch Zehntes Buch (Sozialverwaltungsverfahren und Sozialdatenschutz)
SGB XIV	=	Sozialgesetzbuch Vierzehntes Buch (Soziale Entschädigung)
SGG	=	Sozialgerichtsgesetz
SVG	=	Soldatenversorgungsgesetz
UrhG	=	Urheberrechtsgesetz
UStG	=	Umsatzsteuergesetz
UV-GOÄ	=	Gebührenordnung für Ärzte – Gesetzliche Unfallversicherung mit Krankenhaus-Nebenkostentarif

VersMedV	=	Versorgungsmedizinverordnung
VVG	=	Versicherungsvertragsgesetz
ZPO	=	Zivilprozessordnung

Vorwort

Seit dem Erscheinen der ersten eigenständigen deutschsprachigen Buchveröffentlichung zur neuropsychologischen Begutachtung (Hartje, 2004) und einer umfassenderen Darstellung durch Wilhelm und Roschmann (2007) hat sich das Gutachtenwesen in den deutschsprachigen Ländern enorm verändert. Bedeutsame positive Entwicklungen sind auch für die neuropsychologische Begutachtung festzustellen. Für diesen Bereich sind weitreichende Initiativen auf internationaler Ebene, besonders aus den USA und Kanada, von Bedeutung, die zur Veröffentlichung einer Vielzahl von Positionspapieren und anderen Arbeiten zu gutachtenrelevanten Themen führten. Auch in Deutschland haben sich die gutachtlichen Standards, die neben zahllosen Veröffentlichungen in eine allgemeine (Marx et al., 2019) und zahlreiche spezifische Leitlinien zur Begutachtung mündeten, in den letzten zwei Jahrzehnten ganz erheblich verfeinert, was die mittlere Qualität von Gutachten vermutlich ebenso erheblich angehoben hat. Für viele gutachtliche Bereiche, die Neuropsychologie inbegriffen, weisen zudem von Fachverbänden und Heilberufekammern vorgenommene Zertifizierungen zumindest formal aus, dass eine spezifische Zusatzqualifikation für die Sachverständigentätigkeit erworben wurde.

Zusätzlich zur Komplexität des Fachgebiets der Klinischen Neuropsychologie stellt die Begutachtung, also die sachverständige Anwendung des Fachs in einem rechtsrelevanten Kontext, große Herausforderungen an jede Fachvertreterin, denn das dazu notwendige Wissen stellt sich ähnlich umfangreich und komplex dar und weist darüber hinaus eine bedeutsame zeitliche Dynamik auf, die u. A. durch Gesetzesänderungen, aktualisierte Verordnungen und die laufende höhere Rechtsprechung bedingt ist. Der vorgelegte Band versucht, wesentliche Aspekte des Wissens, über das eine neuropsychologische Gutachterin neben ihrer hohen fachlichen Qualifizierung verfügen sollte, zusammenzustellen und systematisch zu ordnen, gleichzeitig aber auch Mediziner, Juristen sowie Verwaltungen und andere Auftraggeber von neuropsychologischen Gutachten zu befähigen, diese besser zu verstehen und nachvollziehen zu können. Auch psychologische Sachverständige, die nicht neuropsychologisch tätig sind, sollten, so ist zu wünschen, zahlreiche Anregungen in diesem Band finden.

Aufgrund der Heterogenität der angezielten Leserschaft ist in Kauf zu nehmen, dass nicht jedes Kapitel für jeden potenziellen Leser von Interesse sein wird oder in Gänze nachvollzogen werden kann. Gleichwohl ist zu hoffen, dass der Band sowohl für den Fachlaien wie für die Fachvertreterin, für den gutachtlichen Anfänger wie für Fortgeschrittene Lesenswertes enthält. Durch eine Reihe von Materialien und Vorlagen, die in der Regel in Form von Kästen Darstellung finden, soll die mühevolle, oft über Jahre hinweg notwendige Erarbeitung von Routinen und Ressourcen erleichtert werden.

Der Text fokussiert auf gutachtlich relevante Fragen und Probleme, ohne im Einzelnen auf die eigentlich neuropsychologischen Grundlagen der funktionellen Hirnmorphologie und der neuropsychologischen Störungslehre einzugehen, ebenso wie eine Beschreibung von relevanten Krankheiten und Verletzungen, die Grundlagen der Diagnostik, Therapie und Prognosestellung keine Darstellung finden. Die ausweisbare Beherrschung des Fachs ist Voraussetzung dafür, überhaupt auf neuropsychologischem Gebiet gutachtlich tätig zu werden. Eine ausführliche Darstellung der Natur von Testverfahren und der Normierung wurde in den Text aufgenommen, insbesondere um Nicht-Psychologen in der anvisierten Leserschaft einen vertiefenden Einblick in diese zentrale Methode der Datengewinnung zu geben.

Der Text basiert auf mehr als drei Jahrzehnten gutachtlicher Tätigkeit mit einer wohl vierstelligen Zahl übernommener neuropsychologischer und klinisch-psychologischer Gutachtenaufträge, die vorwiegend von institutionellen Auftraggebern stammten (Gerichte der Sozial-, Zivil-, Verwaltungs- und Strafgerichtsbarkeit, Behörden und Verwaltungen, private und Sozialversicherungen), deutlich seltener von Anwälten und Privatpersonen. Im Laufe der Zeit wurden zahllose Quellen in der deutschsprachigen und internationalen Literatur konsultiert, es erfolgte ein kontinuierlicher Austausch mit Fachkolleginnen, Juristen und Ärztinnen, besonders intensiv im langjährig aktiven Arbeitskreis Begutachtung der Berliner Gesellschaft für Psychiatrie und Neurologie wie auch in der Kommission Sachverständigentätigkeit an der Landespsychotherapeutenkammer Berlin. Beim Literaturverzeichnis wurde der Fokus mehr auf die weiterführende Literatur denn auf den Beleg jeder einzelnen getroffenen Aussage und jeder gegebenen Empfehlung gelegt. Verweise auf die Gesetzgebung und die höhere Rechtsprechung finden sich in Form von Fußnoten hinzugefügt. Im Teil IV wurden jeweils nur wenige Beispieltests zitiert und in das Literaturverzeichnis aufgenommen, was mit Verweis auf einschlägige verfügbare Testkompendien (z. B. Dohrenbusch, 2015; Schellig, Drechsler, Heinemann & Sturm, 2008; Strauss, Sherman & Spreen, 2006) sinnvoll erschien.

Nur wo nicht gearbeitet wird, heißt es, würden keine Fehler begangen. Die Liste möglicher Fehler in der Begutachtung und in der Abfassung der Schriftform eines Gutachtens ist lang und reicht von banalen und lässlichen Fehlern bis zu schlimmen, unerfreulichen und unverzeihlichen. Wenn ein Sachverständiger etwa in einem Unfall- oder Rentengutachten den verbliebenen Schaden als *Grad der Behinderung* (GdB) ausweist und obendrein in Prozent graduiert, weist dies sicherlich einen nicht nur banalen Kenntnismangel bei ihm aus, doch ein solcher Fehler macht die Verwertbarkeit eines Gutachtens nicht prinzipiell unmöglich (sofern nicht andere substanzielle Fehler dies bedingen). Bei der Komplexität des Arbeitsgebiets ist eine komplette Abwesenheit von Mängeln auch eher selten zu erwarten. Wichtig sind eine angemessene Fehlerkultur, die Bereitschaft, aus eigenen Fehlern zu lernen, eine offene und produktive statt defensiv-aggressive Haltung gegenüber kritischen Rückmeldungen und ein Streben, sich kontinuierlich um eine Verbesserung der Qualität der Begutachtung zu bemühen. Dabei soll dieses Buch gutachtlich Tätigen helfen. Jedes falsche Gutachten verletzt die Rechte einer Partei mit teils gravierenden Folgen für diese, sei es eine betroffene Person, der ihr in Wahrheit zustehende Leistungen zu Unrecht vorenthalten werden, sei es die Solidargemeinschaft der Steuerzahler, Versicherten oder Mitglieder eines Versorgungswerks, die am Ende über ihre Abgaben und Beiträge objektiv ungerechtfertigte Ansprüche zu finanzieren hat. Auch wenn Sachverständige in keinem Falle die Entscheidungsträger sind, kommt ihnen eine sehr hohe Verantwortung zu, der sich jede gutachtlich tätige Neuropsychologin bewusst sein muss.

Die interessierte Leserin wird rasch feststellen, dass sich einerseits viele im Text diskutierte Fragen auf die psychologische Gutachtentätigkeit generell oder auf Begutachtungen im Bereich von Gesundstörungen (medizinische und medizinisch- bzw. klinisch-psychologische, psychotherapeutische oder schmerztherapeutische) beziehen, andererseits auch viele Quellen aus den Nachbardisziplinen herangezogen und zitiert werden, wenn sie von Relevanz für die neuropsychologische Sachverständigenarbeit erscheinen. Der Text wird gleichwohl versuchen, im Folgenden immer wieder auf die engere Thematik der Neuropsychologie zu fokussieren.

Die hier präsentierten Fallvignetten und Fallkonstellationen (insbesondere in Tabelle 1), welche die Vielfalt möglicher neuropsychologischer Gutachtenaufträge illustrieren, basieren ausnahmslos auf realen Fällen, die nicht nur anonymisiert, sondern in für die Sache unwesentlichen Details so geändert wurden, dass keine Personenidentifizierung möglich ist.

Im letzten Teil dieses Bandes findet sich einige Exkurse zu speziellen Problemen und Konstellationen für die neuropsychologische Begutachtung. Die Liste angedachter Exkurse war ursprünglich länger, doch trotz intensiver Bemühungen konnten für weitere angedachte spezielle Fragestellungen keine interessierten Autoren gewonnen werden. Eine Diskussion der Begutachtung im Rahmen von Post- oder Long-Covid wurde bewusst ausgespart, da einerseits die naturwissenschaftlichen Evidenzen für einen ursächlichen Zusammenhang zwischen den unspezifischen Beschwerdenkomplexen und der Erkrankung noch praktisch völlig ungeklärt sind und es für den individuellen Fall keinen objektiven Nachweis für eine gesicherte pathogenetische Einordnung gibt (z. B. Zipper, Elze & Mast, 2024), andererseits die Thematik aktuell hochgradig politisch-ideologischen und interessegeleiteten Färbungen unterliegt. Für diesen Bereich werden die zukünftigen Entwicklungen abzuwarten sein, um Irrwege und Fehlbeurteilungen zu vermeiden. Für den Zeitpunkt der Manuskriptfertigstellung kann jedoch auf eine aktuelle Arbeit von Krahl et al. (2024) verwiesen werden.

In diesen Zeiten schwieriger Entwicklungen der deutschen Sprache ist zu betonen, dass zur Gewährleistung der Lesbarkeit für Personenbezeichnungen jeweils nur eine grammatische Form verwendet wurde; bei abwechselnder Verwendung der weiblichen wie auch der männlichen Form sind natürlich stets Personen jeglicher Geschlechtsidentität gemeint.

Mein großer Dank gilt natürlich den Mitarbeiterinnen des Hogrefe Verlags, vor allem und in hervorragender Weise der Lektorin, Frau Kathrin Rothauge, sowie den Koautoren, die durch die Exkurse zu speziellen neuropsychologisch relevanten Themen wesentlich dazu beigetragen haben, dass der Band in der jetzt vorgelegten Form zustande gekommen ist.

Berlin, im Frühjahr 2025

Teil I
Einführung und Überblick

1 Gutachten und Sachverständige, Abgrenzung zu Befundberichten

1.1 Gutachten und Sachverständige, Grundbegriffe

Zum Begriff des Gutachtens findet sich in zahllosen Quellen, jedoch ohne angegebenen originalen Nachweis, die folgende Definition:

Definition: Gutachten

Ein Gutachten ist die begründete Darstellung von Erfahrungssätzen und die Ableitung von Schlussfolgerungen für die tatsächliche[2] Beurteilung eines Geschehens oder Zustands durch einen oder mehrere Sachverständige.

Wegen der besonderen Qualifikation des Sachverständigen und seiner Verpflichtung zur strikten Unparteilichkeit wird der im Gutachten gelieferten Beurteilung der Charakter des „allgemein Vertrauenswürdigen" zugesprochen. Die gutachtliche Beurteilung erfolgt mit Hinblick auf eine oder mehrere konkret formulierte Fragestellungen, die in der Regel *in einem spezifischen Rechtszusammenhang* angesiedelt sind. Ein Gutachten zielt also nicht auf eine einfache Statuserhebung und -beschreibung (wie dies bei einem Befundbericht der Fall ist), sondern auf die Beantwortung explizit formulierter rechtlich relevanter Fragen. Erhobenen Befunden kommt damit der Charakter von Befundtatsachen zu, an die – unter anderen Tatsachen – bei der Beantwortung der Fragestellungen *angeknüpft* wird (deshalb gehören sie zu den Anknüpfungstatsachen).

Merke

Das Gutachten tritt als verbindliche (z.B. bezeugte oder unterschriebene) mündliche oder schriftliche Aussage eines Sachverständigen oder Gutachters auf.

---

2 Wichtig für das Verständnis hier ist, dass „tatsächlich" *nicht* „wirklich" oder „in Wahrheit" meint, sondern im juristischen Sinne verwendet wird. Der unbestimmte Rechtsbegriff der *Tatsachen* bezeichnet konkrete Zustände oder Vorgänge aus Gegenwart und Vergangenheit, die objektiv dem Beweis zugänglich sind. Davon abzugrenzen sind *Tatsachenbehauptungen*. Das sind Aussagen über Tatsachen, deren Verifizierung (noch) fehlt.

Als wichtig zu beachten gilt dabei, dass der Begriff des Gutachtens keine geschützte Bezeichnung darstellt. Prozessrechtlich stellt es ein Beweismittel dar[3], dem unter allen Beweismitteln keine hervorragende Bedeutung zukommt. Dennoch sollte der Begriff nur im Kontext der gezielten Beantwortung rechtlich relevanter (und oft streitiger) Fragen benutzt werden, wie eingangs dargestellt, nicht jedoch zur Bezeichnung von Untersuchungs-, Befund- oder Behandlungsberichten, geschweige denn für Atteste.

Im Gegensatz zu einem Gutachten in dem Sinne, wie es in diesem Buch begrifflich verwendet wird, enthalten Berichte Mitteilungen über erhobene Befunde oder sonstige Untersuchungsergebnisse, häufig mit nur kurz gefassten Erläuterungen zur Genese einer Gesundheitsstörung und zur Differenzialdiagnostik. In der Regel fehlen eine explizite Darstellung und Diskussion der wissenschaftlichen Grundlagen der verwendeten Befunderhebungsmethoden und der getroffenen Feststellungen, die Erläuterung alternativer wissenschaftlicher Positionen, exakte Quellenangaben u.Ä.m. Untersuchungsbefunde werden im Regelfall für fachlich qualifizierte Empfänger in der jeweiligen Fachsprache verfasst, während Gutachten sprachlich so formuliert werden sollen, dass sie von einem durchschnittlich verständigen Fachlaien verstanden und nachvollzogen werden können. Dies gilt insbesondere auch mit Bezug auf die getroffenen Schlussfolgerungen.

Eine Ausnahme bei der Abgrenzung von Befundberichten und Gutachten bilden etwa die Abschlussberichte von Rehabilitationskliniken sowie Kliniken in der Trägerschaft der Berufsgenossenschaften. Sie enthalten häufig zusätzlich zu Befundmitteilungen in der Regel auch gutachtliche Anteile bzgl. einer sozialmedizinischen Fragestellung (z.B. quantitative und qualitative Einschränkungen der beruflichen Leistungsfähigkeit im ausgeübten Beruf und auf dem allgemeinen Arbeitsmarkt; empfohlene Leistungen zur Teilhabe; prognostisch verbleibende Minderung der Erwerbsfähigkeit in rentenberechtigendem Ausmaß), die für die Kostenträger der Heilbehandlung oder Heilerfolgskontrolle (zum Beispiel die Deutsche Rentenversicherung oder eine Berufsgenossenschaft) verfasst werden.

Gutachten üben keine Bindungswirkung auf die Auftraggeber aus. In gerichtlich beauftragten Gutachten etwa gilt der Grundsatz der freie Beweiswürdigung[4] durch den Richter. Dabei sind gerichtlich in Auftrag gegebene Gutachten grundsätzlich als Beweismittel einzustufen, Privatgutachten hingegen als besonders substantiierter Parteienvortrag. Dessen ungeachtet sind die Ergebnisse von Privatgutachten zu berücksichtigen und etwaige bedeutsame Abweichungen zwischen gerichtlich bestellten und Parteigutachten erfordern gegebenenfalls eine weitere Sachaufklärung.[5]

---

3 So etwa in der Zivilprozessordnung (ZPO) § 402 als „Beweis durch Sachverständige“ bezeichnet.

4 ZPO § 286.

5 Beschluss des Bundesgerichtshofs (BGH) vom 26.02.2020 (Az.: IV ZR 220/19) sowie Beschluss des BGH vom 05.11.2019 (Az.: VIII ZR 344/18).

Auch die Bezeichnung des Sachverständigen oder Gutachters ist nicht gesetzlich geschützt. Allgemein erwartet wird von einem als Sachverständiger auftretenden Fachvertreter, dass er über eine besondere Fachkunde verfügt, und zwar auf dem Gebiet, auf dem die Sachfrage des Gutachtens angesiedelt ist, sodass häufig eine überdurchschnittliche Qualifikation als Eingangsvoraussetzung für die Übernahme eines Auftrags vorausgesetzt wird. In der realen Gutachtenpraxis wird jedoch, wie leicht festzustellen ist, dieser Standard häufig verfehlt.

Vom Sachverständigen abzugrenzen ist ein sachverständiger Zeuge, also eine Person, die zwar über Sachverstand verfügt, in der Sache selbst aber nicht als unabhängiger und unparteiischer Sachverständiger auftritt, sondern in Zeugenschaft. Dies kann etwa eine behandelnde Ärztin oder Psychotherapeutin sein. Dabei beschränkt sich die Aufgabe einer Zeugin auf die Wiedergabe von Wahrnehmungen, nicht aber werden weiterreichende gutachtliche Beurteilungen erwartet.[6]

Prinzipiell können Gutachten schriftlich oder mündlich erstattet werden. In aller Regel werden von Neuropsychologen sogenannte freie Gutachten erstellt, in Abgrenzung zu Formulargutachten. Letztere enthalten häufig Alternativfragen oder verlangen Antworten anhand von Schätzskalen oder mithilfe von kurz gefassten Beschreibungen, was regelmäßig Mindestansprüche an die Qualität von Gutachten verfehlen muss.

Gutachten sind in der Regel umfassender als Befundberichte und werden formal nach anderen, großzügigeren Kriterien gestaltet, sie sollen für Laien in wesentlichen Zügen verständlich sein und können konzeptionelle Diskussionen, Exkurse, Literaturverweise oder methodische Details enthalten, die in diagnostischen und Therapieberichten im Regelfall fehlen. Dies ergibt sich naturgemäß sowohl aus der Aufgabe von Gutachten als auch aus den an ihre Erstellung angelegten Qualitätsmaßstäben.

In welchem Umfang ein Urheberrechtsanspruch auf Gutachten besteht, scheint nach der Rechtsprechung nicht gänzlich geklärt zu sein. Gleichwohl wird in vielen Gutachten darauf verwiesen, dass Gutachten dem Schutz nach dem Urheberrecht unterliegen.[7] Eine Verwertung innerhalb der vereinbarten Verwendungszwecke, für die auch die Vergütung erfolgte, ist davon aber keinesfalls betroffen.

6 Dessen ungeachtet werden nach eigenen Erfahrungen des Autors durch Gerichte oder die beteiligten Parteien mitunter auch weiterreichende (eigentlich) gutachtliche Beurteilungen erbeten. Wie damit umzugehen ist, richtet sich sicherlich nach den Besonderheiten des Einzelfalls.

7 Insbesondere mit Verweis auf die §§ 1, 2, 11 und 15 des Urheberrechtsgesetzes (UrhG).

1.2 Befundberichte als Zuarbeit für Gutachten anderer Disziplinen

Auf die Unterscheidung zwischen Befundberichten und Gutachten ist bereits im vorangegangenen Abschnitt eingegangen worden. Gelegentlich werden neuropsychologische, testpsychologische oder leistungsdiagnostische Untersuchungen vor allem im Rahmen nervenärztlicher, neurologischer und psychiatrischer Gutachten erstellt und ihre Ergebnisse in jene integriert, ohne dass sich die Ergebnisberichte qualitativ als eigenständige Gutachten auszeichnen. Ein solches Herangehen ist auch von einer Reihe von Gutachteninstituten bekannt. Für bestimmte Fragestellungen oder Fallkonstellationen kann ein solcher Ansatz durchaus für sinnvoll erachtet werden. In diesen Fällen sollten die Befundberichte jedoch auch nicht als Gutachten ausgewiesen werden, sondern korrekterweise als Untersuchungsberichte ohne eigenständigen gutachtlichen Stellenwert.

Dies kann insbesondere im Rahmen gerichtlicher Gutachtenanordnungen, in denen überdies eine ausdrückliche vorherige gerichtliche Anordnung von Zusatzgutachten notwendig ist, erhebliche Auswirkung auf die Kostenrechnung haben. Ein psychologisches Zusatzgutachten muss den rechtlichen, inhaltlichen und formalen Anforderungen gerecht werden, die generell an ein Gutachten zu stellen sind und die sich in der psychologischen und medizinischen Gutachtenliteratur formuliert finden (z. B. Marx et al., 2019; Neumann-Zielke et al., 2015).

Für die rechtliche Unterscheidung zwischen einem Untersuchungsbericht und einem Gutachten ist ein Beschluss des Landessozialgerichts Berlin-Brandenburg vom 21.04.2010 (Az.: L 2 SF 234/09 B) aufschlussreich. Danach wies das Gericht den Berufungsantrag eines Bezirksrevisors zurück, ein psychologisches Zusatzgutachten lediglich als Testuntersuchung mit einem Bruchteil der in Rechnung gestellten Kosten zu vergüten, und begründete dies damit, dass der Psychologe über eine Testdurchführung hinaus eine Beurteilung und Interpretation der Befunde und eine Auseinandersetzung mit den zur Verfügung stehenden Unterlagen vorgenommen hatte, wie dies geboten war. In der Begründung hieß es:

> Der Sachverständige hat dem Richter die Kenntnis von Erfahrungssätzen zu vermitteln, Tatsachen festzustellen, soweit dafür eine besondere Sachkunde erforderlich ist, und aus diesen aufgrund der einschlägigen Erfahrungssätze Schlussfolgerungen zu ziehen ... Dies hat der Antragsteller aufgrund der von ihm festgestellten Tatsachen ... [im Gutachten] getan.

2 Auftraggeber und Fragestellungen zur neuropsychologischen Begutachtung

Das Arbeitsgebiet der Klinischen Neuropsychologie bestimmt ihre wichtigsten Anwendungsbereiche als gutachtliche Disziplin. Bis spätestens Beginn der 1990er-Jahre war die Neuropsychologie in den USA soweit professionalisiert und anerkannt, dass sie als *die Fachdisziplin* galt, die sich in hervorgehobener Weise mit den Beziehungen zwischen Gehirn (also auch möglichen Hirnschädigungen) und dem Verhalten beschäftigte. Dies beförderte eine zunehmende Nachfrage nach Neuropsychologen als Sachverständige, wenn es um die Beurteilung von kognitiven und Verhaltensstörungen im Zusammenhang mit Erkrankungen oder Verletzungen des Gehirns ging. Dabei standen gutachtlich zunächst vor allem Folgen von Schädel-Hirn-Verletzungen im Vordergrund. Die Forensische Neuropsychologie (also die Anwendung klinisch-neuropsychologischer Expertise im rechtlich relevanten Kontext) nahm damit einen ungeheuren Aufschwung und heute gehört Sachverständigentätigkeit zu einem wichtigen Arbeitsgebiet vieler amerikanischer Neuropsychologen (Sweet et al., 2023; Sweet, Meyer, Nelson & Moberg, 2011).

Wie in verschiedenen geografischen Regionen die neuropsychologische Begutachtung im Einzelnen organisiert ist, hängt nicht nur vom Entwicklungsstand und der berufsständischen Organisation von Klinischen Neuropsychologen im jeweiligen Land ab, sondern wird sehr stark von den Gegebenheiten des herrschenden Rechtssystems, der Gesetzgebung und der maßgeblichen Rechtsprechung bestimmt.

Potenzielle Auftraggeber neuropsychologischer Gutachten:

- Gerichte der verschiedenen Gerichtsbarkeiten (des Zivil-, Sozial-, Verwaltungs- und Strafrechts) sowie Staatsanwaltschaften;
- Bundes-, Landes- und kommunale Behörden (z. B. Versorgungs-, Sozial- und Gesundheitsämter) und andere öffentlich-rechtliche Einrichtungen, Einrichtungen der Dienstunfallfürsorge für Beamte;
- Dienstherren von Beamten (in Überschneidung zum vorangegangenen Punkt), Arbeitgeber;

- Sozialversicherungsträger (z. B. Berufsgenossenschaften, Unfallkassen, Deutsche Rentenversicherung);
- berufsständische Versorgungswerke der kammerfähigen freien Berufe, Einrichtungen der kirchlichen Versorgung u. Ä.;
- private Versicherungsgesellschaften (z. B. Unfall-, Haftpflicht- und Lebensversicherungen);
- Privatpersonen oder deren rechtliche Vertreter.

Als gutachtliche Fragestellungen kommen grundsätzlich solche in Betracht, bei denen es um kognitive, Persönlichkeits-, Erlebens- und/oder Verhaltensveränderungen im Rahmen einer neurologischen Erkrankung, einer anderen Erkrankung mit Auswirkung auf die Funktionsfähigkeit des Gehirns oder einer Verletzung des Gehirns geht. In Tabelle 1 findet sich ein Überblick über das breite Spektrum, das inhaltlich und rechtlich die Indikation für ein neuropsychologisches Gutachten begründen kann. Bei einigen rechtlichen Fragestellungen, insbesondere im Bereich privater Berufsunfähigkeitsversicherungen und in der Gesetzlichen Unfallversicherung, werden aktuell auch leistungsdiagnostische oder neuropsychologische Zusatzgutachten spezifisch mit der Zielrichtung einer eingehenden psychologischen Beschwerdenvalidierung in Auftrag gegeben. Wenn sie nach den Grundsätzen neuropsychologischer Begutachtungen von dafür qualifizierten Sachverständigen ausgeführt werden, spricht auch nichts dagegen, sie als neuropsychologische Gutachten auszuweisen.

Anders als in Deutschland werden in Österreich regelmäßig auch Neuropsychologinnen mit der Begutachtung der Geschäfts- und Testierfähigkeit beauftragt (vgl. Kapitel 17). In der Schweiz ist die Beurteilung der Arbeitsfähigkeit eine häufige Fragestellung (vgl. Frei et al., 2016), die dort in der rechtlichen Fassung gänzlich anders geregelt und in einer Graduierung bewertet wird. Neuropsychologische Gutachten zur Frage der Arbeits(un)fähigkeit (also insbesondere im Geltungsbereich des Sozialgesetzbuches Fünftes Buch, SGB V) sind hingegen in Deutschland äußerst selten. – Zu weiteren Besonderheiten der neuropsychologischen Begutachtung in der Schweiz kann im Übrigen auf einen neueren Band von Frei (2022) verwiesen werden.

Tabelle 1: Beispiele für Auftraggeber neuropsychologischer Gutachten, die in verschiedenen Rechtsbereichen und zu verschiedenen rechtlich relevanten Fragestellungen angesiedelt sind

Auftraggeber	Rechtsbereich	Problem	Fragestellungen (beispielhaft)	Bemessungsgrundlage/ Fähigkeitsbereich
Berufsgenossenschaft oder Unfallkasse	Sozialrecht (Gesetzliche Unfallversicherung, Sozialgesetzbuch SGB VII)	A erlitt bei einem versicherten Wegeunfall ein leichtes Schädel-Hirn-Trauma.	Verbliebene Unfallfolgen; deren Auswirkungen auf die berufliche Leistungsfähigkeit; weiterer Therapiebedarf, Prognose	Minderung der Erwerbsfähigkeit (MdE in %)
Sozialgericht	Sozialrecht (Gesetzliche Rentenversicherung, SGB VI)	B war wegen chronischer Erschöpfung mit Konzentrations- und Gedächtnisschwierigkeiten hausärztlich 18 Monate lang arbeitsunfähig erkrankt und ficht nun einen abgelehnten Antrag auf Rente wegen Erwerbsminderung an.	Vorliegende Gesundheitsstörungen; quantitative Einschränkungen der beruflichen Leistungsfähigkeit; qualitative/zeitliche Einschränkungen der beruflichen Leistungsfähigkeit; Leistungsfähigkeit für Beispieltätigkeiten; Wegefähigkeit	Erwerbsminderung (in den Stufen: teilweise vs. volle Erwerbsminderung)
Zuständiges Landesamt	Sozialrecht (Soziales Entschädigungsrecht, SGB XIV)	C wurde nach einer Antikriegsdemonstration von einer Gruppe Vermummter in einem Park zusammengeschlagen und erlitt ein schweres Schädel-Hirn-Trauma.	Verbliebene Schädigungsfolgen; Auswirkungen auf die berufliche Teilhabe; weiterer Therapiebedarf	Grad der Schädigungsfolgen (GdS)

Tabelle 1: Fortsetzung

Auftraggeber	Rechtsbereich	Problem	Fragestellungen (beispielhaft)	Bemessungsgrundlage/ Fähigkeitsbereich
Landessozialgericht	Sozialrecht (Schwerbehindertenrecht, SGB IX)	D leidet an einer Schizophrenie. Ihr Antrag auf Höherstufung wurde abgelehnt, was in der ersten Instanz (Sozialgericht) bestätigt wurde.	Liegen im Rahmen der Erkrankung kognitive Funktionsstörungen mehr als nur vorübergehend vor und welche Auswirkung haben diese auf die soziale Anpassungsfähigkeit der Klägerin?	Grad der Behinderung (GdB)
Versicherungsgesellschaft (Leben)	Zivilrecht (Versicherungsrecht; Berufsunfähigkeitsversicherung)	E macht nach einer Chemotherapie wegen einer Malignomerkrankung verbliebene schwere Konzentrationsstörungen geltend.	Neuropsychologisches Leistungsbild; Auswirkungen auf die berufliche Tätigkeit in ihrer konkreten Ausgestaltung (des individuellen Falles), mit Vergleichsmaßstab des Niveaus „in gesunden Tagen"	Grad der Berufsunfähigkeit (BU in %)
Schlichtungsstelle einer Ärztekammer	Zivilrecht (Arzthaftungsrecht)	F wurde nach einem einmaligen einfachen leichten Schädel-Hirn-Trauma von ihrem nachbehandelnden Neurologen nicht zur neuropsychologischen Therapie überwiesen.	Wenn die Betroffene von ihrem ambulanten Nervenarzt frühzeitig zu einer neuropsychologischen Therapie überwiesen worden wäre, würde sie dann auch Jahre nach dem Unfall nicht mehr an schweren kognitiven Störungen leiden?	(Behandlungsfehler)

Tabelle 1: Fortsetzung

Auftraggeber	Rechtsbereich	Problem	Fragestellungen (beispielhaft)	Bemessungsgrundlage/ Fähigkeitsbereich
Oberlandesgericht	Zivilrecht (Unfallversicherungsrecht)	G erlitt bei einem Fußballspiel eine Verletzung am Hals mit Dissektion der inneren Karotisarterie und folgendem Schlaganfall im Stromgebiet der mittleren Gehirnschlagader.	Verbliebene Schädigungsfolgen drei Jahre nach dem Unfallereignis; Kausalität zwischen schädigendem Ereignis und verbliebenen Unfallfolgen; Bemessung des Umfangs der verbliebenen Beeinträchtigung der geistigen Leistungsfähigkeit, im Vergleich zu einer durchschnittlichen Person gleichen Alters und Geschlechts	Invalidität (in %), außerhalb der Gliedertaxe als Beeinträchtigung der Leistungsfähigkeit (BdL in %) zu bestimmen
Arbeitgeber	Zivilrecht (Arbeitsrecht)	H leidet an einer chronisch progredienten Multiplen Sklerose.	Ist H noch in der Lage, aufgrund der erkrankungsbedingten Einschränkungen der geistigen Leistungsfähigkeit die vertraglich geschuldeten Arbeitsleistungen als Krankenschwester zu erbringen?	Berufliche Einsatz- und Leistungsfähigkeit

Tabelle 1: Fortsetzung

Auftraggeber	Rechtsbereich	Problem	Fragestellungen (beispielhaft)	Bemessungsgrundlage/ Fähigkeitsbereich
Landesarbeitsgericht	Zivilrecht (Arbeitsrecht)	Bei I wurde im Jahr vor Beginn der Covid-Pandemie ein chronisches Erschöpfungssyndrom diagnostiziert, bei unauffälligen sonstigen medizinischen Befunden.	Ist es erforderlich, I dauerhaft ausschließlich im Homeoffice zu beschäftigen oder ist eine Tätigkeit an einem behindertengerecht ausgestatteten Arbeitsplatz am Firmensitz zumutbar?	Berufliche Einsatz- und Leistungsfähigkeit
Amtsgericht	Zivilrecht (Familienrecht)	J ist an einer hereditären Kleinhirndegeneration erkrankt; ihr früherer Ehemann möchte wegen behaupteter grober Fehlhandlungen ihren weiteren Kontakt mit dem gemeinsamen Sohn unterbinden.	Ist J aufgrund ihrer Erkrankung in der Lage, regelmäßig Umgang mit ihrem achtjährigen Sohn zu pflegen, ohne dass dadurch das Kindeswohl gefährdet wäre?	Umgangsfähigkeit
Rechtsanwalt	Zivilrecht (Betreuungsrecht)	Die Kinder des inzwischen verstorbenen K machen geltend, dass die drei Jahre vor seinem Tod geschlossene Ehe nicht rechtskräftig sei.	War K zum Zeitpunkt der Eheschließung trotz seiner bereits vorliegenden Demenz in der Lage, im Rahmen der natürlichen Willensbildung die Ehe mit seiner langjährig Verlobten einzugehen, also insbesondere das Wesen der Ehe zu begreifen und seine diesbezüglichen Wünsche zu artikulieren?	Ehegeschäftsfähigkeit

Tabelle 1: Fortsetzung

Auftraggeber	Rechtsbereich	Problem	Fragestellungen (beispielhaft)	Bemessungsgrundlage/ Fähigkeitsbereich
Haftpflichtversicherung	Zivilrecht (Kfz-Haftpflicht)	L wurde als Beifahrerin bei einem Motorradunfall schwer verletzt und erlitt im Rahmen eines Polytraumas auch eine schwere Schädel-Hirn-Verletzung.	Welche Gesundheitsstörungen liegen vor? Sind diese ausschließlich Folge des Unfalls? Welche unfallfremden Krankheiten haben mitgewirkt und wie wirken sie sich aus? Wie hoch ist die bisherige, gegenwärtige und gegebenenfalls künftige Minderung der Erwerbsfähigkeit aufgrund des Unfalles einzuschätzen? Wie wirken sich die Verletzungsfolgen auf die private Lebensführung aus?	Für den Bereich der privaten Lebensführung: Beschreibung konkreter Einschränkungen; für den beruflichen Bereich: Minderung der Erwerbsfähigkeit (MdE), getrennt nach konkret und abstrakt
Behörde der Dienstunfallfürsorge	Verwaltungsrecht (Beamtenversorgungsgesetz, § 35)	M erlitt anlässlich eines Einsatzes als Polizeibeamter ein Distorsionstrauma der Halswirbelsäule und macht seitdem eine ausgeprägte Fatigue sowie Konzentrations- und Gedächtnisstörungen geltend.	Welche Gesundheitsstörungen liegen vor? Sind diese ausschließlich oder wesentlich auf das Unfallgeschehen zurückzuführen? Inwieweit ist Herr M wegen des Unfalls in seiner Erwerbsfähigkeit gemindert?	Minderung der Erwerbsfähigkeit (MdE in %)

Tabelle 1: Fortsetzung

Auftraggeber	Rechtsbereich	Problem	Fragestellungen (beispielhaft)	Bemessungsgrundlage/ Fähigkeitsbereich
Versorgungswerk einer Rechtsanwaltskammer	Verwaltungsrecht	N leidet an einer Multiplen Sklerose. Gleichzeitig liegt eine Opiatabhängigkeit vor.	Sind die vom Mitglied beklagten kognitiven Einschränkungen ausschließlich Folge der Multiplen Sklerose oder können sie auch auf die jahrelange Opiateinnahme zurückgeführt werden?	Berufsunfähigkeit
Verwaltungsgericht	Verwaltungsrecht (Aufenthaltsrecht)	O klagt gegen eine Ausweisung aus der Bundesrepublik. Er macht geltend, aufgrund einer vorbestehenden geistigen Behinderung nicht in der Lage zu sein, die deutsche Sprache zu erlernen, und legt dazu das Attest einer Psychoanalytikerin vor.	Leidet der Kläger an einer Lern- und Leistungsschwäche mit Krankheitswert, die seine Fähigkeit, sich neues Wissen anzueignen, insbesondere Deutschkenntnisse zu erwerben und in einer Prüfungssituation nachzuweisen, dauerhaft ausschließt?	Kognitive Leistungsfähigkeit/Lernfähigkeit

Tabelle 1: Fortsetzung

Auftraggeber	Rechtsbereich	Problem	Fragestellungen (beispielhaft)	Bemessungsgrundlage/ Fähigkeitsbereich
Landgericht	Strafrecht	P wird zur Last gelegt, im Rahmen der deutschen Wiedervereinigung erhebliche Geldsummen veruntreut zu haben; seit acht Jahren leidet er an einer Multiplen Sklerose, ohne nachgewiesene Progredienz oder Schübe in den letzten vier Jahren.	Liegen Hirnleistungsstörungen und eine abnorme Erschöpfbarkeit vor? Welche qualitativen und quantitativen Auswirkungen haben diese auf die Fähigkeit zur Teilnahme am Strafprozess? Weicht die Beurteilung von der der behandelnden Ärzte ab?	Verhandlungsfähigkeit
Landgericht	Strafrecht	Die an Epilepsie vorerkrankte Frau Q wurde Opfer einer Straftat, bei der sie möglicherweise ein Schädel-Hirn-Trauma erlitt, was aber bisher nicht als gesichert gilt.	Hat die Zeugin bei dem Vorfall gesundheitliche Beeinträchtigungen erlitten, die geeignet sind, ihre Gedächtnisfähigkeit zu beeinträchtigen? Falls ja, inwieweit geben ihre Aussagen das tatsächliche Geschehen wieder?	Glaubhaftigkeit einer Zeugenaussage

3 Neutralität, Aufgaben und Qualifikation des Sachverständigen

3.1 Aufgaben des Sachverständigen und Gebot der Unparteilichkeit

Merke

Dem Sachverständigen kommt die Aufgabe einer unabhängigen, neutralen und sachbezogenen Beratung des Auftraggebers zu, um diesen zu befähigen, die jeweilige Rechtsfrage nach Möglichkeit korrekt zu beantworten, insoweit es die fachlichen Aspekte der jeweiligen Disziplin betrifft, und zwar in der Rolle eines „Gehilfen des Gerichts", wie er häufig bezeichnet wird. Dabei ist im gesamten Prozess der Begutachtung sowie in der Formulierung des Gutachtens auf die jeweilige Fragestellung abzustellen, die jedoch umfassend zu beantworten ist. Zu beachten ist, dass nicht gestellte Fragen auch nicht beantworten werden sollen.

Es ergeben sich jedoch auf dem Weg zu einer umfassenden Beantwortung gestellter Fragen immer wieder implizit Zwischenfragen, ohne deren eingehende Klärung die Argumentationslinien ins Leere laufen würden. So birgt etwa die Frage nach möglichen Folgen eines stattgehabten Schädel-Hirn-Traumas zwangsläufig die Frage in sich, ob ein solches überhaupt gesichert stattgefunden hat und, wenn ja, welchen Schweregrades es war. Ebenso ist die genannte Frage ohne die nach dem Entwicklungsverlauf der betroffenen Person (Bildungs- und Berufsanamnese, Entwicklungsbedingungen, prämorbide Leistungsvoraussetzungen, relevante Vorerkrankungen, Substanzgebrauch usw.) nicht sinnvoll zu beantworten.

Juristische Fragen sind nicht zu beantworten, dies kommt dem Auftraggeber zu.

Aus der rechtlich vorgegebenen neutralen Stellung des Gutachters ergibt sich eine grundsätzlich andere Rolle der Neuropsychologin im Vergleich zu ihrer Tätigkeit in der Patientenversorgung, in der sie die Interessen des Patienten vertritt. Auch wenn die Neutralität (strikte Unparteilichkeit) bei gerichtlicher Begutachtung rechtlich verankert ist[8], gilt diese Verpflichtung auch außergerichtlich, und zwar

8 ZPO § 407a.

in allen Rechtsbereichen und gänzlich unabhängig vom Auftraggeber. Dies ist gelegentlich für privat angefragte Gutachten, einschließlich solcher nach §109 Sozialgerichtsgesetz (SGG), dem potenziellen Auftraggeber nicht bekannt und sollte zwingend und unmissverständlich bereits bei der Anfrage erläutert werden. Dringend zu empfehlen ist, vor Übernahme eines Gutachtenauftrags durch eine Privatperson oder deren Rechtsvertretung eingehend und unmissverständlich darüber aufzuklären, dass eine Begutachtung auch in solchen Fällen nur neutral und vollständig ergebnisoffen erfolgen kann und die Vergütung für die Leistung der Begutachtung, nicht für ein gewünschtes Ergebnis erfolgt. Nach eigenen Erfahrungen und dem Bericht anderer Gutachter kommt es nach einer eingehenden Darstellung dieser Ergebnisoffenheit in einer Mehrzahl der angefragten Fälle am Ende nicht zur Auftragserteilung.

Das Ergebnis einer Begutachtung wird häufig nicht dem Interesse der untersuchten Person entsprechen.

Merke

Eine strikte Unparteilichkeit stellt die wichtigste ethische Verpflichtung gutachtlich tätiger Neuropsychologinnen dar; wenn diese, aus welchen Gründen auch immer, nicht akzeptiert werden kann, sollten Gutachtenaufträge definitiv abgelehnt werden.

So empfiehlt zurecht Kemper (2014): „Das Gebot strikter Neutralität im Rahmen der Untersuchung gebietet grundsätzlich, dem zu Begutachtenden zu Beginn der Untersuchung den Unterschied zwischen der Begutachtungssituation und der Behandlungssituation kurz zu erläutern“ (S. 48 f.).

Dennoch kommt es immer wieder zu Anfechtungen sowohl im Vorfeld einer Begutachtung als auch bei Erscheinen zur Untersuchung, im Verlauf dieser und im Nachgang, wenn das Ergebnis der untersuchten Person nicht gefällt (mehr dazu im Kapitel 5.6).

Wie sich die Tätigkeit einer Neuropsychologin im gutachtlichen Kontext von ihrer Tätigkeit im klinischen oder rehabilitativen Bereich unterscheidet, findet sich in Tabelle 2 zusammengefasst.

Tabelle 2: Aufgaben und Rolle der Sachverständigen, in Abgrenzung zu einer Behandlerrolle

	Klinischer (rehabilitativer) Untersuchungskontext	Sachverständigentätigkeit
Ziel	Tätigkeit im Rahmen der Behandlung; Diagnostik, Beratung und Therapie als Leistungen *für* die Patientin, zur Verbesserung oder Aufrechterhaltung von Gesundheit und Wohlbefinden	Sachkundige Beratung des Auftraggebers mit dem Ziel, diesen zu befähigen, der Entscheidung in einer Rechtsfrage sachlich korrekte Tatsachen zugrunde zu legen
Parteilichkeit	Parteilichkeit; Diagnostik, Therapie und Beratung erfolgen im Interesse der Patientin	Unverhandelbar strikte Unparteilichkeit (unabhängig davon, wer der Auftraggeber ist)
Vertrauensverhältnis	Zwischen Therapeutin und dem Patienten	Zwischen Gutachterin und dem Auftraggeber
Vertrauen in die Angaben der untersuchten Person	Ja, die Angaben werden in der Regel zunächst ungeprüft als (weitgehend) zutreffend akzeptiert	Nein, sie müssen zwingend bezüglich ihres Wahrheitsgehalts kritisch hinterfragt und mit objektiven Daten abgeglichen werden
Schweigepflicht	Gesetzlich geregelte Schweigepflicht	Aufgehobene Schweigepflicht gegenüber dem Auftraggeber für die zur Beantwortung der Fragestellung relevante Information; darüber hinaus bleibt sie gewährleistet

3.2 Qualifikation des neuropsychologischen Sachverständigen

Formal ist zunächst jede Psychologin mit Diplom- oder Masterabschluss für die Erstellung eines psychologischen Gutachtens zugelassen. Aufgrund der besonderen Anforderungen an Sachverständigengutachten, eine Beurteilung „nach bestem Wissen“ vorzunehmen (und das heißt: *nach dem besten Wissen des Fachs zum Zeitpunkt der Gutachtererstellung*), ist eine besondere fachliche Qualifikation auf dem jeweiligen Sachgebiet unabdingbar. In diesem Sinne muss eine postgraduale Qualifikation ähnlich dem Facharztstandard bei medizinischen Gutachtern gefordert werden.

Im Psychologengesetz, das die rechtliche Grundlage für Klinische Psychologen in Österreich regelt[9], heißt es dazu im gleichen Sinne:

> §13 (5) Klinische Psychologen und Gesundheitspsychologen haben sich bei der Ausübung ihres Berufes auf jene psychologischen Arbeitsgebiete und Behandlungsmethoden zu beschränken, auf denen sie nachweislich ausreichende Kenntnisse und Erfahrungen erworben haben.

In Deutschland wird damit im Regelfall für die Erstellung eines klinisch-psychologischen Gutachtens im Kontext einer psychischen Störung die Approbation des Gutachters als Psychologischer Psychotherapeut zu fordern sein oder ein inhaltlich vergleichbarer Qualifikationsstandard (z. B. Fachpsychologe der Medizin). Neuropsychologische Gutachten erfordern eine spezifische und umfassende Qualifikation der Gutachterin und sollten, falls diese Qualifikation nicht vorhanden ist, auch nicht als *neuropsychologisch* ausgewiesen werden dürfen. Ähnlich dem Facharztstandard ist hier eine abgeschlossene Weiterbildung in Klinischer Neuropsychologie (wie sie durch die Länderpsychotherapeutenkammern organisiert wird) oder ein äquivalenter Abschluss als Klinischer Neuropsychologe (GNP)[10] Qualifikationsvoraussetzung. Wo ein solcher Qualifikationsnachweis nicht vorliegt, sollten grundsätzlich neuropsychologische Gutachtenaufträge auch nicht übernommen werden.[11] Die Qualifikation für die Sachverständigentätigkeit soll zwingend bereits aus dem Kopf der ersten Seite des Gutachtens ersichtlich werden.

Unter Supervision einer qualifizierten Gutachterin, die der gutachtlichen Beurteilung aufgrund eigener Urteilsbildung in der Regel durch ihre Unterschrift zustimmt, können natürlich solche Gutachten von Psychologen in neuropsychologischer Weiterbildung erstellt werden. Zum Nachweis der Qualifikationsstandards empfiehlt es sich, diese Supervision auch im Gutachten auszuweisen.

Die genannten Qualifikationsabschlüsse sind lediglich eine notwendige Voraussetzung, um qualifiziert ein Gutachten anfertigen zu können, aber sie stellen naturgemäß keine hinreichende Bedingung dar, da eine tiefgreifende gutachtliche Qualifizierung in aller Regel im Rahmen der Aus- und Weiterbildungsgänge bislang nicht erfolgt, ebenso wie dies auch für die Facharztqualifikation in der Medizin nicht der Fall ist.

---

9 BGBl. Nr. 360/1990.

10 Gesellschaft für Neuropsychologie (GNP).

11 Interessant in diesem Zusammenhang sind aus der Schweiz die Entscheide des Versicherungsgerichts des Kantons St. Gallen vom 05. September 2019 (Geschäftsnr.: IV 2018/351) und vom 02. Dezember 2019 (Geschäftsnr.: IV 2019/195). In den entsprechenden Fällen hatten ein Facharzt für Neurologie bzw. für Psychiatrie für sich in Anspruch genommen, die neuropsychologische Begutachtung ohne Weiteres mit abdecken zu können. Dies wurde gerichtlicherseits aufgrund unzureichender Qualifikation zurückgewiesen.

Seit mehr als zehn Jahren sind schrittweise von den Landespsychotherapeutenkammern Deutschlands curriculare Fortbildungsrichtlinien für die Sachverständigentätigkeit eingeführt worden, die in einer Reihe von Bundesländern, aber nicht in allen, auch ein Modul *Neuropsychologie* enthalten. Im Dezember 2022 wurde durch die Gesellschaft für Neuropsychologie (GNP) zudem eine Fortbildungsordnung zum *Neuropsychologischen Gutachter (GNP)* verabschiedet.

3.3 Besorgnis der Befangenheit

Im Gegensatz zum Behandler sind Sachverständige keineswegs Interessenvertreter der untersuchten Person und dürfen auch nicht den Anschein erwecken, als solche zu agieren. Das Gebot der strikten Unparteilichkeit und Neutralität gilt unabhängig davon, wer der Auftraggeber eines Gutachtens ist. Interessenkonflikte als Gründe für eine tatsächliche oder mögliche Befangenheit können etwa eine Verwandtschaft, eine finanzielle oder sonstige Abhängigkeit von einer der Parteien oder ein laufendes oder früheres Behandlungsverhältnis sein, ferner die frühere Befassung mit der Sache in einem anderen Rechtskontext.

Dabei kommt es nicht darauf an, ob eine tatsächliche Befangenheit des Sachverständigen vorliegt oder wahrscheinlich gemacht werden kann, sondern ausschlaggebend ist die zu bejahende *Besorgnis* der Befangenheit (also der Anschein einer Befangenheit). Wenn ein Gutachter selbst Gründe erkennt, die gegen seine Unparteilichkeit angeführt werden können, so ist er gut beraten, den Auftraggeber umgehend darüber zu informieren. Bei unüberwindbaren Hindernissen (wie etwa die Verwandtschaft mit der zu begutachtenden Person) ist die Gutachtenanfrage kompromisslos zurückzuweisen. Nach sorgfältiger Abwägung potenziell überwindbarer Hindernisse sollte deshalb mit dem Auftraggeber und ggf. über diesen mit den Parteien darüber ein Konsensus erreicht werden, unter welchen Bedingungen u. U. ein Auftrag angenommen werden kann, obwohl beispielsweise ein früheres Behandlungsverhältnis bestand. Dies kann etwa der Fall sein, wenn in einer geografischen Region die Anzahl zur Verfügung stehender Sachverständiger sehr stark begrenzt ist und keine geeignete andere Gutachterin zur Verfügung steht.[12] Der potenzielle Interessenkonflikt und seine vorab erfolgte Klärung sind in jedem Falle zwingend auch im Gutachten zu dokumentieren.

---

12 In einem jüngeren Fall erhielt der Autor fast zeitgleich von zwei Gerichten in zwei unterschiedlichen Rechtsbereichen einen Gutachtenauftrag, dem ein seltener, sehr komplexer und schwieriger Sachverhalt zugrunde lag. Dabei erschien es denkbar, schon aus Ökonomiegründen, aber auch aus Gründen der Vermeidung einer mit geringem zeitlichem Abstand gedoppelten neuropsychologischen Untersuchung (mit erwartbaren negativen Effekten auf die Zuverlässigkeit der ermittelten Testergebnisse), eine Ausnahmelösung zu finden. Nach Klärung mit den Gerichten, die ihrerseits das Einverständnis der Parteien einholten, konnten die beiden Aufträge gekoppelt werden und auf die gleiche, nur einmal erhobene Befundbasis abstellen.

Regelmäßig wird von Parteien erst zu dem Zeitpunkt, an dem das abgeschlossene Gutachten zur Kenntnis gelangt, eine Befangenheit der Sachverständigen geltend gemacht. Dies sind häufig ins Leere laufende Versuche, die Verwertung eines Gutachtens, das der entsprechenden Partei nicht gefällt, noch abzuwehren. Dabei kommt es auch immer wieder zu absurden Behauptungen und ungehörigen Angriffen auf die Person der Sachverständigen (vgl. auch Kapitel 5.6 dazu).

In einer Stellungnahme zum Befangenheitsantrag ist die Sachverständige gut beraten, sachlich und freundlich zu bleiben. Einige Gutachter sind der Überzeugung, manche Anwälte bedienten sich gezielt eines ausfallenden Tons, um die Sachverständige zu provozieren, in ähnlicher Weise zu antworten, und dann zu versuchen, die Sachverständige genau deswegen ablehnen zu lassen.[13] Bei Diffamierungen kann der Sachverständige das Gericht ersuchen, mäßigend auf solche Ausfälle einzuwirken.

In einer jüngeren Arbeit haben Stevens und Steinhausen (2022) eine Reihe von Konstellationen diskutiert, in denen Gerichte in Streitfällen auf eine Besorgnis der Befangenheit erkannten oder derartige Anträge ablehnten. Die Rechtsprechung im Einzelnen stellt sich doch als recht heterogen und nicht immer wirklich nachvollziehbar dar. Die Analyse der Autoren mündet allerdings in der Einschätzung, eine Besorgnis der Befangenheit Sachverständiger sei konzeptionell ein Anachronismus und entbehrlich.

Tatsächliche oder geltend gemachte inhaltliche Mängel, also eine fehlerhafte Gutachtenerstellung, begründen im Übrigen regelmäßig ebenso wenig die Besorgnis der Befangenheit wie eine mangelnde Sorgfalt in der Gutachtenerstellung, auch wenn dies immer wieder in Befangenheitsanträgen versucht wird.[14]

3.4 Gutachtervorschläge und Gutachterwahlrecht

Nach der Zivilprozessordnung[15] können die Parteien Vorschläge zur Benennung einer bestimmten Sachverständigen unterbreiten, denen das Gericht nicht folgen muss. Eine Ausnahme liegt dann vor, wenn sich die Parteien über die zu beauftragenden Sachverständigen einigen. Außergerichtlich steht in der Regel der Partei die Wahl des Gutachters zu, die das Gutachten in Auftrag gibt; dies findet sich etwa in den Bedingungen eines konkreten Versicherungsvertrags festgelegt.

13 So heißt es in einer Urteilsbegründung des OLG Frankfurt vom 20.08.2021 (Az.: 17 W 16/21), es sei im Rahmen bestimmter Grenzen „nicht zu beanstanden, wenn sich der Sachverständige gegen unsachliche und angemessene Kritik einer Partei mit drastischen Ausführungen erwehrt … diese Reaktion hat die Partei hinzunehmen" (vgl. Becker, 2023, S. 45).

14 Zum Beispiel Beschluss des LSG Thüringen vom 11.04.2023 (Az.: L 1 U 1380/19).

15 ZPO § 404.

Allein im Sozialrecht[16] gibt es ein gesetzlich verankertes Recht einer begutachteten Person, dass auf Verlangen ein bestimmter Arzt (oder in Erweiterung: ein Psychologe[17]) als Sachverständiger gehört werden kann. Gelegentlich ist bei Übernahme eines sog. 109ers eine Unkenntnis über die Neutralitätspflicht des Sachverständigen zu erkennen. Eine Therapeutin wird im Regelfall gut beraten sein, die Übernahme eines Gutachtenauftrags nach § 109 SGG abzulehnen und dies der behandelten Person eingehend zu erläutern, um einen u. U. unlösbaren Konflikt zwischen ihrem Behandlungsauftrag und einer unparteilichen und kritischen Beurteilung der Sachverhalte zu vermeiden. Eine solche Ablehnung ist in der Regel Ausweis kluger Umsicht. Die Erstellung eines Gefälligkeitsgutachten ist aus ethischen und rechtlichen Gründen ohne jegliche Relativierung strikt abzulehnen. Anfragen, meist von anwaltlicher Seite, ob ein Gutachten nach § 109 SGG übernommen werden könnte, folgt bei gegebener Zustimmung in einer bedeutsamen Zahl von Fällen keine spätere Beauftragung.

Im Geltungsbereich des Sozialgesetzbuchs Siebtes Buch (Gesetzliche Unfallversicherung) gibt es zudem ein Sachverständigen-Wahlrecht, wonach „der Unfallversicherungsträger dem Versicherten mehrere Gutachter zur Auswahl benennen" soll.[18] Aus diesem Grunde wird regelmäßig durch die Unfallversicherungsträger bei Neuropsychologinnen die Bereitschaft zur Übernahme von Gutachten abgefragt, ohne dass in vielen Fällen am Ende eine Beauftragung erfolgt.

---

16 Sozialgerichtsgesetz (SGG) § 109.

17 Ob dies auf Psychologen, Neuropsychologen oder psychologische Psychotherapeuten (oder auch Angehörige anderer nicht ärztlicher Berufe) anwendbar ist, wird von verschiedenen Sozialgerichten unterschiedlich beantwortet, von strikter Ablehnung bis zu selbstverständlicher Behandlung als in der Sache äquivalent. Dem Wortlaut des § 109 SGG zufolge bezieht sich die Regelung lediglich auf „einen bestimmten Arzt".

18 SGB VII § 200 (2)

Teil II
Vorbereitung und Durchführung der Begutachtung

4 Vorbereitung auf die Gutachtenerstellung

4.1 Erstsichtung des Auftrags und der Unterlagen

Nach Empfang eines Gutachtenauftrags (oder einer entsprechenden Voranfrage) ist zunächst möglichst zeitnah zu prüfen, ob er übernommen werden kann oder nicht. Dazu ist sicherzustellen, dass wirklich ein psychologisches oder neuropsychologisches Gutachten bezeichnet wird, nicht aber ein psychiatrisches, neurophysiologisches, neurologisches usw. Ein ärztlicher Gutachtenauftrag darf nicht übernommen werden, so wenig wie ein Arzt ohne nachweisbare spezielle Tiefenqualifizierung (insbesondere in Verhaltensneurologie) ein neuropsychologisches Zusatzgutachten „miterledigen“ darf.[19]

Die gestellten Fragen (bei Gerichtsgutachten: die Beweisfragen) sind ebenso sorgfältig zu lesen und zu prüfen wie wichtige Anmerkungen, etwa zur Fristsetzung oder zu möglichen Hinderungsgründen einer Auftragsübernahme. Im Regelfall empfiehlt sich auch eine erste diagonale Aktendurchsicht oder, bei umfassenden Dokumentationen, die Sichtung der wichtigsten Schriftstücke. Zur notwendigen Präzisierung der Beweisfragen, falls erforderlich, sollte der Auftraggeber zeitnah kontaktiert werden. Für gerichtlich bestellte Gutachten ist das Gericht gehalten, Sachverständige anzuleiten und zu unterstützen.[20] Kann der Auftrag nicht übernommen werden oder nur unter verlängerter Fristsetzung, sollte der Auftraggeber darüber auch umgehend informiert werden. Gelegentlich wird bereits bei der Auftragsvergabe ein Kostenrahmen mitgeteilt. Wenn absehbar ist, dass dieser nicht eingehalten werden kann, oder wenn die mitgeteilte Abrechnungsgrundlage inakzeptabel ist, sollte ebenfalls eine rechtzeitige Klärung darüber erfolgen (siehe Kapitel 12 zur Liquidation).

Hinderungsgründe für die Übernahme eines Gutachtenauftrags sollten insbesondere bei gerichtlicher Anordnung mitgeteilt werden; bei außergerichtlicher Beauftragung kann die Übernahme jederzeit und auch ohne Begründung abgelehnt wer-

---

19 Das sogenannte Übernahmeverschulden wird einer groben Fahrlässigkeit zugerechnet und kann bei negativen Folgen eines falschen Gutachtenergebnisses Haftungsansprüche selbst bei gerichtlicher Beauftragung begründen.

20 ZPO § 404a.

den. Da die Annahme von gerichtlich angeordneten Gutachten bei entsprechender Qualifikation als eine Art staatsbürgerlicher Pflicht zu verstehen ist[21], sollten bei Ablehnung des Auftrags unbedingt zu akzeptierende Gründe angeführt werden. Wird eine zweifelsfreie oder potenzielle Besorgnis der Befangenheit vom Sachverständigen gesehen (wie etwa eine Vorbeschäftigung mit der Angelegenheit in einem anderen Kontext, ein früheres oder laufendes Behandlungsverhältnis, ein Verwandtschafts- mit oder Abhängigkeitsverhältnis von einer der Parteien, persönliche Grundüberzeugungen, welche eine unparteiische Befassung mit dem Sachverhalt nicht zulassen), so sollte je nach Konstellation der Gutachtenauftrag sogleich zurückgegeben werden oder zumindest der Auftraggeber zur weiteren Entscheidung verständigt werden. Eine solche Rückmeldung sollte sehr zeitnah erfolgen, um die ohnehin oft langen Bearbeitungszeiten nicht unnötig weiter zu strapazieren.

4.2 Vertiefende Aktensichtung

Es empfiehlt sich, vor einer Terminvergabe die Akten vollständig durchzusehen, um zu verorten, ob etwa wichtige Dokumente fehlen und ob diese rechtzeitig zu beschaffen versucht werden sollte. Bei gerichtlich veranlassten Gutachten muss dies zwingend über das Gericht erfolgen, es sei denn, dass bereits im Beweisbeschluss anderes geregelt ist.

Von einigen Sachverständigen wird nach wie vor die Praxis gepflegt und propagiert, eine Aktendurchsicht erst nach der gutachtlichen Untersuchung vorzunehmen. Dies wird mit einer Unvoreingenommenheit begründet, in die der Sachverständige nicht in die Untersuchung gehen würde, wenn er die in den Akten festgehaltene Information bereits vorab zur Kenntnis nähme.[22] Von einem solchen Vorgehen ist dringend abzuraten. Für die gutachtliche Untersuchung ist es zwingend notwendig, einen genauen Überblick über die Details der Aktenlage zu besitzen, um gezielt explorieren, Lücken in der Datenlage füllen und zuvor identifizierte kritische Fragen diskutieren zu können, etwa in Bezug auf bedeutsame Diskrepanzen oder Abweichungen der in der Exploration gelieferten Schilderungen von der einschlägig dokumentierten Sachlage. Ein aktuelles Positionspapier der American Academy of Clinical Neuropsychology zur Bedeutung der Akten-

21 ZPO § 407 regelt die Pflicht zur Übernahme von Gutachten. Generell ist es sinnvoll, die für die Sachverständigentätigkeit relevanten §§ 403 bis 414 der ZPO zu kennen – und natürlich zu befolgen. Verstöße gegen die ZPO können zur Ablehnung eines Gutachtens führen.

22 Es ist klar und auch keineswegs zu beanstanden, dass die Sachverständige auf der Basis der Vorinformation nach Aktensichtung eine erste, vorläufige Bewertung trifft. Diese darf natürlich nicht stets identisch mit der abschließenden Beurteilung sein – was die gutachtliche Untersuchung überflüssig machen und die Sachverständige diskreditieren würde. Vgl. dazu die interessanten Ausführungen von Brodsky (1991) und sein Vorschlag eines Objektivitätsquotienten für Gutachter.

sichtung bei neuropsychologischen Gutachten ist jüngst von Chafetz et al. (2025) erarbeitet worden.

Empfehlenswert ist es, die während der Aktensichtung herausgearbeitete fallrelevante Information parallel schriftlich in strukturierter Weise aufzuzeichnen, was unnötigen Mehrfachaufwand erspart. Zu weiteren Einzelheit der Darstellung siehe Abschnitt 6.4.

4.3 Terminplanung und Einladung

Wenn einer Auftragsübernahme keine Hinderungsgründe entgegenstehen, ist so bald wie möglich eine schriftliche Einladung zur Untersuchung zu versenden. Die wichtigsten Details, deren Erwähnung in der Einladung zu empfehlen ist, finden sich im Kasten 1 zusammengestellt und kommentiert (siehe auch „Hinweise zu den Online-Materialien“ im Anhang auf S. 247).

Nur wenn eine detaillierte Aktensichtung bereits bei Versendung der Einladung erfolgt ist, kann die Probandin auf wichtige fehlende Dokumente hingewiesen werden und sie gebeten werden, diese zur Verfügung zu stellen oder noch zu besorgen. Dies ist in allen außergerichtlichen Fällen unkompliziert möglich; in gerichtlich angeordneten Begutachtungen muss dies jedoch über das Gericht erfolgen.

4.4 Nichterscheinen und Untersuchungsverweigerung

Erscheint die Probandin zum Termin ohne vorherige Absage nicht, so ist mit dem Auftraggeber das weitere Vorgehen abzustimmen. In manchen Fällen erfolgt nun eine Kontaktaufnahme durch diesen selbst, in anderen wird um Versenden eines zweiten Termins gebeten. Bei unangekündigtem Fernbleiben oder Absage am geplanten Untersuchungstag kann in der Regel ein angemessenes Ausfallhonorar in Rechnung gestellt werden.

Terminverschiebungen sollten im Gutachten dokumentiert werden. Erfolgt die Verschiebung auf Wunsch der Probandin, sollten die Gründe dafür erfragt und ebenfalls dokumentiert werden.

Gelegentlich wird vom Auftraggeber ausdrücklich erbeten, die Einladung zur Untersuchung über den Anwalt der Probanden oder einen etwaigen rechtlichen Betreuer zu versenden. Ansonsten empfiehlt es sich, die Einladung direkt an die Probandin zu versenden. Bei Nichterscheinen ist ein Folgetermin gegebenenfalls per Einschreiben mit Rückschein zu versenden.

DOWNLOAD

Briefkopf

Empfänger (zu untersuchende Person; c/c Auftraggeber, ggf. Hauptgutachter) ①

Aktenzeichen des Auftraggebers, Datum ②

Betr.: Neuropsychologische Begutachtung

Sehr geehrte Frau Muster,

durch das Sozialgericht (Ort) bin ich in dem Rechtsstreit Muster ./. Berufsgenossenschaft (Beklagte exakt benennen) mit Beweisanordnung vom (Datum) beauftragt worden, eine neuropsychologische Zusatzbegutachtung durchzuführen. ③

Dabei geht es um die Beurteilung von Folgen Ihres Arbeitsunfalls vom (Datum). ③

Gleichzeitig wurde eine neurologische Hauptbegutachtung durch Frau Dr. (Name) angeordnet, zu der Sie eine gesonderte Einladung erhalten werden.

Ich möchte Sie bitten, zur Untersuchung am Freitag, dem (Datum, Uhrzeit) ins Klinikum (Bezeichnung) zu kommen. Bitte bestätigen Sie diesen Termin möglichst rasch entweder telefonisch oder schriftlich (bitte mit Angabe der Rückrufnummer bei Notwendigkeit einer neuen Terminvereinbarung). Falls Sie verhindert sein sollten, melden Sie sich bitte umgehend, damit der Termin anderweitig vergeben werden kann und keine vermeidbaren Kosten entstehen.

Die Untersuchung wird im Klinikum (Bezeichnung), Abteilung (Bezeichnung), Haus X, Zimmer X-II, stattfinden. Beigefügt finden Sie einen Lageplan. ④

Falls Sie eine Brille oder ein Hörgerät tragen oder andere Hilfsmittel benötigen, bringen Sie sie bitte mit.

Außerdem ist es wichtig, dass Kopien aller bisherigen Schulzeugnisse und Ausbildungsnachweise (Facharbeiter, Meister, Studium ...) mitgebracht werden. ⑤

Wegen der voraussichtlich mehrstündigen Dauer der Untersuchung sollten Sie sich ggf. etwas zu essen und zu trinken mitbringen.

Möglicherweise wird noch ein zweiter Untersuchungstermin notwendig werden, was aber erst anlässlich der Untersuchung abgesehen werden kann.

Zur Untersuchung bitte ich Sie außerdem, Ihren Personalausweis bzw. Reisepass mitzubringen. Bitte bringen Sie auch den beigefügten Fragebogen ausgefüllt mit zur Untersuchung. ⑥

Falls sich neuere Gesundheitsunterlagen (z.B. Arztbriefe) in Ihrem Besitz befinden, bringen Sie sie oder eine Kopie davon bitte ebenfalls mit. ⑤

Mit freundlichen Grüßen

(Name, Titel, Berufsbezeichnung)

Ggf. ergänzend besondere Hinweise (etwa zu Hygienemaßnahmen im Rahmen der Covid-19-Pandemie)

Ggf. Hinweise zu Verkehrsverbindungen oder Regelung einer Übernachtung, falls notwendig ④

Kasten 1: Beispiel für eine schriftliche Einladung, mit Anmerkungen

Anmerkungen:

① Denken Sie daran, eine Kopie an den Auftraggeber zu senden, damit dieser über den Termin informiert ist.

② Geben Sie stets das Aktenzeichen (Versicherungsnummer, Schadensnummer u.Ä.) des Auftraggebers an, damit der Schriftwechsel zuordenbar ist.

③ Machen Sie stets für den Empfänger den exakten Zusammenhang kenntlich, in dem die Begutachtung stattfinden soll.

④ Eine exakte Ortsbeschreibung (am besten mit einem Lageplan) erleichtert die Orientierung. Ggf. kann auch ergänzend auf Parkplätze oder die Anbindung an öffentliche Verkehrsmittel verwiesen werden.

⑤ Nur außergerichtlich zulässig. Im Falle einer gerichtlichen Beauftragung ist dies vorab mit dem Gericht abzustimmen.

⑥ Wenn Sie vorab einen Anamnesebogen zusenden, sind die Daten meist zuverlässiger (z.B. Medikamenteneinnahme, Namen früherer Behandler), vor allem wird Untersuchungszeit für die Erhebung solcher Daten gespart, bei gleichzeitiger Dokumentation der Angaben.

Kasten 1: Fortsetzung

In der Regel nach zwei vergebenen Terminen ohne Erscheinen oder Rückmeldung sollte der Auftrag zurückgegeben werden. Entstandene Kosten (Organisatorisches, Aktendurchsicht, schon verfasste Gutachtenteile zur Aktenlage, ggf. Ausfallhonorar) können in Rechnung gestellt werden. Wird die Untersuchung ausdrücklich verweigert, ist dies mit Angabe der genannten Gründe zu dokumentieren.

4.5 Vorabkommunikation durch den Probanden

Vorab telefonisch durch die Probandin mitgeteilte relevante Sachverhalte sind im Gutachten zu dokumentieren. Gelegentlich werden vorab weiterreichende Informationen von der untersuchten Person erbeten, meist telefonisch. Dies betrifft häufig die Notwendigkeit einer neuropsychologischen Begutachtung sowie deren Ablauf und Inhalt. Erbetene Information sollte sachlich natürlich so gegeben werden, dass keine ergebnisverfälschende Einflussnahme erfolgt. Auch erbetene zusätzliche Dokumente und insbesondere erbetene Schul- und Ausbildungszeugnisse werden häufig hinterfragt. Eine rechtliche Verpflichtung, diese zur Verfügung zu stellen, gibt es nicht. Bei Nachfragen sollte jedoch erläutert werden, dass sich ein Fehlen einschlägiger Dokumente ungünstig auf den Grad der Gewissheit auswirken kann, mit dem gutachtliche Feststellungen getroffen werden können und verbliebene Zweifel unter Umständen zu Ungunsten der Probandin ausfallen können.

Merke

Bei gerichtlich angeordneten Begutachtungen ist strikt darauf zu achten, dass eine Kommunikation zur Sache mit Dritten, „am Gericht vorbei“, unzulässig ist. Gelegentlich wird nicht nur von Anwälten und Familienangehörigen, sondern auch von Behandlern versucht, vor oder nach einer Begutachtung den Fall zu diskutieren oder aus deren Sicht bedeutsame Information mitzuteilen. Auf solche Versuche sollte sich eine Sachverständige keineswegs einlassen; die Kommunikation ist vielmehr auf rein formale Fragen, wie etwa die Terminvereinbarung, die voraussichtliche Dauer der Untersuchung, Möglichkeiten der Begleitung durch Angehörige oder Anwälte, zu beschränken.

5 Die gutachtliche Untersuchung

5.1 Kontaktaufnahme und informierte Einwilligung

Es empfiehlt sich, die Terminvergabe so vorzunehmen, dass Wartezeiten möglichst vermieden werden. Nach der Begrüßung sollte in jedem Falle eine kurze Darlegung des Begutachtungszwecks und gutachtlicher Rahmenbedingungen erfolgen, was etwaige spätere Irritationen zu vermeiden geeignet ist. Es kann nicht vorausgesetzt werden, dass jede Probandin über den Zweck der Begutachtung und die Position des Sachverständigen informiert ist. Die informierte Einwilligung kann auch in schriftlicher Form vorab erfolgen und könnte etwa die im Kasten 2 aufgeführten Punkte enthalten (siehe auch „Hinweise zu den Online-Materialien" im Anhang auf S. 247). Wenn sie schriftlich erfolgt, sollte eine knappe Zusammenfassung noch einmal vor Ort erfolgen. Einwände, Nachfragen und Ergänzungen der Probandin sind entsprechend zu beantworten; wenn inhaltlich relevant, sind sie in der Schriftform des Gutachtens zu dokumentieren. Geäußerte Vorbehalte, wie etwa die immer wieder anzutreffende Ansicht, Gutachter seien ohnehin Parteigänger für Privat- oder Sozialversicherungen, ist durch eine sachlich-aufklärende Korrektur zu erwidern. Es ist bei der Erwähnung des Neutralitätsgebots zu empfehlen, auch kurz den Unterschied zwischen der Begutachtungssituation und einer Behandlungssituation zu erläutern, um etwaige Missverständnisse auszuräumen (Kemper, 2014).

Im gutachtlichen Kontext soll stets die Identität der Person durch Ausweisung (Personalausweis oder Reisepass) geprüft werden. Manche Gutachter fertigen eine Kopie des Ausweispapiers an, es ist aber meist ausreichend, die Dokumentennummer und ausstellende Behörde im Gutachten zu vermerken.

5.2 Anwesenheit von Begleitpersonen in der Begutachtung

Es kann natürlich keinerlei Einwände gegen eine Begleitung zur Begutachtung geben. Eine mit Regelmäßigkeit auftretende Komplikation gibt es dann, wenn der Proband um die Anwesenheit einer dritten Person in der gutachtlichen Untersu-

DOWNLOAD

Briefkopf

Name und Anschrift des Probanden

Ort, Datum

Rahmenbedingungen für eine neuropsychologische Begutachtung

Ich bin durch ______________________ mit einer neuropsychologischen Zusatzbegutachtung beauftragt worden.

Dabei geht es um die Frage, ob und in welchem Ausmaß Veränderungen des Erlebens oder Verhaltens oder Störungen der geistigen Leistungen (wie Gedächtnis, Konzentrationsfähigkeit, Sprache) als Folge einer Erkrankung oder Verletzung des Gehirns oder anderer Erkrankungen vorliegen.

Gerade um Beeinträchtigungen der geistigen Leistungen festzustellen, genügt eine Beschwerdenschilderung in der Regel nicht, sondern eine ausführliche Untersuchung ist notwendig. In dieser Untersuchung sollen Sie zahlreiche Aufgaben ausführen. Das nimmt mehrere Stunden in Anspruch (unter Umständen verteilt auf zwei oder mehrere Tage) und wird anstrengend sein.

Sie können natürlich von dieser Untersuchung Abstand nehmen. Dann ist keine neuropsychologische Begutachtung möglich. Sie sollten sich dann jedoch unbedingt über mögliche Konsequenzen informieren. Wenn Sie jedoch in die Untersuchung einwilligen, sollten Sie Folgendes wissen:

(1) Die Untersuchung ist nur dann sinnvoll, wenn Sie bereit sind, sich so anzustrengen, dass jeweils Ihre bestmöglichen Leistungen sichtbar werden. Nur dadurch ist ein hinreichend sicherer Rückschluss auf mögliche Beeinträchtigungen gewährleistet. Deshalb ist in der Untersuchung auch eine Beurteilung ihrer Leistungsmotivation eingeschlossen. – Wenn keine ausreichende Anstrengungsbereitschaft entfaltet wird, kann es sein, dass am Ende die gutachtliche Fragestellung nicht angemessen beantwortet werden kann.

(2) In ähnlicher Weise ist es erforderlich, dass die Schilderung der durch Sie erlebten Beschwerden und der daraus resultierenden Einschränkungen aufrichtig und den Tatsachen entsprechend erfolgt, da nur dies dem Gutachter gestattet, eine Beurteilung Ihrer Funktionsfähigkeit abzugeben.

(3) Wenn Sie der Begutachtung zustimmen, wird unabhängig von ihrem Ergebnis alle im Begutachtungsprozess verfügbare Information herangezogen, um die Fragestellung zu beantworten. Wenn bestimmte Information aus Ihrer Sicht nicht herangezogen werden darf, müssen Sie dies klar dem Gutachter *vor Fertigstellung des Gutachtens* mitteilen. Sie sollten sich dann über mögliche Konsequenzen, die sich daraus ergeben können, informieren lassen.

(4) Mit der Zustimmung zur Begutachtung befreien Sie den Gutachter von der Schweigepflicht gegenüber dem Auftraggeber und gegenüber einem Hauptgutachter, falls vorhanden. – Sie sollten wissen, dass eine mögliche Einschränkung der Vertraulichkeit der Information bei gerichtlicher Verwendung eines Gutachtens auftreten kann, so etwa im Falle einer öffentlichen Verhandlung. Dazu sollten Sie sich ggf. rechtlich beraten lassen.

(5) Die Begutachtung erfolgt durch den Gutachter unparteiisch und nach bestem Wissen und Gewissen. Das Gutachten, das urheberrechtlich geschützt ist, wird Eigentum des Auftraggebers und darf nicht frei in einem anderen Zusammenhang verwandt werden. Wenn andere Verwendungszwecke beabsichtigt sind oder sich später als sinnvoll erweisen, bedarf die Verwendung des Gutachtens der ausdrücklichen Zustimmung, im Regelfall sowohl durch den Auftraggeber als auch durch die begutachtete Person und den Gutachter, sofern gesetzlich keine andere Regelung vorgeschrieben ist.

Kasten 2: Beispielvorlage für eine informierte Einwilligung

(6) Ohne ausdrückliche anderslautende Vereinbarung wird durch keine Seite eine Ton- oder Bildaufzeichnung der Untersuchung oder von Teilen der Untersuchung durchgeführt.

(7) Die Daten werden elektronisch gespeichert und können in strikt anonymisierter Form eventuell zu einem späteren Zeitpunkt für statistische oder wissenschaftliche Zwecke ausgewertet werden.

Mit Ihrer Unterschrift bekunden Sie, dass Sie von diesen Rahmenbedingungen Kenntnis genommen haben und ihnen zustimmen. Eventuelle Ergänzungen oder Änderungen müssen ebenfalls schriftlich festgelegt werden:

____

____

____

____

______________________	______________________
Name und Unterschrift des Gutachters Akademischer Grad	Name und Unterschrift der begutachteten Person

Kasten 2: Fortsetzung

chung selbst bittet oder dies sogar zur Bedingung für die Untersuchung macht. Ähnlich wie in der psychiatrischen Begutachtung sollte im Regelfall diesem Verlangen auf dem Gebiet der Neuropsychologie nicht entsprochen werden, da es in bedeutsamer Weise geeignet ist, die Untersuchungsergebnisse zu verfälschen. Dazu gibt es einschlägige Positionspapiere (wie auch empirische Untersuchungen), die für den deutschen Sprachraum von Brockhaus (2016) dargestellt und diskutiert wurden. (In ähnlicher Weise haben unlängst Salzgeber, Bublath und Posten, 2020, potenziell gravierende Störeinflüsse durch Beistände aus der Perspektive der familienrechtlichen Begutachtung herausgearbeitet.)

Neuropsychologische Testverfahren sollen unter möglichst einheitlichen Bedingungen (Untersuchungsobjektivität) und bei Vermeidung von Störeinflüssen durchgeführt werden. Nach vorliegenden empirischen Studien ist die Anwesenheit von unbeteiligten Dritten geeignet, als Störvariable ungünstig auf die Testergebnisse einzuwirken (z. B. Horwitz & McCaffrey, 2008). Damit wird zwangsläufig die Zuverlässigkeit und die Verwertbarkeit der Testbefunde infrage gestellt. Ähnliche adverse Einflüsse sind auch von Tonaufnahmen während der Untersuchung zu erwarten (z. B. Constantinou, Ashendorf & McCaffrey, 2002).

Brockmeyer, Hellweg und Merten (2022) haben nach einer Sichtung der teils sehr kontroversen deutschen Rechtsprechung wie auch der gesetzlichen Grundlagen herausgearbeitet, dass über die Anwesenheit von Begleitpersonen des Probanden bei der Begutachtung im Anwendungsbereich der Zivilprozessordnung (ZPO) grundsätzlich die Sachverständigen im Rahmen ihres fachlichen Ermessens entscheiden. Da, wie im Bereich der psychiatrischen Begutachtung, auch für die neuropsychologische Sachverständigentätigkeit die Anwesenheit von Beiständen grundsätzlich als kontraproduktiv und die Gutachtenergebnisse potenziell verzerrend anzusehen ist, sollte ein solches Ansinnen im Regelfall abgelehnt werden.[23] Aus juristischer Sicht wurde eingeschätzt, dass Weisungen des Gerichts, etwa zur Anwesenheit von Begleitpersonen, die Eigenverantwortung und die wissenschaftliche Unabhängigkeit des Sachverständigen nicht beeinträchtigen dürften.

Dies betrifft übrigens auch die gelegentlich gewünschte Anwesenheit von Anwälten in einer Untersuchung. Für den strafrechtlichen Bereich ist die höchstrichterliche Entscheidung allgemein bekannt, dass *kein* Anwesenheitsrecht des Verteidigers bei einer medizinischen Begutachtung besteht[24], was unschwer auf die neuropsychologische Begutachtung übertragbar ist.

Ausnahmen sind dann in Betracht zu ziehen, wenn eine neuropsychologische Untersuchung nur durch die Anwesenheit einer dritten Person ermöglicht oder wesentlich gefördert werden kann, die dritte Person also nicht als Störfaktor, sondern als sog. *Facilitator* in Erscheinung tritt. Dies ist etwa für Dolmetscher, Gebärdendolmetscher, in bestimmten Fällen einer erheblichen körperlichen oder geistigen Behinderung auch für Pflege- oder Betreuungspersonen der Fall. Die Position des Sorge- oder Betreuungsrechts allein begründet eine solche Notwendigkeit jedoch nicht.

Merke

Da die Anwesenheit von Beiständen kontraproduktiv wirken und die Gutachtenergebnisse verzerren kann, sollte eine gewünschte Anwesenheit von Begleitpersonen im Regelfall abgelehnt werden. Wird die neuropsychologische Untersuchung hingegen nur durch die Anwesenheit einer dritten Person ermöglicht oder wesentlich gefördert (durch Dolmetscher, Gebärdendolmetscher, Pflege- oder Betreuungspersonen), gilt diese Regel nicht.

5.3 Fremdanamnese

Eine Befragung von Dritten zu gutachtlich relevanten Sachverhalten wird in vielen Kontexten sehr sinnvoll und manchmal auch nur schwer entbehrlich sein. Dies betrifft neuropsychologische, klinisch-psychologische und psychiatrische Unter-

23 Bei Bejahung eines grundsätzlichen Anwesenheitsrechts hat in der neuesten Rechtsprechung das BSG klargestellt, dass „Vertrauenspersonen von der Begutachtung auszuschließen [sind], wenn ihre Teilnahme eine geordnete und effektive Beweiserhebung verhindert oder maßgeblich erschwert“ (Urteil vom 27.10.2022, Az.: B 9 S 1/20 R).

24 Beschluss des BGH vom 08.08.2002 (Az.: 3 StR 239/02).

suchungen gleichermaßen. Wichtige Information etwa zur Entwicklung kognitiver und Verhaltensprobleme bei Probanden mit einer Demenzerkrankung oder zu etwaigen organisch bedingten Persönlichkeits- oder Wesensveränderungen lassen sich häufig nur durch zuverlässige Angaben Dritter erheben.

Dabei ist allerdings immer zu berücksichtigen, dass Dritte ein besonderes Interesse am Ausgang einer Begutachtung haben können (tertiärer Krankheitsgewinn), insbesondere wenn es sich um Familienangehörige handelt. Vor diesem Hintergrund sind im Regelfall etwa gleichlautende Angaben zu relevanten Sachverhalten, wie etwa Teilhabebeschränkungen, zu erwarten, was für sich genommen keineswegs ihren Wahrheitsgehalt zu belegen geeignet ist. Bedeutsame Abweichungen zu vertiefend hinterfragten Detailangaben können dann von erheblichem Interesse für die Konsistenz- und Plausibilitätsprüfung sein, wenn die Fremdanamnese erfolgt, ohne dass die befragte Person Kenntnis über die Angaben des Probanden zu den gleichen Sachverhalten hat. Neuere Studien von Choudhury, Christensen, Miller und Webber (2023) sowie Webber, Sullivan-Baca, Modiano, Taiwo und Grabyan (2022) konnten zeigen, dass fremdanamnestische Angaben insbesondere in Fällen solcher Probandinnen als bedeutsam verzerrt zu erwarten waren, in denen die untersuchten Personen selbst auffällig in Beschwerdenvalidierungstests abschnitten.

In außergerichtlichen Untersuchungen ist eine Fremdanamnese grundsätzlich unkompliziert möglich, sofern die begutachtete Person und der befragte Dritte dem zustimmen. Unzulässig ist sie jedoch im gerichtlichen Verfahren, sofern sie nicht vom Beweisbeschluss gedeckt wird.

> Denn den Sachverständigen steht es im Rahmen der §§ 402 ff Zivilprozessordnung nicht frei, von sich aus und außerhalb des Auftrags weiteren Beweis zu erheben (etwa durch Befragung von Dritten = Begleitpersonen). Vielmehr hat die Beweisaufnahme vor dem Prozessgericht zu erfolgen (§ 355 Abs. 1 Zivilprozessordnung). Daraus leitet das Kammergericht Berlin zu Recht ab, dass im Strengbeweisverfahren der Zivilprozessordnung ein Sachverständiger im Untersuchungstermin keine Fremdanamnese vornehmen darf.[25] (Brockmeyer et al., 2022, S. 62)

Zur Zulässigkeit einer Fremdanamnese speziell im Sozialgerichtsprozess gibt es unterschiedliche Auffassungen. Als rechtlich sicheres Vorgehen, dass jegliche Art etwaiger Komplikationen und Anfechtungen ausschließt, ist auch hier dem Sachverständigen zu empfehlen, vor der Erhebung einer Fremdanamnese die Zustimmung des Gerichts einzuholen.

Die befragten Personen sollten im Übrigen stets darauf hingewiesen werden, dass sie dem Gutachter gegenüber zu keinen Auskünften verpflichtet sind und diese verweigern können.

25 Urteil des KG Berlin vom 12.11.2014 (Az.: 6 U 66/13).

5.4 Untersuchungen mithilfe von Dolmetschern

Bereits bei Erteilung des Gutachtenauftrags ist durch den Auftraggeber mitzuteilen, wenn eine Untersuchung nur mithilfe eines Dolmetschers oder Gebärdendolmetschers möglich ist. Familienangehörige oder andere parteiliche Beistände sollten unter keinen Umständen zur Übersetzung herangezogen werden, auch wenn dies häufig angeboten wird. Insbesondere in gerichtlichen Verfahren erfolgt häufiger die Bestellung eines vereidigten Dolmetschers durch das Gericht selbst.

Es ist dringend anzuraten, mit der Dolmetscherin in der Terminabsprache zu vereinbaren, dass eine Besprechung vor dem Eintreffen des Probanden unabdinglich ist. In dieser sollte dargelegt werden, wie wichtig eine exakte Übersetzung (fälschlich häufig als wörtliche oder wortwörtliche Übersetzung bezeichnet) ist, und zwar sowohl in der Exploration als auch in der Testdiagnostik. Es empfiehlt sich dringend, der Dolmetscherin eine kurze Einführung in das Wesen psychologischer Leistungstests zu geben, damit die Bedeutung einer exakten Übersetzung der Instruktionen, der einzelnen Testitems und der gelieferten Antworten verstanden wird. Eigenständige Hilfestellungen oder Erläuterungen, zu denen Dolmetscher spontan häufig neigen, können massive Verfälschungen der Testergebnisse bewirken. Nachfragen, Erläuterungen und Hilfestellungen kann nur der Testleiter im Rahmen der jeweilig zulässigen Durchführungsbedingungen eines Tests liefern.

Bei der Einführung sollte auch auf Beachtenswertes bezüglich einzelner Tests hingewiesen werden, so etwa Rhythmus des Vortrags beim Zahlennachsprechen oder in einem verbalen Lern- und Behaltenstest (hier sind dem Übersetzer die Ziffernfolgen und Wortlisten natürlich schriftlich zu zeigen und nicht auf Deutsch vorzusprechen, um möglichst nahe an den Durchführungsregeln des Originals zu bleiben). Von großem Vorteil ist es, die exakten Testinstruktionen in der Zielsprache bereits schriftlich formuliert vorliegen zu haben, entweder aus dem Fundus des Neuropsychologen oder aus der beschriebenen individuellen Vorbesprechung. Wenn fremdsprachige Testversionen vorliegen, wie es für verbreitete Tests der Fall ist, sollten diese auch vorgegeben werden, sofern sie beschafft werden konnten.

Eine itemweise Übersetzung von Fragebögen verbietet sich natürlich gänzlich. Eine Fragebogendiagnostik kann daher sinnvoll nur dann durchgeführt werden, wenn eine Version des Verfahrens in der entsprechenden Zielsprache (oder hilfsweise einer anderen durch den Probanden *sehr gut* beherrschten Sprache) vorliegt.

Es empfiehlt sich auch eine kurze Nachbesprechung im Anschluss an die Untersuchung, in der der Dolmetscher gebeten wird, seine Beobachtungen etwa bzgl. des Sprachverhaltens (etwa bzgl. der semantischen und syntaktischen Struktur, Dialekt oder Hochsprache, Artikulation, Sprachverständnis, etwaiger aphasischer Symptome usw.) oder anderer im interkulturellen Kontext wichtiger Beobachtungen oder Bewertungen mitzuteilen, Informationen, die natürlich im Gutachtentext festgehalten werden müssen.

5.5 Gestaltung der gutachtlichen Untersuchung

Nach der Begrüßung sollte eine Identitätsprüfung der Probandin erfolgen, sodann eine eingehende Aufklärung zum Zweck der Untersuchung und den wesentlichen Eckpunkten dazu (vgl. oben zur informierten Einwilligung). Sollte dies bereits vorab schriftlich erfolgt sein, empfiehlt es sich, die Punkte noch einmal kurz zusammenzufassen und vor allem die Möglichkeit zu Nachfragen zu geben. Während dieser initialen Besprechung hat es sich als günstig erwiesen, zur Anwesenheit etwaiger Begleitpersonen zu ermutigen, sofern die Probandin dem zustimmt. Es sollte auf die voraussichtliche Gestaltung des Ablaufs und die Pausenregulierung eingegangen werden, was auch für Begleitpersonen wichtig ist.

Mitgebrachtes Material sollte gesichtet werden, so etwa ein ausgefüllter Anamnesebogen sowie Schul- und Ausbildungszeugnisse. Werden weitere Befundberichte oder andere Dokumente, wie etwa ausführliche Lebensläufe, Arbeitszeugnisse oder Detailaufstellungen der letzten beruflichen Tätigkeit, vorgelegt werden, ist zu besprechen, ob eine Kopie davon dem Gutachten als Anlage beigefügt werden kann. Bei gerichtlicher Beauftragung ist unbedingt zu beachten, dass solche zusätzlichen Dokumente nicht am Gericht vorbei entgegengenommen und verwertet werden dürfen, es sei denn, dies ist bereits im Beweisbeschluss geregelt.

Bereits vorab zugesandte Fragebögen oder gar Tests zu verwenden, verbietet sich ohne jede Relativierung, da in keiner Weise deren angemessene Bearbeitung (insbesondere ohne Zutun oder gänzliche Übernahme durch Dritte) gesichert werden kann. In gleicher Weise ist eine gelegentlich berichtete Praxis, im Wartebereich Fragebögen ausfüllen zu lassen, und zwar in Anwesenheit manchmal ganzer die Probandin umringender und Hilfe leistender Familienverbände, unzulässig.

Die Kommunikation sollte in einer freundlich-zugewandten, in der Sache aber stets neutral bleibenden Weise erfolgen. Die kommunikative Herausforderung für die Sachverständige liegt darin, einerseits den Aufbau eines möglichst offenen und vertrauensvollen Verhältnisses zum Probanden zu ermöglichen, andererseits auch bei Sympathie für ihn und ungeachtet des gebotenen Strebens, die emotionalen Aspekte seiner Darstellungen einfühlend zu verstehen, eine in der Sache neutrale und unparteiische Haltung nie zu verlassen. Auf keinen Fall sollte es zu einer Solidarisierung oder Verbrüderung mit der Probandin kommen. Eine Verbindlichkeit der Sachverständigen kann lediglich dahingehend zugesichert werden, dass sie in strikter Unparteilichkeit ihre Bewertung allein aufgrund sachlicher Erwägungen treffen wird. In einer bedeutsamen Zahl von Fällen führt eine zugewandte und probandenzentrierte Kommunikation dazu, dass sich Probandinnen dem Augenschein nach vertrauensvoll öffnen und durchaus auch signalisieren, dass sie sich durch den Gutachter verstanden fühlen. Dies schließt eine gebotene Konfrontation mit widersprüchlichen Informationen keineswegs aus. Auch in der Sache konfrontative Nachfragen lassen sich in freundlicher Grundhaltung tätigen.

Manchmal berichten Probanden von kühl-ablehnenden und für sie erkennbar distanzierten Gutachterinnen, was, falls korrekt wahrgenommen, einer optimalen Sachaufklärung wohl wenig dienlich ist, schon weil dies einer anzustrebenden weitgehenden Öffnungsbereitschaft nicht förderlich ist und eine mögliche Defensivität seitens des Probanden bedingen kann. Ebenso wenig förderlich ist eine unkritisch überengagierte oder Partei ergreifende Grundhaltung, die die Neutralität der Sachverständigen unterminiert. Eigenen Bewertungen zu dargestellten Konflikten des Probanden etwa mit Behandlern, Vorgutachtern, Behörden, Versicherungen oder Gerichten sollte sich die Gutachterin strikt enthalten, wie sie auch etwaige Versuche einer Instrumentalisierung zielsicher erkennen und ihnen effektiv entgegenwirken muss. Soweit hier bekannt, ist der Einfluss von Person- und Kommunikationsvariablen auf die Ergebnisse einer Begutachtung bislang nicht gut erforscht, wiewohl bedeutsame Einflüsse durchaus zu erwarten sind.

Die Pausengestaltung sollte sich eng an den Wünschen und Bedürfnissen des Probanden ausrichten. Vor der Durchführung komplexerer neuropsychologischer Testverfahren, die längere Zeit beanspruchen oder Warteintervalle einschließen (wie z. B. des Verbalen Lern- und Merkfähigkeitstests: Helmstaedter, Lendt & Lux, 2001; des Word Memory Test: Green, 2003; des Test of Memory Malingering: Tombaugh, 1996; oder des Rey Complex Figure Test and Recognition Trial: Meyers & Meyers, 1995) sollte sich die Untersucherin vergewissern, dass diese ohne eine zwischengeschaltete Pause möglich ist, welche die Ergebnisse verfälschen oder ihre Verwertung unmöglich machen könnte.

Nach der Besprechung der gutachtlichen Rahmenbedingungen sollte zunächst eine strukturierte Exploration (Interview) erfolgen, gegebenenfalls gefolgt von einer Erhebung der Fremdanamnese, an die sich die Durchführung standardisierter Tests und Fragebögen anschließt. Details dazu sind im Teil IV dieses Bandes ausgeführt.

Es sollte nie vergessen werden, sowohl am Ende der Exploration als auch am Ende der Gesamtuntersuchung ausdrücklich nachzufragen, ob es aus Sicht der Probandin noch wichtige Aspekte gebe, die der Gutachter unbedingt wissen sollte. Solche Ergänzungen sind natürlich im Gutachtentext ebenso zu dokumentieren. Um etwaigen späteren Anfechtungen dahingehend zu begegnen, dass nach bestimmten relevanten Sachverhalten gar nicht gefragt worden sei oder wichtige Sachverhalte nicht in der Begutachtung berücksichtigt wurden, empfiehlt sich dringend, *fehlende* Ergänzungen ebenso zu dokumentieren, etwa in der Form:

> Andere wesentliche Informationen oder Beschwerden als die hier dargestellten wurden nicht genannt, und zwar auch nicht auf ausdrückliche Nachfrage seitens des Unterzeichners, ob es für die gutachtliche Fragestellung Bedeutsames gebe, das nicht erfragt worden sei.

5.6 Schwierige Probanden und Problemkonstellationen

Anfechtungen des Gutachters, Infragestellung seiner Neutralität, erkennbare, manchmal ganz offen verbalisierte Ablehnung der Person bis hin zu offener Aggressivität, Herabwürdigungen und Beschimpfungen sind Vorkommnisse, die im Gutachtenkontext nicht selten sind, bis dahin reichend, dass ein jüngerer Aufsatz (im Rahmen familienrechtlicher Begutachtungen) die Frage stellte, ob der Sachverständige mittlerweile zum Buhmann im Verfahren werde (Salzgeber et al., 2020). Kaiser (2009) bezeichnete solche kritischen Konstellationen hingegen als „berufliche Risikolage" eines Gutachters; er, wie auch etwa Schröter (2014), lieferten differenzierte Empfehlungen, wie sich Sachverständige zweckmäßig in solchen Problemsituationen verhalten sollten.

Gelegentlich reagieren zu begutachtende Personen bereits auf die Einladung zur Untersuchung oder beim Betreten des Untersuchungsraums aggressiv; häufig ist das nach bereits langwierigen und für sie frustranen Verfahren der Fall. Wichtig ist zunächst, das die Sachverständige wissen sollte, dass in den meisten Fällen keineswegs ihre Person selbst Grund und Ziel von Angriffen ist, was sie befähigen sollte, in der Regel gelassen zu reagieren und, wo immer möglich, eine Deeskalation herbeizuführen. Wo dies nicht möglich ist, und es wird nicht immer möglich sein, sind aggressive Vorwürfe auch mit aller Schärfe zurückzuweisen oder die gutachtliche Untersuchung abzubrechen. In jedem Falle sind die Sachverhalte im Einzelnen im Text des Gutachtens oder Gutachtenfragments dem Auftraggeber darzustellen.

Auch Aggressionen, Falschbehauptungen und völlig unsachgemäße, unartige Kritik seitens der Rechtsvertretung einer Probandin sind keine Seltenheiten, insbesondere im Rahmen von Stellungnahmen zu Gutachten und Befangenheitsanträgen. Diese sind ebenso zurückzuweisen, allerdings mit der strikten Maßgabe an den Gutachter, dabei sachlich zu bleiben und keineswegs aggressiv zu erwidern (denn dies könnte dann im Effekt erfolgreich zur Ablehnung des Sachverständigen wegen der Besorgnis der Befangenheit führen). Es sollte in solchen Fällen mit Siebold (2019) an § 43a (3) der Bundesrechtsanwaltsordnung (BRAO) erinnert werden, in dem es heißt:

> Der Rechtsanwalt darf sich bei seiner Berufsausübung nicht unsachlich verhalten. Unsachlich ist insbesondere ein Verhalten, bei dem es sich um die bewusste Verbreitung von Unwahrheiten oder solche herabsetzenden Äußerungen handelt, zu denen andere Beteiligte oder der Verfahrensverlauf keinen Anlass gegeben haben.

In Fällen sehr grober Unartigkeiten kann im gerichtlichen Verfahren schon einmal der Richter ausdrücklich um Beistand gebeten werden, die von ihm beauftragte Sachverständige vor solchen Angriffen zu beschützen. Richter reagieren darauf in aller Regel durch entsprechende Ermahnungen.

Das *Gebot sachlicher Erwiderungen* gilt auch dann, wenn Probandinnen selbst Schreiben verfassen, die das Gutachten im Nachhinein anzufechten versuchen. Gerechtfertige Rückmeldungen zu etwaigen Fehlern im Gutachten sind natürlich zu akzeptieren und gegebenenfalls zu berücksichtigen, Unwahrheiten jedoch klar zu korrigieren. Schon aus diesem Grunde ist es dringend geboten, die handschriftlichen Aufzeichnungen zur Untersuchung detailliert zu halten und sorgfältig aufzubewahren, bis ein Verfahren rechtskräftig abgeschlossen ist. Einzelne völlig unsachgemäße Vorhaltungen, die mit Beleidigungen oder einer Herabwürdigung des Gutachters verknüpft sind, müssen nicht beantwortet werden, mit Verweis auf entsprechende Empfehlungen in der Gutachtenliteratur (siehe ausgewählte Quellen weiter oben). Die Sachverständige kann auch sehr deutlich unsachgemäße, kränkende und sie herabsetzende Kritik zurückweisen, ohne dass dies nach einem Beschluss des Oberlandesgerichts Frankfurt zu beanstanden wäre; auf sachbezogene Kritik am Gutachten ist jedoch auch stets sachlich zu antworten[26] (vgl. Becker, 2023).

5.7 Ergebnismitteilung und Rückmeldungen an die Probandin

> Eine Rückmeldung der Ergebnisse der gutachtlichen Untersuchung an die untersuchte Person sollte nicht erfolgen.

Dies liegt darin begründet, dass die Gutachterin entsprechend ihrer Rolle keine rechtlichen Entscheidungen trifft, sondern eine rein fachliche Beurteilung liefert, die zwar, wenn solide und nachvollziehbar, im Regelfall in die zu treffende Entscheidung einfließen wird, aber lediglich unter anderem. Wie der letztendliche Bescheid des Entscheidungsträgers ausfällt, ist häufig auch nicht mit gebotener Gewissheit vorherzusehen. „Zudem sollte sich der Sachverständige niemals zum voraussichtlichen Ergebnis der Begutachtung bzw. des Verfahrens gegenüber dem Betroffenen äußern, sollte dieser auch noch so drängen" (Kemper, 2014, S. 49).

Durch eine voreilige Ergebnisrückmeldung besteht zudem die nicht zu unterschätzende Gefahr einer Schädigung des Probanden, die aus ethischer Perspektive strikt zu vermeiden ist. Probanden können durch für sie überzeugende Äußerungen

26 Beschluss des OLG Frankfurt vom 20.08.2021 (Az.: 17 W 16/21). Darin heißt es: „Zwar ist nicht zu beanstanden, wenn sich der Sachverständige gegen unsachliche und unangemessene Kritik einer Partei mit drastischen Ausführungen erwehrt ... Diese Reaktion hat die Partei hinzunehmen." Jedoch: „Die Bezeichnung der Reaktion eines Prozessbevollmächtigten als unmoralisch auf dessen sachbezogene Kritik an dem Gutachten durch den Sachverständigen begründet die Besorgnis der Befangenheit."

einer wohlmeinenden Gutachterin in eine so große Erwartungshaltung geführt werden, dass eine spätere Ablehnung ihres Antrags auch dann als ungerechtfertigt empfunden wird, wenn sie aus rechtlicher Perspektive voll geboten war. Verbitterungsgefühle können daraus resultieren, vor allem aber die erbitterte und erfolglos bleibende Verfolgung vermeintlicher Rechtsansprüche, was nicht selten mit hohen finanziellen und emotionalen Kosten verbunden ist.

Rückmeldungen im Sinne einer Sicherungsaufklärung sind dann zu geben, wenn die Sachverständige im Rahmen ihrer Untersuchung Kenntnis über Faktoren erlangt, die zum Schutz vor ungünstigen Folgen ein Handeln gebieten. Dies könnte etwa der Fall sein, wenn während der neuropsychologischen Untersuchung ein mutmaßlicher psychomotorischer Anfall beobachtet wird, bei der Probandin eine Epilepsie bislang aber noch nicht diagnostiziert wurde. Gelegentlich erscheint es auch ethisch geboten, auf Therapiemöglichkeiten bislang nicht oder unzureichend therapierter Erkrankungen oder Störungen zu verweisen. Solche Rückmeldungen außerhalb des Gutachtenauftrags und ihre Begründung sind natürlich explizit im Gutachten zu erwähnen. Werden aufgrund der erhobenen Untersuchungsbefunde Zweifel an der Eignung eines Probanden zum Führen eines Kfz ersichtlich, so sollte auch eine entsprechende Sicherungsaufklärung erfolgen. Widder (2018a) stellt eine entsprechende Pflicht dazu und zur Dokumentation der gelieferten Aufklärung als undiskutierbar dar.

Keineswegs darf jedoch eine Begutachtung zur Rekrutierung eigener Patienten genutzt werden, auch wenn dies gelegentlich in der Praxis der Fall ist. Dies ist mit der unparteilichen Rolle der Sachverständigen nicht vereinbar, die selbst keinen weiteren (tertiären) Gewinn durch das Ergebnis ihrer Begutachtung verfolgen darf. Falls doch, kann dies die Besorgnis der Befangenheit begründen.

Teil III
Aufbau eines schriftlichen Gutachtens

6 Aufbau und Gestaltung eines Gutachtens im Überblick und im Detail

6.1 Grundaufbau

Der Aufbau eines schriftlichen Sachverständigengutachtens folgt der Grundlogik sowohl während der Auftragsbearbeitung als auch bei der Lektüre durch den gedachten Leser (Kasten 3; siehe auch „Hinweise zu den Online-Materialien" im Anhang auf S. 247). Dieser sollte, auch ohne vorherige Kenntnis der Sachverhalte, durch die Thematik so geführt werden, dass sich ein inhaltlich kohärentes, im Fluss ungehindertes, nachvollziehbares Bild der Datenlage entwickelt, sodass sich im Idealfall anlässlich der abschließenden Beantwortung der Fragestellungen keinerlei Überraschungen mehr ergeben sollten, geschweige denn logische Brüche, neu auftauchende Informationen oder der zuvor dargestellten Datenlage und -bewertung widersprechende Darstellungen oder Schlussfolgerungen, ohne dass die evidenten Widersprüche eine überzeugende Auflösung erfahren.

6.2 Sprachstil und formale Gestaltung

> Ein Gutachten sollte sachlich und unter Vermeidung von Polemik formuliert werden; sozialpolitische Erwägungen gehören nicht in den Text. Es ist in deutscher Hochsprache so zu verfassen, dass es – zumindest in seinen wesentlichen und die getroffenen Schlussfolgerungen begründenden Zügen – für den gebildeten Fachlaien verständlich ist.

Damit unterscheidet es sich bereits im Kommunikationsstil deutlich von einem üblichen Untersuchungsbericht, dessen Empfänger in der Regel Fachkolleginnen sind (Psychologen oder Ärztinnen). Den Laien im Allgemeinen nicht oder nicht ohne Weiteres verständliche Fachbegriffe sollten, so weit wie möglich, entweder vermieden oder erläutert werden. Beispiele, wie dies umgesetzt werden kann, werden in Kasten 4 ausgeführt. Die Gewährleistung der Lesbarkeit stellt eine beson-

DOWNLOAD

Deckblatt mit Briefkopf und allen wichtigen Angaben (siehe Kasten 5)

1. Einleitende Bemerkungen, Formales
2. Aufarbeitung der für die Fragestellung potenziell relevanten Aktenlage
3. Während der Untersuchung gelieferte Angaben des Probanden (Anamnese)

   unter besonderer Berücksichtigung
   - im Detail zur Erkrankung/zum Unfall selbst
   - der Sozial-, Bildungs- und Berufsanamnese (zur Ableitung von Hypothesen zum prämorbiden Leistungsniveau
   - zu den Aktivitäten (beruflich, in Freizeit, Urlaubsgestaltung, Hobbies, Tagesablauf)
   - von Angaben zum Alkohol- und sonstigen Substanzgebrauch
   - der Medikamenteneinnahme
   - etwaig benötigten Hilfsmitteln

   (Optional: Fremdanamnestische Angaben)
4. Aktuelle Beschwerdenschilderung
5. Verhaltensbeobachtung und eingehender psychopathologischer Befund
6. Darstellung der Testergebnisse und ihre zusammenfassende Bewertung
7. Beurteilung mit abschließender Beantwortung der konkreten Fragestellungen
8. Abschließende Bemerkungen

(Name, Titel, Berufsbezeichnung, eigenhändige Unterschrift)

Ggf. Anlagen, Anhänge

Kasten 3: Grundgliederung eines neuropsychologischen Gutachtens

Verwendung korrekter statt umgangssprachlicher Begriffe (außer in gesondert gekennzeichneten Zitaten, etwa des Probanden selbst oder eines Befundberichts), ggf. mit Erläuterung

Beispiele:

- Distorsionstrauma der Halswirbelsäule (sog. Schleudertrauma)
- Leichtes Schädel-Hirn-Trauma (umgangssprachlich: Gehirnerschütterung)
- Neugedächtnis [statt: Kurzzeitgedächtnis; wenn tatsächlich Neugedächtnis gemeint ist]

Verwendung moderner statt veralteter Begriffe

Beispiele:

- Leichtes Schädel-Hirn-Trauma [statt: SHT I. Grades, Gehirnerschütterung oder Commotio cerebri]
- Kognitive Funktionsstörungen bzw. organische psychische Störung [statt: hirnorganisches Psychosyndrom]
- Leichte Intelligenzminderung [statt: Debilität]

Verwendung deutschsprachiger Begrifflichkeiten mit Fachbegriffen in Klammern

Beispiele:

- Schlaganfall im Gebiet der mittleren hirnversorgenden Arterie links (ischämischer Insult der Arteria cerebri media links)
- Substanzdefekt im Hirngewebe (Parenchymdefekt)
- Erinnerungslücke für das schädigende Ereignis, die Zeit unmittelbar davor und danach (peritraumatische Amnesie)

Verwendung fachsprachlicher Termini mit Erläuterung in Klammern

Beispiele:

- Hirnkontusion (Hirnprellung)
- Pneumozephalus (Nachweis von eingedrungener Luft in den Raum innerhalb der Schädelhöhle)
- Anterograde Amnesie (zeitlich vorwärtsgerichteter Erinnerungsverlust, gerechnet vom Zeitpunkt der Schädigung an)

Ausführlichere Erläuterungen in Form von Fußnoten

Beispiele:

- Subarachnoidalblutung[1]
- Retrograde Amnesie[2]
- Glasgow Coma Scale (GCS)[3]

[1] Eine Blutung in jenem Raum innerhalb des Schädels, der zwischen der sog. Spinnenhaut (Arachnoidea) und dem Gehirn liegt und der, mit Hirnwasser (Liquor cerebrospinalis) gefüllt, das Gehirn mit einem Flüssigkeitsmantel umgibt. Sie kann zu Reizungen der Blutgefäße des Gehirns und der Hirnhaut führen. Eine solche Blutung kann ohne Langzeitfolgen abklingen, es können aber auch ernste dauerhafte Hirnfunktionsstörungen resultieren.

[2] Rückwärts gerichteter Erinnerungsverlust, gerechnet aus der Perspektive eines Unfalls oder schädigenden Ereignisses oder des Krankheitsbeginns (im Gegensatz zur anterograden Amnesie). Bei abklingenden kognitiven Störungen, beispielweise im Rahmen rückläufiger Störungen nach einem mittelschweren oder schweren Schädel-Hirn-Trauma, schrumpft in der Regel die Ausdehnung einer retrograden Amnesie mit der Rückbildung der Funktionsstörungen im zeitlichen Verlauf.

[3] Eine einfache Skala zur Beurteilung der Bewusstseinslage, die insbesondere zur Schweregradbeurteilung von Schädel-Hirn-Verletzungen herangezogen wird. GCS-Werte sollten bereits vom erstversorgenden Notarzt erhoben und dokumentiert werden. Von besonderer Bedeutung ist der Wert 30 Minuten nach dem Ereignis. Die Punktzahl variiert von 15 (volles Bewusstsein) bis 3 (tiefes Koma). Leichte Schädel-Hirn-Verletzungen umspannen nach internationaler Konvention Patienten mit einem GCS-Wert von 15 bis 13, und zwar 30 Minuten nach der äußeren Gewalteinwirkung.

Kasten 4: Beispielhafte Empfehlungen, wie Fachbegriffe zur Gewährleistung der Lesbarkeit und damit Nachvollziehbarkeit eines Gutachtens umgesetzt werden können

dere Herausforderung für jeden Gutachter dar, ist aber gleichzeitig ein herausragendes Qualitätsmerkmal.

Am Ende dient das Gutachten der Kommunikation zwischen einer Person mit spezifischer Sachkenntnis (also hier: der Neuropsychologin) und einer fachfremden Person, die über kein oder nur eingeschränktes Fachwissen zum untersuchten Gegenstand verfügt. Sachverständige werden sich hier immer in einem Spannungsfeld zwischen exakter fachlicher Fassung von Sachverhalten und Allgemeinverständlichkeit bewegen, für die es häufig keine Ideallösungen gibt. (So stellt sich mitunter die Darstellung von neuropsychologischen Testergebnissen selbst für Fachkollegen nur schwer lesbar, für Laien nur verwirrend dar. Darauf wird weiter unten noch einzugehen sein.)

Juristen sind häufig die vorrangigen Kommunikationspartner im Begutachtungswesen, für gerichtlich beauftragte Gutachten ist dies stets der Fall. Dabei stellen sich spezifische kommunikative Hürden. Es wird immer förderlich sein zu wissen, dass eine Reihe von Begriffsbedeutungen nicht nur in der Alltagssprache von der Fachsprache abweicht, sondern auch in der juristischen Sprache anders definiert ist. Um unter Umständen tiefgreifende Missverständnisse (manchmal auch „Ebenen des Vorbeiredens“ genannt) zu vermeiden, sollte der Gutachter, dem ja die Aufgabe einer sachkundigen und verständlichen Beratung der Auftraggeberin zukommt, sich dem anpassen. Für eine weitergehende Auseinandersetzung mit dieser Problematik kann hier auf das erhellende Buch von Kater (2008) verwiesen werden. Abweichungen vom allgemeinsprachlichen, medizinischen oder psychologischen Sprachgebrauch weist die juristische Bedeutung von solchen Begriffen wie beispielsweise *wahrscheinlich, wesentlich, grundsätzlich, regelmäßig, Tatsachen, tatsächlich, Richtlinien* oder *Ermessen* auf. Auch der Unterschied zwischen *Glaubhaftigkeit* (bezieht sich auf eine Aussage) und *Glaubwürdigkeit* (als Personeigenschaft) ist vielen Sachverständigen nicht bekannt. Kater macht darauf aufmerksam, dass von einer Sachverständigen zu verlangen sei, „nicht nur [über] rechtliche Grundkenntnisse [zu verfügen], sondern auch [über die] Einsicht in die Schwierigkeit, medizinische Feststellungen in eine für Juristen verständliche Ausdrucksform zu transponieren“ (S. 61).

In der Darstellung der aktenbasierten und geschilderten Anamnese sowie der eigenen Befunde wird meist strikt die Verwendung des *Imperfekts* empfohlen, in der Diskussion kann teils auf die Präsensform zurückgegriffen werden.

Bei der Seitengestaltung sollte Benutzerfreundlichkeit das bestimmende Kriterium sein. Zu empfehlen ist ein *anderthalbzeiliger Abstand;* zu eng Gedrucktes erschwert die Lesbarkeit, eine zu großzügige Gestaltung (wie vor 30 Jahren mitunter empfohlen: zweizeilig und mit überproportionalen Seitenrändern) lässt den Umfang von Gutachten völlig unnötig anschwellen. Durch *fett und/oder kursiv gedruckte Zwischenüberschriften* soll für den Empfänger eine rasche Orientierung und Navigation durch den Text gewährleistet werden.

Die Wichtigkeit solcher rein formalen Qualitätskriterien sollte keineswegs unterschätzt werden, denn Lesbarkeit durch benutzerfreundliche Gestaltung und Sprache ist eine Voraussetzung für die adäquate und missverständnisfreie Verwertung der gutachtlichen Erkenntnisse und Empfehlungen. Noch höhere Anforderungen an den Verfasser des Gutachtens stellt die Forderung nach der logischen Kohärenz der Einzelinformation. Sie bestimmt letztlich die Überzeugungskraft, die ein Gutachten zu entfalten in der Lage ist. Hierauf wird näher im Kapitel 6.6 (Beurteilung) eingegangen werden.

Manchmal ist es sinnvoll, schwierige oder strittige Sachverhalte auf rein fachlicher Ebene ausführlicher zu erläutern, bevor eine Anwendung auf den Einzelfall diskutiert wird. Dies kann etwa in Form von formal hervorgehobenen Exkursen erfolgen.

Literaturzitate sollten dann verwendet werden, wenn bestimmte Sachverhalte nicht als selbstverständlich bekannt und allgemein in der Fachwelt akzeptiert vorausgesetzt werden können, wenn neuere Erkenntnisse oder neue wegweisende Standards berichtet werden und wenn für eine – als notwendig empfundene – vertiefende Diskussion ein kurzer Abriss über den Stand des heutigen Wissens, das nicht als allgemein bekannt gelten dar, geliefert wird, etwa im Rahmen eines Exkurses, wie im vorangegangenen Absatz beschrieben. Denn in einem Gutachten ist auf den jeweils neuesten Stand des Wissens zu rekurrieren. Um den Lesefluss nicht zu behindern, sollten die genauen Literaturzitate in Fuß- oder Endnoten erfolgen und aus Ökonomiegründen klein und einzeilig gedruckt werden. Ein standardmäßiges Literaturverzeichnis aller möglichen dem Gutachter bekannten Literatur zur Begutachtung, die an keiner Stelle im Gutachtentext selbst erwähnt wird, erübrigt sich komplett, wiewohl manchmal geliefert. Eine solche – im Grundsatz völlig überflüssige – Literaturliste kann im Übrigen auch negative Effekte zeitigen, insbesondere dann, wenn das Gutachten mit dem Zitat veralteter Literatur ausweist, sich nicht auf dem neuesten Stand des Wissens zu bewegen. Widder (2018b) warnt davor, dass ein solch unbedachtes Vorgehen sogar zur Ablehnung eines Gutachtens führen könne.

Die Kenntnis der relevanten Gutachtenstandards sollte Voraussetzung sein, bevor eine Sachverständige überhaupt einen konkreten Auftrag übernimmt, womit sich im Standardfall ein Zitat erübrigt. Wichtig hingegen ist die exakte Aufführung, in zitierfähiger Form, aller verwendeten Testverfahren und Normen. Ein Vorschlag, wie dies ökonomisch in Form von Endnoten erfolgen kann, findet sich im Kasten 7 weiter unten.

6.3 Deckblatt und einleitende Bemerkungen

Im Kasten 5 findet sich das Muster eines Deckblattes für ein ausführliches neuropsychologisches Gutachten (siehe auch „Hinweise zu den Online-Materialien“ im Anhang auf S. 247). Es soll in ökonomischer und leserfreundlicher Weise alle unverzichtbaren und wichtigen formalen Informationen enthalten.

In den *einleitenden Bemerkungen* ist auf den konkreten Gutachtenauftrag oder die Beweisanordnung (mit Datum der Erteilung) Bezug zu nehmen und kurz die Fragestellung der Begutachtung zusammenzufassen. Es bedarf keiner Doppelung der Beweisfragen im Einzelnen, insbesondere wenn diese sehr umfangreich sind. Sie werden besser bei Beantwortung der Fragestellungen am Ende des Textes expliziert.

Es empfiehlt sich, das Fehlen etwaiger Interessenkonflikte zu erwähnen, dabei insbesondere auch, dass kein vorangegangenes Patient-Behandler-Verhältnis vorlag. Falls dies doch der Fall war, sollten die potenziellen Auswirkungen auf die Begutachtung reflektiert werden. Ein Verschweigen solcher Tatsachen kann die Integrität der Gutachterin und ihres Gutachtens infrage stellen.

Sodann sind die für die Begutachtung herangezogenen Informationsquellen (Akten, etwaig zusätzlich verfügbare Dokumente, Anamnesebogen, eigene Untersuchung, ggf. Fremdanamnesen) zu nennen. Eine genaue Aufschlüsselung aller Dokumente ist insbesondere bei umfangreicheren Vorgängen kontraproduktiv. Die genauen Quellen, aus denen relevante Anknüpfungstatsachen eruiert werden, sind ohnehin bei der Zusammenfassung des Akteninhalts zu bezeichnen. Insbesondere für gerichtlich angeordnete Gutachten empfiehlt es sich, die Seitenzahl der durchgesehenen Akten anzugeben, da sich danach der in Rechnung zu stellende zeitliche Aufwand bemisst.

Ort und Zeit (Dauer) der gutachtlichen Untersuchung sind zu explizieren. In den einleitenden Bemerkungen oder bereits auf dem Deckblatt ist auch zwingend auszuführen, falls Hilfskräfte für wichtige Teilaufgaben herangezogen wurden, falls ja, für welche und in welchem Umfang. Dies ist bei neuropsychologischen Begutachtungen insbesondere der Fall, wenn die Testuntersuchung durch eine andere Kollegin durchgeführt wurde. Die Testuntersuchung einer Studentin oder einer psychologisch-technische Assistentin zu überlassen, ist allerdings im Bereich der Sachverständigentätigkeit, die eine hohe fachliche Qualifikation für alle Teiltätigkeiten erfordert, aus hiesiger Sicht kaum zu rechtfertigen. Wurde das Gutachten unter fachlicher Supervision durchgeführt, sollte dies unter namentlicher Nennung der Supervisorin erwähnt werden.

Besonderheiten bei der Terminvereinbarung, wie etwa erbetene Verschiebungen (mit genannter Begründung), Nicht-Erscheinen auf vorangegangene Einladungen hin, etwaige Anrufe der Probandin, ihrer Rechtsvertretung, von Familienangehö-

DOWNLOAD

Absender in Kurzform, für Brieffenster

Ausführlicher Briefkopf
Einrichtung
Adresse
Qualifikation des Gutachters

Empfänger des Gutachtens (Auftraggeber)
Sachbearbeiter/Richter/Kammer des Gerichts
Adresse

Ko-Empfänger des Gutachtens (Hauptgutachter)

Eigenes Aktenzeichen	Akten-/Geschäftszeichen des Auftraggebers/Versicherungs-Nr.	Telefonnummer	Datum der Fertigstellung

Rechtsbereich/rechtliche Frage

Neuropsychologisches (Zusatz-)Gutachten mit Untersuchung
vom [Untersuchungsdatum]

[mit Bezug auf ein Hauptgutachten von ...]
in dem Rechtsstreit ./.

Name, Anschrift, Geburtsdatum, Alter
zum Untersuchungszeitpunkt

ausgewiesen durch Personalausweis/Reisepass Nr. ...
ausstellende Behörde: ...

Zusammenfassende fachbezogene Fragestellung:
[Persistierende kognitive Funktionsstörungen nach
leichtem Schädel-Hirn-Trauma
(Unfallereignis vom ...)]

Kasten 5: Wichtige Rahmeninformation zum Gutachten, die auf dem Deckblatt dargestellt werden sollte

rigen oder Behandlern (mit kurzer inhaltlicher Spezifizierung) sollten ebenfalls unbedingt dokumentiert werden.

Es empfiehlt sich ferner, bereits in der Einleitung auf mögliche relevante Einflussfaktoren für die Durchführung der Exploration und der Testuntersuchung sowie die Beurteilung der Ergebnisse einzugehen und ihre mutmaßliche Auswirkung auf die Gesamtbeurteilung zu umreißen. Das können insbesondere drei Faktoren sein:

(1) Eine Durchführung der Untersuchung mit Dolmetscher, Gebärdendolmetscher oder anderen Hilfspersonen, in einer Fremdsprache oder unter anderen Bedingungen, die die Testdurchführung und die Ergebnisverwertung in bedeutsamer Weise beeinflussen.
(2) Die Untersuchung von Probandinnen nicht-deutscher Muttersprache. Der Grad der deutschen Sprachbeherrschung (und der Beherrschung der deutschen Schriftsprache) sollte kurz umrissen werden. Je nach spezifischer Migrations- und Akkulturationsgeschichte sind hier zum Teil erhebliche Auswirkungen auf die Testdurchführung zu erwarten und die Anwendung verfügbarer deutscher Normen ist häufig nur approximativ möglich; die Durchführung elaborierter Fragebögen ist in manchen Fällen nicht oder nur mit großen Unsicherheiten in der Verwertbarkeit der Ergebnisse gerechtfertigt. Werden, soweit verfügbar, fremdsprachige Testversionen gegeben, so sind auch für diese die Normen häufig nur approximativ anwendbar.
(3) Die bisherigen Erfahrungen des Probanden mit Tests (Testerfahrung, Testweisheit, *practice effects*), insbesondere in solchen Fällen, bei denen im Verlauf mehrere, manchmal multiple klinische und/oder gutachtliche Testuntersuchungen dokumentiert sind. Dies hat bekanntermaßen Auswirkungen auf die gemessenen Testleistungen (Calamia, Markon & Tranel, 2012), und zwar selbst für solche Tests, die zuvor nicht bearbeitet worden sind. Die Einschränkungen, die sich daraus für die normative Beurteilung der aktuellen Leistungsfähigkeit ergeben, sollten an geeigneter Stelle im Gutachten reflektiert werden.

6.4 Informationen nach Aktenlage

In diesem Abschnitt sind die nach Aktenlage vorliegenden fallrelevanten Sachverhalte in gut strukturierter und nach Möglichkeit für den durchschnittlich gebildeten Fachlaien nachvollziehbarer Weise darzustellen. Der Verzicht auf eine Durchsicht der relevanten Akten und ihre Berücksichtigung bei der eigenen Beurteilung muss als ein gravierender und unverzeihlicher Mangel in einem Gutachten hervorstechen; für ein ausführliches Positionspapier ist insbesondere auf Chafetz et al. (2025) zu verweisen.

Irrelevante Sachverhalte bedürfen keiner Darstellung, ebenso wie laufende Wiederholungen vermieden werden können. Aus Sicht des Verfassers ist es vor allem wichtig, einen gut lesbaren Text zu verfassen, der es auch dem mit dem Fall erstmals Befassten ermöglicht, sich einen strukturierten Überblick über alle fallrelevanten Sachverhalte, die sich als vorgegebene Anknüpfungstatsachen eruieren lassen, zu verschaffen.

Statt, wie häufig anzutreffen, die Darstellung in der Reihenfolge anzufertigen, in der sich die Akten im Vorgang befinden, oder nach Datierung der einzelnen Dokumente, ist zu empfehlen, der *Chronologie des zeitlichen Ablaufs des Geschehens* zu folgen, sodass eine kohärente Darstellung resultiert. Als Ideal könnte formuliert werden, dass die Darstellung *einen zusammenhängenden, gut lesbaren und alle relevanten Tatsachen umfassenden Text* ergibt, der auch dem mit dem Fall nicht Vertrauten einen vollständigen Überblick über den Stand der Sachaufklärung vor Beginn der gutachtlichen Untersuchung ermöglicht.

Je nach spezifischer Fragestellung relevant ist häufig nicht nur, was sich in den Dokumenten findet, sondern auch, was nicht. Dies könnten etwa eine nicht erwähnte Bewusstlosigkeit, fehlende Hinweise auf eine Verwirrtheit, fehlende einschlägige psychopathologische oder neuropsychologische Befunde aus den ersten Tagen, Wochen oder Monaten nach der Erkrankung oder Verletzung sein.[27] So könnte ein Kommentar etwa lauten:

> Die vorliegenden Dokumente aus den ersten zwei Monaten nach dem Unfallereignis enthalten keinerlei irgend gearteten Hinweis auf das Vorliegen einer Bewusstlosigkeit, Verwirrtheit oder amnestischen Lücke oder auf eine adverse psychische Reaktion während dieser Zeit; sie weisen auch keine beobachteten oder einschlägig dokumentierten kognitiven Funktionsstörungen im Verlauf der ersten zwei Monate aus.

Von herausragender Bedeutung sind die Quellentreue und die Angabe der exakten Quellen für die einzelnen Feststellungen. Für Vorgänge mit umfangreichen paginierten Akten ist es von unschätzbarem Wert für den Empfänger des Gutachtens, andere involvierte Gutachter und, für den weiteren Arbeitsablauf, für die Sachverständige selbst, wenn auch die Band- und Seitennummern etwa wie folgt angegeben werden:

---

27 Es versteht sich von selbst, dass damit nicht bewiesen ist, dass frühe Symptome *nicht* vorlagen. Gleichzeitig darf aber auch nicht einfach unterstellt werden, dass solche in Wahrheit vorlagen, nur weil dies Monate später durch die betroffene Person behauptet wurde. Aus dem Umstand, dass etwas nicht dokumentiert wurde oder bestimmte Daten nicht erhoben wurden, ergibt sich, rechtlich gesprochen, keine Beweiserleichterung. – Ob dieses Fehlen im Sinne eines Dokumentations- oder Behandlungsfehlers haftungsrelevant ist oder nicht, wäre dann, soweit ersichtlich, in einem gesonderten Kontext zu prüfen.

> Aus einem Arztbrief vom 23.04.2017 aus dem Klinikum Links der Mosel [Band II, Bl. 347 ff.] geht hervor …
>
> Der ambulant weiterbehandelnde Neurologe, Herr Dr. Müller, legte in einem Befundbericht vom 30.07.2019 [Band IV, Bl. 599 f.] dar …

Die am häufigsten realisierte Form, Dokument für Dokument mit einer jeweils kurzen Zusammenfassung kommentarlos aufzuführen, ungeachtet häufiger Redundanzen oder einer Beachtung der Relevanz der Einzelinformation, führt leider manchmal zu umfangreichen, für den Leser ermüdenden Darstellungen. Es darf davon ausgegangen werden, dass der Empfänger des Gutachtens über den Inhalt der Akten informiert ist. Erst die Ordnung und Bewertung, die Herausarbeitung von für die jeweilige Fragestellung Wesentlichem, weniger Wesentlichem und Unwesentlichem stellt eine kreative gutachtliche Leistung dar. In manchen Gutachten wird die Aktenlage zweimal dargestellt, zum Teil beide Male in großer Ausführlichkeit: zum einen am Beginn des Textes als bloßer aneinandergereihter Bericht aus den Dokumenten eruierter Inhalte und dann zum anderen noch einmal in der Diskussion, in der nun die Information, erneut dargestellt, diskutiert und bewertet wird.

Als Alternative, und dies ist die hier gegebene Empfehlung, die, soweit ersichtlich, bislang nur wenige Gutachter umsetzen, sollte bereits in diesem Abschnitt die Aktendokumentation nicht nur geordnet und nach ihrer Relevanz gewichtet dargestellt werden, sondern allfällige Kommentare und vorläufige Bewertungen, Hinweise auf Widersprüche oder fehlende Angaben, Heraushebung besonders bemerkenswerter Tatsachen, usw. sollten exakt hier Aufnahme finden, und zwar aus Praktikabilitäts-, Lesbarkeits- und Ökonomiegründen und weil sich dadurch letztlich auch ein wesentlicher Beitrag zur Gesamtkohärenz des eigenen Gutachtens erreichen lässt. Von ganz herausragender Wichtigkeit ist dabei, für den Leser des Gutachtens an jeder einzelnen Stelle erkennbar zu machen, welche Information aus der Aktenlage welcher exakten Quelle entnommen wurde und wo es sich um Kommentare oder Bewertungen des Sachverständigen handelt.

Diese können explizit als solche ausgezeichnet werden, unter Umständen auch in Exkursform, wie bereits oben erwähnt, oder, insbesondere bei kurzen Kommentaren, auch in eckigen Klammern ergänzt werden. In diesem Sinne könnte dann der Abschnitt im Gutachten auch wie folgt überschrieben werden:

> Zur Anamnese
>
> und zur Wertung der entsprechend Aktenlage vorliegenden Befunde
>
> *a) Informationen lt. Aktenlage [mit Kommentierung]*

Eine nachdrückliche Unterstützung für ein solches Vorgehen ist darin zu sehen, dass eine reine Wiedergabe des Akteninhalts in gerichtlich angeordneten Gutachten zum Teil nicht liquidationsfähig ist, und zwar exakt mit der Begründung, dass dem Gericht der Akteninhalt ja bekannt sei. Damit kann zwar der Zeitaufwand für die Aktendurchsicht (mit Notizen) und meist auch das Diktat abgerechnet werden (siehe Kapitel 12), nicht jedoch der Aufwand für ihre zum Teil aufwendige Darlegung im Gutachten. Ganz anders verhält es sich, wenn als notwendige gutachtliche Leistung die (bekannten) Inhalte in der oben dargelegten Form verarbeitet und damit zu einer wichtigen Voraussetzung für die aus der Gesamtheit der vorliegenden Information in logisch kohärenter Weise zu ziehenden Schlussfolgerungen werden.

Dies setzt voraus, dass Vorbefunde und Vorgutachten nicht nur dargestellt, sondern auch *kritisch* bewertet werden. Eine solche kritische Aufarbeitung ist nicht nur zulässig, sondern im Gutachtenkontext ausdrücklich geboten. Sie kann sogar als dem Gutachtenkontext zugehörig aufgefasst werden und ist für sich nicht geeignet, die Besorgnis einer Befangenheit zu begründen.[28] Auch ethisch ist hier auf die gegenüber dem Behandler veränderte Rolle einer Sachverständigen abzustellen (vgl. Stellpflug & Berns, 2006).

6.5 Eigene Befunde

6.5.1 Exploration, Krankheitsanamnese

Es folgt die Darstellung der bedeutsamen Sachverhalte, die die Probandin in der Exploration liefert. Je nach Fallkonstellation und -komplexität wird eine eingehende Erhebung der Eigenanamnese im neuropsychologischen Kontext etwa 45 bis 90 Minuten in Anspruch nehmen. So wie im vorangegangenen Abschnitt die Vorgeschichte möglichst plastisch nachvollziehbar anhand der vorliegenden Akten „nacherzählt" wird, erfolgt nun, quasi parallel dazu, die *Wiedergabe der Geschichte aus dem Blickwinkel der Probandin,* und zwar so, wie sie sie zum Zeitpunkt der Begutachtung zu rekonstruieren bereit und in der Lage gewesen ist.

Es empfiehlt sich, die Exploration zunächst mit einer offenen Frage zu beginnen, wie etwa: „Schildern Sie mir bitte zunächst den Hintergrund der Antragsstellung" oder „Berichten Sie bitte zunächst, was passiert ist." Je nach spontaner Elaboration des Berichts ist es im weiteren Verlauf unumgänglich nachzufragen. Sachverhalte von besonderer Wichtigkeit, wie z. B. die Angaben zum Erstschadensbild, Dauer einer etwaigen Bewusstlosigkeit oder retro- und anterograden Amnesie, Einzelheiten des frühen, mittleren und langfristigen Verlaufs der Beschwerden-

28 So etwa laut Beschluss des LSG Bayern vom 10.05.2021 (Az.: L 17 SF 115/21 AB).

entwicklung, vorangegangene Krankheiten oder Verletzungen des Gehirns, frühere Behandlungen usw., sind nachzufragen. Bei einigen Probanden erweist es sich als unumgänglich, den Bericht zu straffen. Aus der Aktenlage bekannte, vom Bericht abweichende Sachverhalte oder innerhalb des Berichts widersprüchliche Angaben sollten unbedingt nachgefragt werden. Im Gutachtentext sollte dies auch so ausgewiesen werden. Für eine notwendige Konsistenz- und Plausibilitätsprüfung ist es unabdingbar, auf Widersprüche hinzuweisen, die manchmal überzeugend aufgelöst werden können, manchmal auch unauflösbar bleiben.

Um Zeit zu sparen, vollständige und zuverlässigere Angaben etwa zur aktuellen Medikation, Vorerkrankungen oder gegenwärtig laufenden Behandlungen zu sichern, empfiehlt es sich, der Probandin vorab einen Anamnesebogen mit der Bitte zuzusenden, diesen ausgefüllt mit zur Untersuchung zu bringen (Kasten 6; siehe auch „Hinweise zu den Online-Materialien“ im Anhang auf S. 247).

Um den Leser durch den Text zu führen, empfiehlt es sich dringend, bei der Darstellung der anamnestischen Angaben diese chronologisch bzw. nach Sachverhalten geordnet niederzuschreiben, nicht aber strikt in der zeitlichen Reihenfolge ihrer Schilderung. In den Text sollten auch bedeutsame Verhaltensbeobachtungen (z. B. auffallende Zögerlichkeiten, Selbstkorrekturen, emotionale Aufwallung bei bestimmten Themen) oder andere Kommentare eingefügt werden, die in jedem Falle (wie schon oben für die Aktendurchsicht formuliert) stets eindeutig als solche kenntlich sein müssen. Die Gutachterin sollte keinesfalls auf ihr Gedächtnis vertrauen, sondern sämtliche wesentlichen Sachverhalte während des Gesprächs mitschreiben. Nur dies gewährleistet eine weitgehende Fehlerfreiheit im Detail.

Die Exploration wie auch das Verhalten während der testbasierten Untersuchung bilden zudem die zentrale Grundlage für die Erfassung des psychopathologischen Befundes (Kapitel 6.5.4). Auch dazu ist es hilfreich, wenn bestimmte Beobachtungen notiert werden.

Je nach der konkreten Fallkonstellation und den Fragestellungen im Gutachtenauftrag sollten ergänzend weitere Sachverhalte gezielt erfragt werden. Dazu können etwa Hobbys und Freizeitaktivitäten, Urlaube, Reisen und Ausflüge oder ein typischer Tagesablauf gehören.

Zur Bildungs- und Sozialanamnese empfiehlt es sich, diesem ein gesondertes, abgegrenztes Unterkapitel zu widmen. In diesem sollte – im neuropsychologischen Kontext zwingend – auch eine fundierte Schätzung der prämorbiden Leistungsvoraussetzungen erfolgen. Auch die eigentliche Beschwerdenschilderung sollte erkennbar abgrenzt in einem gesonderten Unterkapitel Darstellung finden.

Wie bereits weiter oben (Kapitel 5.5) erwähnt, sollte am Ende der Exploration stets ausdrücklich gefragt werden, ob es aus Sicht der untersuchten Person noch wichtige Sachverhalte gebe, die die Untersucherin nicht erfragt hat, die sie aber unbe-

DOWNLOAD

Anamnesebogen zur neuropsychologischen Untersuchung

Name: Vorname: geboren am:

Bitte beantworten Sie die folgenden Fragen auf dem Bogen und bringen Sie diesen zur Untersuchung mit. Benutzen Sie einen weiteren Bogen, falls der Platz nicht ausreicht.

1. Tragen Sie eine Brille oder benötigen Sie ein Hörgerät oder andere Hilfsmittel? *(Bitte Hilfsmittel unbedingt zur Untersuchung mitbringen, unbedingt auch Lesebrille mitbringen!)*

   Welche? (bitte hier eintragen) ______

2. Welche Medikamente nehmen Sie gegenwärtig ein (einschl. Bedarfsmedikation)?

Name des Medikaments	Dosierung	gegen welche Beschwerden	seit wann

3. Bei welchen Ärzten, Psychologen oder Therapeuten sind Sie gegenwärtig in Behandlung?

Name des Behandlers	Fachgebiet	seit wann	wann zuletzt

4. Waren Sie jemals in Ihrem Leben (auch in der Kindheit) in psychiatrischer, psychologischer psychotherapeutischer, nervenärztlicher oder neurologischer Behandlung (zusätzlich zu den bereits unter 3. genannten Behandlern)?

Name des Behandlers/der Klinik	Fachgebiet	wann und wie lange

5. Hatten Sie jemals Unfälle mit Kopfverletzungen oder Erkrankungen des Gehirns (z.B. Hirnhautentzündung)? Welche? Wann?

6. Rauchen Sie? Wieviel?

7. Wie oft und wie viel Alkohol trinken Sie (im Durchschnitt)?

8. Nehmen Sie andere Mittel/Drogen ein? Was und wie viel? (außer Medikamente, die bereits oben aufgeführt wurden)

9. Treiben Sie Sport? Welchen, wie häufig?

10. Haben Sie einen Führerschein? Welche Klasse?

Kasten 6: Vorschlag für einen Anamnesebogen

11. Sind Sie Fahrzeughalter(in)?

12. Wie häufig führen Sie ein Kraftfahrzeug?

13. Sind Sie als Behinderte(r) anerkannt? ____________ Grad der Behinderung: ____________

14. Beziehen Sie eine oder mehrere Renten/Pensionen/Unfallteilrenten o.Ä.? Welcher Art?

15. Schulbildung: ______________________ von ____________ bis ____________

Lehre: ______________________ von ____________ bis ____________

Meisterabschluss: ______________________ von ____________ bis ____________

Studium: ______________________ von ____________ bis ____________

Weitere Ausbildungen: ______________________

16. Gegenwärtige bzw. letzte Arbeitsstelle: ______________________

als: ______________________ seit: ____________ bis: ____________

Ich versichere, alle Angaben auf diesem Bogen wahrheitsgemäß und vollständig gemacht zu haben. Sie wurden niedergeschrieben von

☐ mir selbst ☐ meinem/r Ehepartner/in ☐ meinem Arzt ☐ einer anderen Person: ____________

____

Datum/Unterschrift

Vielen Dank für Ihre Mitwirkung.

Kasten 6: Fortsetzung

dingt wissen sollte. Falls ja, sind diese natürlich ebenso zu dokumentieren wie später, im Verlauf oder am Ende der Untersuchung, gelieferte Ergänzungen. Falls nein, kann ein Vermerk im Gutachten, wie bereits oben vorgeschlagen, sehr sinnvoll sein.[29]

29 Dies empfiehlt sich nicht nur aus sachimmanenten Gründen, sondern nachdrücklich auch deshalb, weil in Fällen, in denen das Gutachtenergebnis Probanden nicht gefällt, immer wieder durch sie oder ihre Rechtsvertretung geltend gemacht wird, die Gutachterin habe ja gar nicht nach einem bestimmten, ganz wichtigen Sachverhalt gefragt, der nur aus diesem Grunde auch nicht mitgeteilt worden sei. Dies disqualifiziere das Gutachten und mache sein Ergebnis ungültig. – Ein solcher Einwand läuft vollkommen ins Leere, wenn dem Probanden in geeigneter Form die Möglichkeit eingeräumt wird, aus seiner Sicht Wichtiges zu ergänzen. Damit kommt nunmehr vernünftigerweise ihm, nicht aber der Gutachterin die Verantwortung zu, wenn trotz ausdrücklicher Nachfrage so bedeutsame Sachverhalte, wie später geltend gemacht, verschwiegen wurden und deshalb keine Berücksichtigung im Gutachten finden konnten.

Gleich im Anschluss an die durch die Probandin gelieferten Angaben (oder auch später in der Textgliederung) könnte eine Wiedergabe fremdanamnestischer Angaben erfolgen, falls solche vorliegen. Dazu kann auf die Ausführungen im Kapitel 5.3 verwiesen werden.

6.5.2 Entwicklungs-, Bildungs-, Berufs-, Sozialanamnese und die Schätzung der prämorbiden kognitiven Leistungsvoraussetzungen

In vielen Akten sind bereits ausführliche Angaben zur Entwicklungs-, Berufs-, Bildungs- und Sozialanamnese vorhanden, insbesondere in ausführlichen Berichten aus Rehabilitationskliniken oder Vorgutachten. Je nach Fragestellung sind besondere Sachverhalte gesondert zu erfassen, wie familiäre oder berufliche Belastungen (z. B. Kinderbetreuung, Pflege) oder die Einkommenssituation. In diesem Falle genügt häufig ein Verweis auf diese frühere Darstellung. Für neuropsychologische Fragestellungen von besonderer Relevanz ist jedoch stets die Bildungs- und Berufsanamnese, sodass eine erneute ausführlichere Darstellung unumgänglich ist. Sie dient als wichtiger Baustein für die Ableitung einer Schätzung der prämorbiden Leistungsvoraussetzungen, ohne die eine schlüssige Interpretation des aktuellen kognitiven Funktionsniveaus nicht erfolgen kann.

Wie bereits zuvor erwähnt, wird für neuropsychologische Begutachtungen nachdrücklich eine Sichtung der Schul- und Ausbildungszeugnisse (Berufsausbildungen, Meisterabschluss, Studium) empfohlen. Bekanntermaßen sind die Angaben von Probanden, die gelegentlich ein Interesse daran haben, ihr früheres Leistungsniveau als besser und ihre Bildungsabschlüsse als höher darzustellen, als sie tatsächlich waren, nicht immer zuverlässig (Greiffenstein, Baker & Johnson-Greene, 2002). In besonderen Fällen, wie etwa bei bekannten Entwicklungs- bzw. Teilleistungsstörungen aus dem Kindesalter, bei Sonderschulbesuch oder bei infrage stehender Aufmerksamkeitsdefizit-/Hyperaktivitätsstörung (vgl. Kapitel 18) sollten die Zeugnisse über die gesamte Schulzeit hinweg herangezogen werden. Hier sind häufig neben den Schulnoten auch die schriftlichen Beurteilungen von Bedeutung.

Sodann sollte eine nachvollziehbare Ableitung des prämorbiden Leistungsniveaus erfolgen, möglicherweise mit einer Erläuterung für den Auftraggeber, der die Bedeutung dieser Herleitung verstehen soll.[30] Von manchen Sachverständigen wird etwa ein Bildungsabschluss mit Abitur ohne weitere Prüfung als Beleg dafür erachtet, dass das prämorbide Leistungsniveau mindestens im oberen Drittel der

---

30 So etwa als Fußnote: Das Niveau der kognitiven Leistungsvoraussetzungen, das mutmaßlich vor einer psychischen oder neurologischen Erkrankung oder vor einem Unfallereignis vorgelegen hat. Seine Schätzung dient in der gutachtlichen Beurteilung als individueller Bezugspunkt der Unversehrtheit.

Verteilung liege, manchmal wird ein berichteter Abiturabschluss oder ein erreichter Studienabschluss sogar gleich in ein überdurchschnittliches kognitives Leistungsniveau übersetzt. Ein so undifferenzierter Ansatz verbietet sich bereits aus statistischen Gründen, insbesondere bei jüngeren Probanden, wo in manchen Regionen der Anteil von Abiturabschlüssen bei 50 % oder sogar darüber liegt.

Die Grundlagen der vorgenommenen Schätzung sind offenzulegen. Das können neben den Bildungsabschlüssen Ergebnisse früherer Testuntersuchungen (insbesondere, aber nicht nur aus „gesunden Tagen"), Schätz- oder Sozialformeln sowie Wortschatztests sein. Eine eingehende Diskussion ist unter anderem bei Vanderploeg (1994) und Leplow (2019) zu finden.

Für unterschiedliche Sozialformeln ist etwa auf die von Leplow und Friege (1998) sowie Jahn et al. (2013) zu verweisen. Trotz einer Reihe von Einschränkungen und Relativierungen werden häufig Wortschatztests für eine Schätzung der prämorbiden Intelligenz herangezogen. Aufgrund seiner sorgfältigen Konstruktion erscheint der Rasch-skalierte Wortschatztest (WST) von Schmidt und Metzler (1992) dazu deutlich besser geeignet als konkurrierende Mehrfachwahltests. Solche Verfahren liefern in der Tat einen *orientierenden* Anhalt für das kognitive Leistungsniveau vor einer Erkrankung oder Verletzung des Gehirns. Zu den Grenzen dieses Ansatzes kann etwa auf Hessler, Jahn, Kurz und Bickel (2013) verwiesen werden.

Beide Ansätze, die Verwendung von Wortschatztests und Schätzformeln, sind zeit- und kulturabhängig. Der Bildungsgang hängt natürlich von soziokulturellen Faktoren der Herkunft ab. Schulnoten unterscheiden sich bekanntermaßen selbst zwischen den deutschen Bundesländern. Bei Probanden mit Migrationshintergrund und Zwei- oder Mehrsprachigkeit stellen sich besondere Herausforderungen (vgl. auch Merten, 2023a). Wenn etwa eine Probandin aus Nordamerika untersucht wird, könnte auch die Beurteilung mithilfe des National Adult Reading Test, der sehr häufig in den USA zu diesem Zweck verwendet wird (Blair & Spreen, 1989), erfolgen, falls sich der Sachverständige dazu in der Lage sieht.

6.5.3 Beschwerdenschilderung

Es empfiehlt sich in der Regel, im Gutachtentext die Beschwerdenschilderung in einem gesonderten und gesondert überschriebenen Abschnitt hervorzuheben. Nach der Exploration der Krankheitsanamnese sollte gezielt nachgefragt werden, unter welchen Beschwerden die Probandin *gegenwärtig* leidet. Ein reiner Verweis auf fragebogenbasierte Angaben ist nicht ausreichend. Alle aufgeführten Beschwerden sollten protokolliert werden, auch fachfremde und – insbesondere bei Kausalitätsgutachten – ausdrücklich solche, die die Probandin als nicht durch das schädigende Ereignis verursacht bezeichnet. Für einige Beschwerden genügt entsprechend ihre bloße Aufzählung, wie sie durch die Probandin erfolgte, andere, für die konkrete gutachtliche Fragestellung relevante, sollten genauer hinterfragt werden. Zu den interessierenden Details gehören etwa Beginn, Dauer, Häufigkeit, Kontinuität, Schwere der einzelnen Beschwerden und ihr Charakter sowie eine etwaige Situationsgebundenheit. Zwingend entsprechend zu hinterfragen sind beispielsweise solche Beschwerden wie Kopfschmerzen, Schwindel, Tinnitus, Depressionen, Panik, Sehstörungen und Schlafstörungen, deren bloße Nennung kaum Aussagewert besitzt. Im neuropsychologischen Kontext gilt dies selbstverständlich auch für den Bereich der kognitiven Funktionen.

Es sollte mehrfach nachgefragt werden, ob noch weitere Beschwerden vorliegen. Erst wenn solche nicht mehr ergänzt werden, sollte gezielt nachgefragt werden. Insbesondere etwaige kognitive Funktionsstörungen sind natürlich von besonderem Interesse, aber auch affektive, Angst- und weitere psychische Beschwerden wie auch die aktuelle Befindlichkeit. Welche Beschwerden erst auf Nachfrage berichtet wurden, sollte eindeutig gekennzeichnet werden, wie auch spätere spontane Ergänzungen.

6.5.4 Verhaltensbeobachtungen und psychopathologischer Befund

Von außerordentlicher Wichtigkeit ist ein ausführlicher, konzise dargestellter und verwertbarer psychischer oder psychopathologischer Befund, in der Schweiz auch Psychostatus genannt (Ebner, Herzog-Zwitter & Stieglitz, 2024).

Merke

Für die psychiatrische Begutachtung stellt ein qualifiziert erhobener ausführlicher psychopathologischer Querschnittsbefund den Dreh- und Angelpunkt dar (Fabra, 2004); auch seine Bedeutung für die neuropsychologische Begutachtung kann nicht hoch genug eingeschätzt werden.

Er weist eine zentrale gutachtliche Leistung aus, die, auf dem gezeigten realen Verhalten des Probanden in der Untersuchung beruhend, nicht nur für die Konsistenz- und Plausibilitätsprüfung, sondern auch für die Gesamtbeurteilung unverzichtbar ist.

Der psychopathologische Befund liefert seinem Wesen nach eine Transposition beobachteten Verhaltens und erschlossener innerpsychischer Inhalte auf die Befundebene. Obwohl prinzipiell auch die Beschwerdenschilderung nach Jaspers (1912) als subjektive Symptome aufgefasst werden können (besser zu beschreiben als *Beschwerden*), empfiehlt es sich, den psychopathologischen Befund auf objektive Symptome sensu Jaspers (also das wirklich durch die Person der Sachverständigen Erfasste) zu beschränken. In jedem Falle muss dem Leser in jedem Detail ersichtlich sein, was „objektiv" befundet und was lediglich durch die untersuchte Person berichtet wurde; die Beschwerden- und die Ebene der vom Gutachter selbst befundeten Sachverhalte sind deshalb am besten auch räumlich weitgehend zu trennen, damit keine Verwechslungen möglich sind. Dies wird im Übrigen auch in einigen Gutachtenaufträgen ausdrücklich gefordert. Nach dem hier vorgestellten Gliederungsvorschlag werden die Beschwerden in einem gesonderten Abschnitt dargestellt, womit sie nicht mehr in den psychopathologischen Befund aufgenommen werden müssen und die Zuordnung für den Leser klar erkennbar ist.

Ein Manual für die Erstellung der Befunde ist von der Arbeitsgemeinschaft für Methodik und Dokumentation in der Psychiatrie (2023) herausgegeben worden. Wichtige Bereiche, die befundet werden sollten, sind: Bewusstseinslage, Orientierung, Kognition (insoweit sie außerhalb der Testergebnisse im realen Verhalten befundet wird), inkl. formalem und inhaltlichem Denken, Sprache, Antrieb, Steuerungsfähigkeit und Impulsivität, Kontaktverhalten, Affekt, Ängste, Zwänge, Sinne, Ich-Störungen und Psychomotorik. Die Sachverständige sollte sich nicht an den gelegentlich vorzufindenden äußerst knappen, manchmal nur drei- oder fünfzeiligen psychischen Befunden orientieren (die häufig zudem primär auf der reinen Beschwerdenschilderung basieren), die in Befundberichten und selbst in manchen Gutachten vorzufinden sind. Stattdessen sollte sie, dem Sachverhalt angemessen, große Sorgfalt auf die Abfassung eines aussagekräftigen eigenen psychischen Befundes legen. Dies wird umso bedeutender sein, je eher im konkreten Einzelfall (zusätzlich zur zerebralen Erkrankung oder Verletzung) auch eine psychische Störung (komorbid) vorliegt.

Am besten dem psychopathologischen Befund voranzustellen sind reine Verhaltensbeobachtungen und mögliche Einflussfaktoren auf die Untersuchung, wie zum Beispiel Pünktlichkeit des Erscheinens, benutztes Verkehrsmittel, etwaige Begleitpersonen, etwaige verwendete Hilfsmittel und Gehhilfen, äußeres Erscheinungsbild (z. B. Sauberkeit, Haarschnitt, Kleidung, Schmuck), eigene Angaben zur Untersuchungsfähigkeit, Pausenbedarf, am Untersuchungstag selbst eingenommene Medikamente (einschließlich Bedarfsmedikation), Tragen einer Maske u. Ä. m. Auch Angaben zur Händigkeit dürfen in einer neuropsychologischen Begutachtung nie fehlen (diese sollte gegebenenfalls vertiefend nachexploriert werden, etwa unter Verwendung des Edinburgh Handedness Inventory von Oldfield, 1971).

Immer wieder streitig ist die Frage, inwieweit auch Verhaltensbeobachtungen in die Gesamtbewertung einbezogen werden dürfen, die außerhalb der eigentlichen Untersuchungssituation gemacht wurden. Dies hat unlängst das Bayerische Landessozialgericht ausdrücklich bejaht, und zwar in einem Fall, in dem das zuvor unauffällige Gangbild eines Klägers erst mit Betreten des Untersuchungszimmers anscheinend „pathologisch" wurde. Dies wurde von der Klägerseite als investigatives und kriminalistisches Vorgehen und damit als grenzwertig bis grenzüberschreitend bezeichnet und beantragt, die Unverwertbarkeit des Gutachtens zu erklären. Dies wies das Gericht als Verkennung der Aufgabe eines Sachverständigen zurück:

> Dieser hat nicht Behauptungen und gezeigte Verhaltensweisen eines zu Begutachtenden vorbehaltlos und damit sozusagen blind als tatsächlich so vorliegend zu übernehmen, sondern zu hinterfragen, ob solche auch wirklich vorliegen. So weist die Begutachtungsliteratur explizit darauf hin, dass sämtliche am Untersuchungsort im zeitlichen Zusammenhang mit der Untersuchung vom Sachverständigen beobachteten Verhaltensweisen des zu Begutachtenden verwertbare Befundtatsachen sind. Dazu gehören auch solche Erkenntnisse, die der Gutachter in scheinbar unbeobachteten Momenten gewinnt, also bei der Beobachtung des Probanden bei der Anreise, bei der Wartezeit, beim Ent- und Ankleiden sowie beim Verlassen der Untersuchungseinrichtung.[31]

6.5.5 Testergebnisse und Fragebogendiagnostik

> Die Darstellung der Ergebnisse der standardisierten Test- und Fragebogendiagnostik ist zum einen ein ganz entscheidender, zentraler Teil eines neuropsychologischen Gutachtens, zum anderen stellt dieser Abschnitt für den Gutachter insofern eine Herausforderung dar, als seine Gestaltung und die berichteten Details in möglichst übersichtlicher Weise so erfolgen soll, dass der Fachlaie sie weitgehend nachvollziehen kann. Daneben soll die Fachkundige alle Detailinformation vorfinden, anhand deren überprüfbar wird, ob sich die aus dem ermittelten Testprofil gezogenen Schlussfolgerungen vollständig und logisch widerspruchsfrei ergeben oder nicht. Dieser doppelten Anforderung sollte sich die Darstellungsform, die gewählt wird, unterordnen.

Damit die einzelnen Testverfahren überhaupt nachvollzogen werden können, hat sich seit langem im deutschen neuropsychologischen Gutachterwesen etabliert, die einzelnen eingesetzten Instrumente nicht nur in ihrer konkreten Version und mit den herangezogenen Normen zu nennen, sondern in allgemeinverständlicher Form kurz zu erläutern (siehe Kasten 7).

Einzelne veröffentlichte Normen unterscheiden sich zum Teil beträchtlich (vgl. Mitrushina, Boone, Razani & D'Elia, 2005); für den deutschen Sprachraum ist dies etwa augenfällig für die verschiedenen Auflagen des häufig verwendeten Tests d2 bzw. aktuell d2-R (z. B. Brickenkamp, 2002), sodass ein und derselbe Testwert bei einer bestimmten Person recht unterschiedlich normativ eingeordnet werden kann, je nach den verwendeten Normen. Auch für das Zahlen-Nachsprechen gibt es eine größere Zahl möglicher Varianten und Normen. Für den deutschen Sprachraum ebenfalls auffallend ist, dass von Psychologen ebenso wie von Psychiatern

31 Urteil des Bayerisches LSG vom 19.04.2023 (Az.: L 2 U 3/22).

Zu Beginn der Darstellung im Text – Liste aller durchgeführten Verfahren

Es wurden folgende standardisierte Verfahren eingesetzt:

1. die Mini-Mental State Examination (MMSE)
2. die Untertests Zahlen-Nachsprechen und das Blocktapping aus der Wechsler Memory Scale-Revised (WMS-R)
3. der Wortschatztest (WST) ...

Darauffolgend die Darstellung der einzelnen Testergebnisse, geordnet nach Funktionsdomänen (ggf. mit Unterkategorien)

Gedächtnis
Aufmerksamkeit
Sprache
  Wortschatz
  Konfrontatives Benennen
  Sprachverständnis
  ...
Exekutive
Visuell-räumliche Funktionen
...
Kognitive Beschwerdenvalidierung

Test: Wortschatztest WST (Schmidt & Metzler, 1992)

Testbeschreibung: Bei diesem Test handelt es sich um einen reinen Wortwiedererkennungstest (Auswahl eines im Deutschen existierenden Wortes unter fünf Pseudowörtern). Die Menge der korrekt identifizierten Wörter ist ein Maß für den Umfang des Wortschatzes. Dieser Aufgabentyp wird auch häufig für eine grobe Schätzung der prämorbiden Intelligenz herangezogen.

Ergebnis: Die Testleistung lag im oberen Normbereich der Erwachsenenbevölkerung. Der Testwert entsprach einem geschätzten verbalen Intelligenzquotienten in Höhe von 110.

In einem gesonderten Abschnitt – Erläuterung des Normenbezugs

[Siehe Ausführungen und beispielhafte Darstellung im Kapitel 8.3 (Kasten 9).]

In Tabellenform – Darstellung sämtlicher quantitativer Testergebnisse, der zugehörigen Normwerte und ihrer Interpretation

Siehe Gestaltungsvorschlag weiter unten, Kasten 8.

Beispielzeile für die obige Illustration:

Wortschatztest (WST)[1]	35 Punkte/IQ = 110	Oberer Normbereich

Am besten in Form von klein gedruckten Endnoten (am Ende des Gutachtentextes) – Verweis auf die exakte Testversion und Normenbasis mit genauer Zitierung. Am günstigsten erscheint es, den Bezug auf die Endnoten, die ja rein technischer Natur und für den Auftraggeber i. d. R. uninteressant sind, in der Ergebnistabelle vorzunehmen.

Endnoten: Liste der in der Untersuchung eingesetzte Verfahren und der verwendeten Normen

...

[1] Wortschatztest (WST): Schmidt, K.-H. & Metzler, P. (1992). *Wortschatztest*. Weinheim: Beltz Test.

Kasten 7: Vorschlag für die Form, in der standardisierte Verfahren und die zugehörigen Testergebnisse im Gutachten dargestellt werden können

immer wieder eine veraltete Form des Beck-Depressions-Inventars (BDI) benutzt wird, von der unterschiedliche Versionen existieren; wenn kein Verweis auf die exakte Quelle erfolgt, bleibt zudem unklar, ob nicht in Wahrheit die Revision verwendet und nur fehlbezeichnet wurde. Es sollte heute einheitlich auf die Revision des Verfahrens (BDI-II) zurückgegriffen werden, das in einer verbindlichen deutschen Version publiziert wurde (Hautzinger, Keller & Kühner, 2006).

Die benutzte normenbezogene Interpretationsbasis (wie etwa *weit unterdurchschnittlich – unterdurchschnittlich – im Normbereich* usw.) sollte an geeigneter Stelle genau erläutert werden, weil ansonsten die Ergebnisbewertung nicht nachvollzogen werden kann (vgl. Kapitel 8 und Kasten 9). Im folgenden Teil IV dieses Bandes wird insbesondere für den nicht psychologischen Leser dieses Bandes ein weiterreichender Einblick in die Grundlagen psychologischer Testdiagnostik gegeben.

Es empfiehlt sich, die für den Fachlaien vorgesehene Ergebnisdarstellung möglichst einfach zu halten und nicht durch zahlreiche für ihn unverständliche statistische Angaben zu durchsetzen und zu überfrachten. Die Darstellung der konkreten Testwerte und ihrer Verteilungscharakteristika kann in einem gesonderten Abschnitt oder im Anhang erfolgen; am besten eignet sich dafür die Tabellenform. Es ist nachdrücklich zu empfehlen, die Ergebnisdarstellung einfach zu strukturieren und auf das (fragestellungsangemessen) Wesentliche so zu begrenzen, dass der Fachlaie es verstehen kann. Dies ist insbesondere für solche Testverfahren wichtig, für die eine Vielzahl von sekundären Kennwerten ungesicherter oder fraglicher ökologischer Validität ermittelt werden kann. Falls überhaupt sinnvoll, können diese natürlich im tabellarischen Überblick mit aufgeführt werden.

Fragebogenergebnisse sollten gesondert dargestellt werden und ihre Ergebnisse nicht in die Tabelle der neuropsychologischen Testresultate integriert werden. Für manche Fragebögen empfiehlt es sich, für die Darstellung der einzelnen Skalen gesonderte Tabellen oder Profilabbildungen zu verwenden.

Dem Gebot der vollständigen Nachvollziehbarkeit von Gutachten entsprechend, müssen die exakten Testrohwerte und Normwerte im Regelfall mitgeteilt werden. Dies wie auch eine Beschreibung der Testverfahren kollidiert jedoch mit zwei Sachverhalten. Zum einen handelt es sich bei Testrohwerten um besonders schutzwürdige Information, die außerhalb sachkundiger Verwendung missbräuchlich genutzt werden kann (vgl. dazu ausführlich Bush & Martin, 2006). Zum anderen gibt es die professionell-ethische Forderung nach Testschutz, die es verhindern soll, dass sich die Instrumente rasch verbrauchen, weil sie in breitem Maße der Öffentlichkeit sehr einfach zur Verfügung gestellt werden. In einer langen Tradition werden diese professionelle Verpflichtung und die sich daraus für den Gutachter ergebenden Konsequenzen in den USA diskutiert (zuletzt ausführlich in einem Positionspapier von Boone et al., 2022); unlängst hat auch das Diagnostik- und Testkuratorium der Föderation Deutscher Psychologenvereinigungen (2021) einschlägige Handlungsempfehlungen dazu veröffentlicht.

Diese Problemkonstellation stellt ein gewisses Dilemma dar. Widder (2018c) urteilt, aus Gründen des Testschutzes sei es legitim, detaillierte Testbeschreibungen insbesondere für Bescherdenvalidierungstests zu vermeiden, als Minimalforderung sollten die eingesetzten Verfahren jedoch benannt, die Referenzwerte genannt und die ermittelten individuellen Testwerte mitgeteilt werden.

Für außergerichtliche Begutachtungen liegt eine Lösung dieser Problemkonstellation darin, die Testbeschreibungen und die exakten Testergebnisse in einen Anhang zu verlagern und diesen als vertrauliches internes Arbeitsmaterial zu kennzeichnen, das nicht an die untersuchte Person in Kopie ausgehändigt werden soll. Gleichwohl kann eine Einsichtnahme in den Anhang, falls gewünscht, von Seiten der Sachverständigen als zulässig ausgewiesen werden.

Unabhängig davon, ob die beschriebene Form eines Anhangs gewählt wird oder ob die Darstellung im Gutachtentext selbst erfolgt, sollte immer eine konzise Zusammenfassung der Test- und Fragebogenergebnisse sowie der formalisierten Beschwerdenvalidierung erfolgen. In diesem sollten in nicht technischer Sprache die wichtigsten Ergebnisse der testbasierten Diagnostik so formuliert werden, dass sie ein Fachlaie mit geringem kognitiven Aufwand klar und unmissverständlich erfassen kann (für ein Beispiel vgl. Kasten 8; siehe auch „Hinweise zu den Online-Materialien“ im Anhang auf S. 247).

6.6 Beurteilung und Beantwortung der Fragestellungen

6.6.1 Zusammenfassende (epikritische) Darstellung und Beurteilung

Dieser Abschnitt stellt das Kernstück des Gutachtens dar, in welchem an die zuvor im Text dargestellten Sachverhalte (also die – nach Aktenlage – vorgegebenen und die selbst befundlich sorgfältig und umfassend erhobenen Tatsachen) angeknüpft wird (daher: Anknüpfungstatsachen) und aus ihnen nachvollziehbar und logisch stringent die rechtlich relevanten Schlussfolgerungen gezogen werden. Dazu empfiehlt sich zunächst eine konzise Zusammenfassung der wichtigsten Sachverhalte, aus denen dann die – auf die jeweilige Fragestellung abzielende – Gesamtbeurteilung erfolgt. Als Dreh- und Angelpunkt kann hier die *Art der Darstellung* herausgestellt werden, die über den Wert des Gutachtens entscheidet. So stellte Gaidzik (2018a) fest:

> Aus der Beraterfunktion folgt gleichzeitig, dass nicht das Ergebnis, sondern dessen plausible, in sich schlüssige und von Sachkenntnis getragene argumentative Herleitung die eigentliche Leistung des Gutachters darstellt und das maßgebliche Qualitätskriterium

DOWNLOAD

Die individuellen Testergebnisse im vorliegenden Fall

Ergebnisse der standardisierten neuropsychologischen Untersuchung. Für alle verwendeten Verfahren sind die Testrohwerte angegeben, standardisierte Werte bzw. Prozentränge soweit verfügbar.

Untersuchungsbereich/ Neuropsychologisches Verfahren[a]	Rohwert/standardisierter Wert bzw. Prozentrang (PR)	Bewertung[b]
Demenz-Screening		
Mini-Mental State Examination[1]	30 Punkte	Keine Demenz
Kurzzeitgedächtnis		
Zahlenspanne vorwärts (WMS-R)	8/PR = 45	Mittlerer Normbereich
Blockspanne vorwärts (WMS-R)	8/PR = 32	Mittlerer Normbereich
Arbeitsgedächtnis		
Zahlenspanne rückwärts (WMS-R)	4/PR = 5	Unterdurchschnittlich
Blockspanne rückwärts (WMS-R)	5/PR < 3	Weit unterdurchschnittlich
TAP Arbeitsgedächtnis – Median der Reaktionszeiten	377/PR = 95	Überdurchschnittlich
TAP Arbeitsgedächtnis – Genauigkeit	1 Fehler/PR < 62 5 Auslassungen/PR = 3	Unterdurchschnittlich
Gedächtnis (Lernen und Behalten)		
VLMT 1. Durchgang (Supraspanne)	6/PR = 35	Mittlerer Normbereich
VLMT Lernleistung 1.–5. Durchgang	43/PR = 10	Unterdurchschnittlich
VLMT Interferenzliste	5/PR = 5	Unterdurchschnittlich
VLMT 6. Durchgang	6/PR << 5	Weit unterdurchschnittlich
VLMT 7. Durchgang (verzögert)	4/PR << 5	Weit unterdurchschnittlich
VLMT Wiedererkennung Richtige	14/PR = 45	Mittlerer Normbereich
VLMT Wiedererkennung korrigiert	1	Für den Altersbereich < 50: nicht tabelliert
VLMT Wiedererkennung Falsch-positive Nennungen	13/PR << 5	Weit unterdurchschnittlich
VLMT Verlust nach Interferenz	3/PR = 20	Unterer Normbereich
VLMT Verlust nach Verzögerung	5/PR = 5	Unterdurchschnittlich
Semantisches Gedächtnis		
Aufmerksamkeitsfunktionen		
Lateralisierte Aufmerksamkeit		
Visuell-räumliche Funktionen		
Sprache/Schriftsprache		
Rechnen		
Exekutive Funktionen		
etc.		
Beschwerdenvalidierung		

[a] Die Zuordnung einzelner Tests zu spezifischen Funktionsbereichen ist nicht strikt und wird in unterschiedlichen Systematiken verschieden gehandhabt. Dies liegt daran, dass bei der Ausführung vieler Testanforderungen verschiedene Funktionsbereiche ineinandergreifen. Die hier vorgenommene Einteilung soll lediglich eine grobe Orientierung liefern.

[b] Die verbale Beurteilung als über- oder unterdurchschnittlich erfolgt stets in der Polung so, dass bessere Leistungen als über-, schlechtere Leistungen als unterdurchschnittlich ausgewiesen werden, unabhängig davon, ob bessere Leistungen höheren oder niedrigeren Skalenrohwerten entsprechen.

1 Es empfiehlt sich, wie bereits im Text ausgeführt, an dieser Stelle Endnoten einzufügen, die auf die genaue Zitierung des verwendeten Verfahrens, der Version bzw. der benutzten Normen verweisen. Damit wird die Lesbarkeit des Textes durch diese zwar unverzichtbare, aber rein technische Information nicht beeinträchtigt.

Kasten 8: Vorschlag für eine tabellenförmige Auflistung aller als relevant erachteten quantitativen Untersuchungsergebnisse

> seiner Stellungnahme liefert. Wesentlichstes Qualitätsmerkmal eines Gutachtens ist die für Dritte nachvollziehbare, in sich schlüssige Herleitung der abschließenden gutachtlichen Bewertung. (S. 49)

Man kann so weit gehen zu sagen, dass der Leser bei der eigentlichen Beurteilung und bei der sich anschließenden Beantwortung der konkreten Fragestellungen keine Überraschungen mehr erleben sollte, denn alle hier zugrunde gelegten Sachverhalte sollten sich vorab explizit dargestellt finden und ihre logische Verknüpfung strikt den Denkgesetzen folgen. Mit anderen Worten sollte sich die gutachtliche Bewertung, eine sorgfältige Lektüre durch den Leser vorausgesetzt, logisch schlüssig und ohne Brüche oder verbleibende unaufgelöste Widersprüche aus der vorangegangenen Darstellung und den sorgfältig herausgearbeiteten zentralen Anknüpfungstatsachen ergeben. Ganz in diesem Sinne formulierte Hall (1993, zit. in Williams, 1997) in prägnanter Weise: "Credible expert opinions are exercises in logic, in which true premises yield valid deductions which are declared as opinions" (S. 9). Werden dann noch die rechtlichen Vorgaben (etwa zur Beurteilung der Kausalität, den beweisrechtlichen Anforderungen oder zur Einschätzung der Erwerbsfähigkeit, Invalidität, Behinderung usw.) korrekt eingehalten, so wird das Gutachten am Ende kaum erfolgreich anfechtbar sein, weil sich auf der Basis der Gesamtheit der zur Verfügung stehenden Information keine anderen als die gezogenen Schlüsse ziehen ließen.[32]

Eine eingehende, zusammenfassende Bewertung der Konsistenz und Plausibilität der Datenlage sollte nie fehlen. Dabei sind mögliche Widersprüche, Inkonsistenzen, Unplausibilitäten oder Lücken in der Beweiskette herauszuarbeiten und ihr Einfluss auf den Grad der Gewissheit, mit der eine Beurteilung erfolgen kann, zu benennen. So ist es möglich, dass sich, nachvollziehbar und überzeugend für den Leser dargestellt,

a) anscheinende Widersprüche vollständig oder mit hoher Wahrscheinlichkeit auflösen lassen,
b) Informationslücken und Widersprüche so stark auf die Bewertung der Sachverhalte auswirken, dass mit hinreichender Gewissheit der Nachweis der geltend gemachten Gesundstörungen oder Funktionsbeeinträchtigungen nicht geführt werden kann oder

---

32 Dies gilt im Übrigen selbst dann, wenn das Gutachten zu objektiv falschen Ergebnissen kommt. Dies kann etwa dann der Fall sein, wenn Dokumente oder Befunde gefälscht wurden oder andere wichtige Anknüpfungstatsachen objektiv falsch waren und die Sachverständige dies nicht erkennen konnte. In manchen Fällen liegen wichtige Informationen außerhalb der gutachtlichen Erkenntnismöglichkeiten, wie etwa zu den in Wahrheit realisierten Freizeitaktivitäten oder anderen Formen der Teilhabe. Es kann selbstverständlich nicht darauf abgestellt werden, dass alle subjektiven nicht überprüfbaren Angaben einer Probandin falsch sind, und zwar genauso wenig, wie stillschweigend ihre Wahrhaftigkeit unterstellt werden kann. In bestimmten Konstellationen empfiehlt es sich, den Auftraggeber ausdrücklich auf die Beschränkung der gutachtlichen Erkenntnismöglichkeiten hinzuweisen.

c) die Sachverständige zwar zu einer Überzeugungsbildung hinsichtlich der zu beurteilenden Sachverhalte gelangt, aufgrund einer inkonklusiven Datenlage jedoch bedeutsame Zweifel verbleiben. Diese sind zu begründen und ihr Ausmaß zu bestimmen, um den Auftraggeber eine Grundlage zu geben, auch in solchen Fällen eine juristisch korrekte Entscheidung zu treffen.[33]

Verbliebene Zweifel sind in jedem Fall zu kommunizieren, selbst wenn es sich nur um geringe Restzweifel handelt. Für den Nachweis einer Gesundheitsstörung oder eines Kausalzusammenhangs bedarf es keiner absoluten Gewissheit.[34] Wie sich aber letztlich verbliebene Zweifel und Unsicherheiten in der Beurteilung auf die rechtliche Bewertung des Sachverhalts auswirken, ist auf juristischer Ebene zu klären. Dem Gutachter obliegt es, nach vollständiger Durchdringung des Sachverhalts die fachlichen Fragen soweit aufzubereiten, dass der Entscheidungsträger zu einer adäquaten Überzeugungsbildung befähigt wird.

Von besonderer Wichtigkeit ist es, den jeweiligen *Grad der Gewissheit* mitzuteilen, mit dem gutachtliche Feststellungen getroffen werden können, etwa bezüglich des Vorliegens von Gesundheitsstörungen, daraus resultierenden Funktionsbeeinträchtigungen und des kausalen Zusammenhangs zwischen den einzelnen Gliedern einer Kausalkette (siehe Kapitel 10). Nur wenn sich dies klar im Gutachten herausgearbeitet findet, kann der Rechtsanwender, wenn er der gutachtlichen Beurteilung folgt, die rechtlichen Folgen mit dem jeweils gebotenen Beweismaß (Beweisstärke) ableiten. Zu unterscheiden vom Vollbeweis (Nachweis jenseits vernünftigen Zweifels, mit an Sicherheit grenzender Wahrscheinlichkeit; vgl. Fußnote zum vorangegangenen Absatz) ist die einfache Wahrscheinlichkeit, die eine Beweiserleichterung darstellt. Der Gewissheitsgrad der einfachen oder überwiegenden Wahrscheinlichkeit gilt dann als erfüllt, wenn in der Gesamtschau aller Umstände mehr für als gegen eine Tatsache spricht (also bei einer Wahrscheinlichkeit von mehr als 50 %, und nur dann). Davon abzugrenzen sind Sachverhalte, die lediglich als Möglichkeit ausgewiesen können (und die die Schwelle der einfachen Wahrscheinlichkeit verfehlen).

Das Ideal eines Falles stellt die Herausarbeitung konvergenter Beweislinien dar, bei denen die Gesamtheit der verfügbaren Information bei umfassender und kritischer Sichtung in die gleiche Richtung weist und sich vollständig und widerspruchslos interpretieren lässt. In solchen Fällen lassen sich die Beweisfragen in aller Regel unkompliziert beantworten, und zwar mit einer hohen Beurteilungs-

33 Dies ist insbesondere dann der Fall, wenn in einem bestimmten rechtlichen Kontext statt des Vollbeweises eine Beweiserleichterung gegeben wird, etwa wenn die Beweisstärke lediglich die der einfachen Wahrscheinlichkeit oder gar der bloßen Glaubhaftmachung ist.

34 Restzweifel stehen juristisch üblicherweise einem Vollbeweis nicht entgegen, denn nach ständiger Rechtsprechung gilt der Vollbeweis erbracht, wenn „ein für das praktische Leben brauchbarer Grad von Gewissheit erreicht werden [kann], der den Zweifeln Schweigen gebietet, ohne sie völlig auszuschließen“ (so etwa im Urteil des BGH vom 23.11.2011, Az.: IV ZR/70/11).

sicherheit. In allen anderen Fällen sind das Für und Wider für unterschiedliche Interpretationsmöglichkeiten abzuwägen und Unsicherheiten in der Beurteilung und im Grad der Gewissheit explizit so zu benennen, dass auf Verwaltungs- oder juristischer Ebene eine rechtskonforme Entscheidung getroffen werden kann.

6.6.2 Beantwortung der Fragestellungen

Schließlich sind die konkreten Fragestellungen des Auftraggebers zu beantworten. An dieser Stelle, nicht aber zu Beginn des Gutachtens, empfiehlt es sich, die einzelnen Fragen entweder im Wortlaut aufzuführen oder – bei sehr umfangreichen Einzelfragen – zusammenfassend stichwortartig widerzugeben, bevor sie jeweils beantwortet werden. Auch wenn dem Empfänger des Gutachtens der Auftrag oder Beweisbeschluss bekannt ist, werden Gutachten regelmäßig später in Verfahren herangezogen, und dann oft ohne gleichzeitige Übermittlung der ursprünglichen Gutachtenaufträge, sodass späteren Lesern bei bloßer Durchnummerierung der Einzelfragen der Kontext manchmal nur schwer zu erschließen ist.

Alle Einzelfragen sind zu beantworten. Wenn keine Antworten gegeben werden können (etwa, wenn die Frage sich nicht auf das Fachgebiet der Sachverständigen bezieht oder zentrale Information zur Beantwortung fehlt), ist dies entsprechend zu explizieren. Immer wieder beziehen sich einzelne Fragen auf Bestandteile des Gutachtens, wie etwa: Wann erfolgte die Untersuchung, wie wurde die Identitätsprüfung vorgenommen, geben Sie die Anamnese wieder, welche Beschwerden schildert die Versicherte, welche Verfahren haben Sie durchgeführt, welche Abweichungen ergeben sich in Ihrer Einschätzung zu den vorangegangenen Gutachten? Dann kann zweckmäßigerweise auf die entsprechenden Abschnitte verwiesen werden (siehe Deckblatt, siehe ausführliche Darstellung im gesonderten Abschnitt des obigen Textes u. Ä.), ohne die Information zu doppeln. Bei anderen Fragen kann mit Verweis auf den vorangegangenen Text und die schon dort gelieferte Herleitung und Begründung noch einmal eine kurze, konzise, auf den Punkt gebrachte Antwort geliefert werden. In jedem Falle sollte besonders in diesem Abschnitt des Textes, auf den der Auftraggeber direkt für seine Entscheidungsfindung rekurriert, darauf geachtet werden, alle Sachverhalte allgemeinverständlich und unmissverständlich zu formulieren. Erneut kann als oberstes Gütekriterium gelten, dass sich die Beantwortung der Fragen logisch stringent aus den zuvor im Einzelnen aufgeführten Anknüpfungstatsachen ergibt und sich hier keinerlei Überraschungen beim Leser einstellen.

Häufig wird auch nach einer exakten Diagnosestellung, meist nach der Internationalen Klassifikation der Krankheiten (ICD), gefragt, gelegentlich auch um eine Bewertung von Funktionsstörungen nach der Internationalen Klassifikation der Funktionsfähigkeit, Behinderung und Gesundheit (ICF) gebeten. Auch Fragen nach der Authentizität der geltend gemachten oder gezeigten Beschwerden oder

Funktionsstörungen sind keineswegs selten. Sie zielen häufig auf die Konsistenz und Plausibilität der Beschwerdendarstellungen oder ergründen mögliche Widersprüche zwischen den Datenquellen; gelegentlich wird auch direkt nach Hinweisen auf eine Simulation oder Aggravation gefragt.

Je nach Rechtsbereich wird die Gutachterin aufgefordert, im Falle nachgewiesener Gesundheitsbeeinträchtigungen oder Funktionsstörungen eine Einschätzung nach der jeweils anzuwendenden Bemessungsgrundlage vorzunehmen (wie z. B. Minderung der Erwerbsfähigkeit, Invalidität, Grad der Behinderung). In einem strikten Sinne und nach der „reinen Lehre" ist dies eine Aufgabe der Verwaltung oder des Gerichts, die der Sachverständige als Nicht-Jurist keineswegs übernehmen sollte. In der realen Anwendungspraxis wird vom Sachverständigen eine solche Bemessung jedoch regelmäßig selbst durch höhere Gerichte erwartet. Hierbei ist zwingend auf die jeweils gültigen Regelwerke zurückzugreifen und die vorgeschlagene Bemessung eingehend zu begründen. Häufig ist dabei eine Schweregradeinschätzung der Verletzung oder Erkrankung bzw. der Schädigungsfolgen oder Funktionsminderung von herausragender Bedeutung. Die getroffene Einschätzung sollte eingehend begründet werden.

Abweichungen von den festgelegten Tabellenwerten sind zwar in bestimmten Rechtsbereichen *in Einzelfällen* möglich, müssen dann jedoch sehr überzeugend begründet werden. Eine gewisse Herausforderung stellt es dar, wenn für bestimmte Sachverhalte Wertebereiche angegeben werden. So wird beispielsweise nach der Anlage zu § 2 der Versorgungsmedizinverordnung in der Änderungsfassung vom 19.06.2023 für Hirnschäden mit geringer Leistungsbeeinträchtigung, wie etwa leichten kognitiven Leistungsstörungen, für den Grad der Behinderung ein Spielraum von 30 bis 40 als Anhaltswerte vorgegeben (vgl. Kapitel 14.2.3). Es ist dringend davon abzuraten, nun einfach eine konkrete Zahl „ins Feld zu werfen", sondern, von den Vorgaben der Verordnung ausgehend, muss im Weiteren begründet werden, warum eher der untere oder eher der obere Wert der Beurteilungsspanne in Vorschlag zu bringen ist. Wo dies nicht geschieht oder nicht überzeugend, wird erfahrungsgemäß immer wieder einem Spielraum für nachfolgende und zum Teil anhaltende rechtliche Auseinandersetzungen der Weg bereitet.

6.7 Abschließende Bemerkungen

Abschließend sind *noch verbliebene erwähnenswerte Sachverhalte* zu dokumentieren (falls nicht schon in der Einleitung ausgeführt), wie etwa die Entbindung von der Schweigepflicht gegenüber dem Auftraggeber und ggf. anderen Gutachtern im laufenden Verfahren, eine Urheberrechtsnote oder Hinweise zur Verwendung des Gutachtens in anderen rechtlichen Zusammenhängen. Allgemein gilt nämlich, nicht zuletzt als Vertrauensschutz gegenüber der untersuchten Person, dass

Gutachten nur in dem Kontext verwendet werden dürfen, für den sie in Auftrag gegeben wurden. Eine Verwendung des Gutachtens in einem anderen als dem behandelten Rahmen bedarf in der Regel der ausdrücklichen Zustimmung durch den Gutachter, durch den Auftraggeber sowie durch die Probandin bzw. ihre Rechtsvertretung. Vorrangige Ansprüche auf gesetzlicher Grundlage bleiben hiervon unberührt.

Häufig wird auch formelhaft die Wendung, das Gutachten sei nach *bestem Wissen und Gewissen* angefertigt worden, hier eingefügt. Während ihr zweiter Teil noch einmal und durch die eigenhändige Unterschrift bezeugt die volle Neutralität des Gutachters und seine Unbestechlichkeit zusichert, wird der erste Teil häufig missverstanden. Er bedeutet, und nur dann sollte die Sachverständige dies versichern, dass das Gutachten fachlich auf der Höhe der Zeit ist, also dem *aktuellen Stand der Wissenschaft* (zum Zeitpunkt der Gutachtenanfertigung) entspricht. Keineswegs aber soll damit ausgedrückt werden, die Sachverständige habe die Fragestellung so gut bearbeitet, *wie sie es eben gerade wusste und konnte.*

Schließlich ist das Gutachten eigenhändig zu unterschreiben und es sollte auf etwaige Anhänge oder Anlagen hingewiesen werden.

6.8 Nach Abschluss des Gutachtens

Nach Fertigstellung des Gutachtentextes ist dieser sorgfältig Korrektur zu lesen. Es ist nachdrücklich anzuraten, dies keiner Hilfskraft zu überlassen, denn eine solche wird im Regelfall nicht befähigt sein, noch verbliebene inhaltliche Lapsus, das Fehlen bestimmter Einzelinformation, Brüche in der geordneten Darstellung oder der Logik der Herleitungen zu identifizieren.

Sofern der Auftraggeber dies nicht anders anfordert, wird nur eine Ausfertigung des Gutachtens übersandt. Falls es sich um ein Zusatzgutachten handelt, sollte parallel dazu eine Kopie an die Hauptgutachterin gesandt werden.

Zur Rechnungslegung (Liquidation) werden in Kapitel 12 einige weiterreichende Ausführungen zu finden sein. Wird die Rechnung nicht mit dem Gutachten zusammen eingereicht, sind etwaige gesetzliche Fristen zu beachten, innerhalb derer sie zu erstellen sind, da ansonsten ein Zahlungsanspruch auch erlöschen kann.

Anlagen (wie ein ausgefüllter Anamnesebogen, Schul- und Ausbildungszeugnisse, sofern diese dem Gutachten in Kopie beigefügt werden sollen und dürfen, sowie andere überlassene Unterlagen, sofern dies im gerichtlichen Verfahren mit dem Gericht abgestimmt wurde) sind dem Gutachten beizufügen.

Die originalen Testbögen oder Kopien davon sollten jedoch nicht beigefügt werden, und zwar primär aus Gründen des bereits oben erwähnten Testschutzes, aber auch aus Gründen des Urheberrechts. Sie sollten bei der Sachverständigen aufbewahrt werden. Wenn ein Gericht darauf besteht, die Unterlagen in die Gerichtsakten aufzunehmen, so ist es über die professionell-ethische Verpflichtung zum Testschutz aufzuklären. Dabei empfiehlt es sich, dem Gericht bzw. dem zuständigen Revisor auch die neuere Stellungnahme des Diagnostik- und Testkuratoriums der Föderation Deutscher Psychologenvereinigungen (2021) zur Kenntnis zu geben. In diesem Sinne sollten die Unterlagen gegebenenfalls auch nicht in die Gerichtsakten selbst aufgenommen werden, sondern, falls erforderlich, in einem gesonderten verschlossenen Band, mit Zugang nur für berechtigte, d.h. besonders qualifizierte, Personen. Der gelegentlich geäußerten Forderung einer Partei, Testmanuale oder anderes urheberrechtlich geschütztes Material (wie etwa Auswerteschablonen) zu überreichen, ist mit Verweis auf Testschutz und Copyright zu begegnen. Kommerziell vertriebene und urheberrechtliche Testunterlagen können natürlich nicht frei an die Parteien auf deren Wunsch verteilt werden; ein etwaiger käuflicher Erwerb, um etwa in einem Handbuch nachzulesen, steht in deren Ermessen.

Häufig kommt es zu Nachfragen zum Gutachten oder zu Kritik, bis hin zu Ablehnungsanträgen wegen Besorgnis der Befangenheit. Grundsätzlich sollte diese über die Auftragsgeber zugeleitet werden und eine Beantwortung nur in diesen Fällen erfolgen. Die Antworten sollten in aller Sachlichkeit erfolgen, grenzüberschreitende, die Person des Gutachters herabsetzende oder beleidigende Kritik jedoch in aller Deutlichkeit zurückgewiesen werden (vgl. Kapitel 5.6). Wird berechtigt auf Lapsus oder Fehler im Gutachten aufmerksam gemacht, sollten solche natürlich korrigiert werden.

Eine Ladung neuropsychologischer Sachverständiger zur mündlichen Verhandlung erfolgt in Deutschland im Sozialrecht sehr selten, kommt im Zivil- und Verwaltungsrecht etwas häufiger vor, häufiger noch im Strafrecht. Dabei ist auf gezielte Fragen des Richters und der Parteien zu antworten. Immer wieder geht es dabei auch um eine Erläuterung der Wesenszüge eines neuropsychologischen Gutachtens und der Aussagekraft der dargestellten Ergebnisse (also ihre ökologische Validität betreffend). Auch die Grenzen der Aussagekraft spielen eine wichtige Rolle. Sehr wertvolle Hinweise darauf, wie sich eine Sachverständige in kritischen Situationen und bei Infragestellungen vor Gericht verhalten kann, sind einem Band von Brodsky (1991) zu entnehmen. Wird die Niederschrift durch den Richter diktiert, ist mit großer Aufmerksamkeit auf eine sachlich korrekte Wiedergabe der Sachverhalte zu achten und ggf. zu korrigieren. In der Regel sind Richter dankbar, wenn ihnen unkompliziert alternative korrekte Formulierungen für das Protokoll vorgeschlagen werden.

Teil IV
Der psychologische Test, die normative Beurteilung und Beschwerdenvalidierung

7 Der psychologische Test

Kernstück vieler psychologischer Untersuchungen stellt der Test dar. Dies ist für neuropsychologische Untersuchungen im Gutachtenkontext in besonderer Weise der Fall. Deshalb soll im Folgenden ein Überblick über wichtige Charakteristika der standardisierten psychologischen Testdiagnostik geliefert werden.

Die Besonderheit von Testverfahren, in Abgrenzung zu anderen gutachtlichen Methoden (wie etwa dem psychopathologischen Befund oder der freien Schilderung von Beschwerden durch die untersuchte Person) besteht darin, dass sie psychische Leistungen messbar, quantifizierbar und damit gleichzeitig normativ vergleichbar machen. Zu den Tests, die auf der Grundlage einer Testtheorie[35] konstruiert wurden, werden sowohl Leistungstests als auch standardisierte Fragebögen gerechnet. Projektive Verfahren, welche die dritte Klasse psychologischer Tests bilden, sind hingegen in der Regel intuitiv konzipiert und nicht messtheoretisch begründet.

7.1 Leistungstests, neuropsychologische Tests

7.1.1 Definition und Überblick

> Eine psychologische Leistungsdiagnostik stellt die Methode der Wahl dar, um eine Transposition subjektiver Symptome (Beschwerden, Klagen des Probanden) auf die Befundebene, also die Ebene objektiver Symptome, zu vollziehen. Die Gesamtschau beider Aspekte ermöglicht die Ableitung eines positiven und negativen Leistungsbildes mit Bezug auf die kognitiven Leistungsvoraussetzungen des Probanden.

35 „Eine psychologische Testtheorie beschreibt den theoretischen Hintergrund und das mathematische Regelwerk der Konstruktion und Interpretation von (psychologischen) Testverfahren. Es existieren verschiedene Testtheorien; unter ihnen hat die klassische T. bisher den weitaus stärksten Einfluss auf die Testentwicklung ausgeübt. Es wird geschätzt, dass mehr als 90 % der derzeit verfügbaren psychologischen Tests auf dieser Grundlage konstruiert wurden. Methodisch anspruchsvoller, aber weniger verbreitet ist die Item-Response-Theorie" (Dohrenbusch & Merten, 2016, S. 255).

Mithilfe von Leistungstests ist es möglich, psychische Leistungen wie Reaktionsgeschwindigkeit, Aufmerksamkeit, Gedächtnis, visuell-räumliche Leistungen, Sprache und exekutive Funktionen zu erfassen (siehe Tabelle 3). Auch die Intelligenz als „die zusammengesetzte oder globale Fähigkeit des Individuums, zweckvoll zu handeln, vernünftig zu denken und sich mit seiner Umgebung wirkungsvoll auseinanderzusetzen" (Wechsler, 1964, S. 13), stellt gelegentlich eine gutachtliche Fragestellung dar. Die Entwicklung des psychologischen Fachs insbesondere im Zusammenhang mit dem Aufschwung der Neurowissenschaften seit den 1990er-Jahren hat dazu geführt, dass eine sachkundige Erfassung kognitiver Funktionen im Kontext von Erkrankungen oder Verletzungen des Gehirns heute vor allem von Klinischen Neuropsychologen geleistet werden kann.

Neben der damit skizzierten Kernaufgabe der neuropsychologischen Diagnostik, die als wichtiges Erkenntnismittel auf Tests zurückgreift, kann eine testbasierte Leistungsdiagnostik im gutachtlichen Kontext mit zweierlei Hintergrund von Bedeutung sein: Zum einen sind potenzielle kognitive Leistungseinschränkungen bei einer Reihe psychischer Störungen bekannt (für eine detaillierte Darstellung dazu kann auf Lautenbacher & Gauggel, 2010, verwiesen werden), zum anderen werden kognitive Störungen von einer Vielzahl von Probanden mit diagnostizierten psychischen Störungen, einschließlich Schmerzstörungen, chronischer Erschöpfung u. Ä., berichtet, allen voran Gedächtnis- und Konzentrationsstörungen.

Testaufgaben können als Anforderungssituationen verstanden werden, die dazu dienen, ein bestimmtes Verhalten zu erzeugen und es damit der Beschreibung besser zugänglich zu machen, als dies in der Regel durch eine Selbstbeschreibung der betroffenen Person oder durch eine unsystematische Verhaltensbeobachtung (etwa während der Exploration) ermöglicht wird. In diesem Sinne bezeichnet der Begriff des Tests „eine Methodenklasse, mit der ein spezifisch für den Untersuchungszweck durch die Methode ausgelöstes, d. h. induziertes Verhalten untersucht werden kann" (Sprung & Sprung, 1991, S. 45). Nach einer Definition von Fisseni (1997) sind

> Leistungstests ... Verfahren, die nach einer Testtheorie konstruiert werden, sie lassen sich charakterisieren durch das Stichwort „Performanz". Sie verlangen eine Realisierung jenes Verhaltens, das gemessen werden soll. Das Verhalten, das zu realisieren ist, kann unterschiedlichen Bereichen entstammen. Nach diesen verschiedenen Bereichen lassen sich Klassen von Leistungstests benennen, beispielsweise: Intelligenztests, Konzentrationstests, Entwicklungstest, Schultests. (S. 26 f.)

Es ist nicht möglich, in diesem Rahmen einen umfassenden Überblick über heute verwendbare Tests zu liefern, da diese in einer kaum zu überschauenden Vielfalt vorliegen. In Tabelle 3 sind lediglich wenige Beispiele häufiger verwendeter Verfahren für jeden Bereich aufgeführt. Für weitere Informationen, Anwendungsbereiche, Instruktionen für die Testanwendung, die normative Basis der einzelnen Verfahren und Bezugsquellen kann auf einschlägige deutsch- und englischspra-

Tabelle 3: Neuropsychologisch bedeutsame Funktionsbereiche und Testbeispiele (Auswahl)

Funktionsbereich	Wichtige Einzelaspekte des Bereichs	Testbeispiele
Aufmerksamkeit/ Konzentrationsfähigkeit	• Aufmerksamkeitsaktivierung • Daueraufmerksamkeit • Selektive Aufmerksamkeit • Wechsel des Aufmerksamkeitsfokus • Geteilte Aufmerksamkeit • Räumliche Aufmerksamkeitsausrichtung	• Testbatterie zur Aufmerksamkeitsprüfung (TAP; Zimmermann & Fimm, 2002) • Trail Making Test, Teil A (TMT; Reitan, 1992)
Lernen und Gedächtnis	• Episodisches Gedächtnis • Semantisches Gedächtnis • Gedächtnis für Fertigkeiten • Prospektives Gedächtnis • Konditionierung	• Verbaler Lern- und Merkfähigkeitstest (VLMT;Helmstaedter et al., 2001) • Rey Complex Figure Test and Recognition Trial (RCFT-RT; Meyers & Meyers, 1995)
Sprache und Sprechen	• Kommunikationsfähigkeit • Spontane Sprachproduktion • Artikulation und Prosodie • Sprachverständnis • Benennen/Wortfindung • Nachsprechen • Schriftsprache	• Aachener Aphasie Test (AAT; Huber, Poeck, Weniger & Willmes, 1983) mit Token Test (Orgass, 1982) • Regensburger Wortflüssigkeits-Test (RWT; Aschenbrenner, Tucha & Lange, 2000)

Tabelle 3: Fortsetzung

Funktionsbereich	Wichtige Einzelaspekte des Bereichs	Testbeispiele
Exekutive Funktionen	• Unmittelbares Behalten, verbal/visuell-räumlich (Kurzzeitgedächtnis/Arbeitsgedächtnis) • Problemlösefähigkeit • Begriffsbildung • Umstellfähigkeit • Abstraktionsfähigkeit • Handlungsplanung und -koordination • Handlungsinitiierung und -hemmung	• Wisconsin Card Sorting Test (WCST; Heaton, Chelune, Talley, Kay & Curtiss, 1993) • Standardisierte Link'sche Probe (SLP; Metzler, 2012)
Visuelle und visuell-räumliche Wahrnehmung	• Elementare visuelle Funktionen (Sehschärfe, Konvergenz, Kontrastwahrnehmung, Farbsehen, Bewegungswahrnehmung u.a.) • Gesichtsfeld • Blickfeld, visuelle Exploration • Visuomotorische Koordination • Visuelles Erkennen • Orientierung im Raum (Navigation)	• Line Orientation Test (LOT; Benton, Sivan, Hamsher, Varney & Spreen, 1994) • Hooper Visual Organization Test (VOT; Western Psychological Services, 1983)
Intelligenz	• Je nach dem dem Test zugrunde liegendem Intelligenzmodell unterschiedliche Aspekte/ Dimensionen der Intelligenz	• Wechsler-Intelligenztests (z.B. WAIS-IV; Petermann, 2012) • Wortschatztest (WST; Schmidt & Metzler, 1992)
Neuropsychologische Testbatterien	• Diverse neuropsychologische Funktionsbereiche	• Neuropsychological Assessment Battery (NAB; Petermann, Jäncke & Waldmann, 2016) • Tübinger Luria-Christensen Neuropsychologische Untersuchungsreihe (TÜLUC; Hamster, Langner & Mayer, 1980)

chige Kompendien (z. B. Dohrenbusch, 2015; Lezak, Howieson & Loring, 2004; Mitrushina et al., 2005; Schellig et al., 2008, und Folgebände; Strauss et al., 2006) sowie auf die Kataloge bzw. Internetseiten der Testverlage (z. B. www.hogrefe.de; www.testzentrale.de; www.parinc.com; www.pearsonclinical.de; www.mhs.com) verwiesen werden.

7.1.2 Anwendungsbeschränkungen

7.1.2.1 Siebtests und ihre begrenzte Aussagefähigkeit

Eine erste wichtige Begrenzung für die Aussagekraft des Testeinsatzes liegt in einer mangelnden Aussagekraft von Siebtests oder Kurzuntersuchungen. Nicht nur in klinischen Untersuchungen gibt es Bestrebungen, umfassende und kostenintensive Untersuchungen durch kurze und tatsächlich oder anscheinend von Hilfskräften durchführbare Verfahren zu ersetzen.[36] Die Grenzen eines solchen Ansatzes liegen darin, dass sich komplexe Fragenstellungen, wie etwa das Vorliegen einer Demenz (geschweige denn deren Differenzialdiagnostik), die Präsenz einer leichten kognitiven Störung oder ein daraus ableitbares positives und negatives Leistungsbild durch solche Siebtestansätze in aller Regel im Rahmen gutachtlicher Fragestellungen von häufig weitreichenden Konsequenzen nicht beantworten lassen. Der Komplexität kognitiver Leistungen und Leistungsstörungen können sie nicht gerecht werden. Sowohl die falsch-positive als auch die falsch-negative Fehlerrate sind als inakzeptabel hoch zu bewerten (vgl. beispielsweise Lezak et al., 2004; Merten, 1999; Wolfram & Pausch, 1993). In diesem Sinne lässt sich auch 35 Jahre nach ihrer Formulierung die Aussage von Poeck (1989) unterstützen: „Es ist *nicht* besser, einen Patienten mit einem schlechten Kurzverfahren, wie etwa dem oberflächlichen ‚Mini-Mental State' ... zu untersuchen, wenn die Möglichkeiten einer fachgerechten neuropsychologischen Untersuchung nicht oder nur schwer zu verwirklichen sind" (S. 339).

Andere grobe Screening-Verfahren, selbst wenn sie in Einzelaspekten der Mini-Mental State Examination (Folstein, Folstein & McHugh, 1990) überlegen sein mögen, lösen diese Problematik nicht ansatzweise auf, auch wenn dies durch ihre Autoren sowie durch werbende Pharmafirmen immer wieder suggeriert wird. Eine Berechtigung zur ausschließlichen Verwendung von Kurztests und für Kurzuntersuchungen lässt sich lediglich zu wirklichen Siebtestzwecken (Screenings) ausma-

36 Es versteht sich eigentlich von selbst, wird jedoch immer wieder einmal gern versäumt, in einem Gutachten ausdrücklich zu erklären, wenn Hilfskräfte für die Testdiagnostik oder Teile davon herangezogen wurden und welcher Qualifikation diese Hilfskräfte waren. Für die Beurteilung der Güte der Datenerhebung ist solche Information unerlässlich. Die Verantwortung für das Gutachten und die Zuverlässigkeit der in ihm verarbeiteten Befundgrundlagen trägt in jedem Falle die Sachverständige selbst.

chen, um beispielsweise zu entscheiden, ob eine Indikation für eine weiterreichende, differenzierte Untersuchung zu sehen ist, oder in Fällen schwerer und schwerster kognitiver Störungen (wie bei fortgeschrittenen demenziellen Bildern oder schweren akuten Hirnleistungsstörungen; vgl. auch Kapitel 17). In Tabelle 4 finden sich einige, teils sehr beliebte, Kurztests.

Tabelle 4: Siebtests und Kurztests, die teils auch häufig in Gutachtenkontexten eingesetzt werden (Auswahl)

Testname; Autoren	Abkürzung	Kurzbeschreibung
Mini-Mental State Examination (Folstein et al., 1990)	MMSE (MMST, MMS)	International weit verbreiteter Siebtest für Demenzen, 30 Items gemischten Inhalts (Orientierung, Merkfähigkeit, Sprache ...)
Montreal Cognitive Assessment (Nasreddine et al., 2005)	MoCA	30-Item-Kurztest, zur Erkennung leichter kognitiver Störungen und beginnender Demenzen konzipiert (Orientierung, Merkfähigkeit, Uhrenzeichnung ...)
Syndrom-Kurztest nach Erzigkeit (Stemmler, Lehfeld & Horn, 2015)	SKT	Aufgabensammlung zur Schweregradklassifikation sog. Psychosyndrome und Demenzen, gegenüber der MMSE schon deutlich differenzierter, insbesondere bzgl. der Behaltensfunktionen (9 Untertests)
DemTect (Kessler, Calabrese, Kalbe & Berger, 2000)	DemTect	Unter deutschsprachigen Ärzten verbreitetes Kurzscreening aus fünf Aufgaben (Wortliste, Zahlen umwandeln, semantische Wortflüssigkeit, Zahlen rückwärts, verzögerter Abruf)
Uhrentests (diverse Versionen) (z. B. Royall, Cordes & Polk, 1998)	z. B. CLOX	Freie Zeichnung einer Uhr mit vorgegebener Uhrzeit, teils zusätzlich Kopie einer vorgezeichneten Uhr

Siebtests und Kurzuntersuchungen bieten keinerlei interne Kontrollmöglichkeiten zur Überprüfung der Validität der Ergebnisse (Beschwerdenvalidierung). Natürlich sind Kurztests, wie alle kognitiven Leistungstests, leicht manipulierbar, die ermittelten Ergebnisse korrelieren mit den Resultaten von Beschwerdenvalidierungstests (Waldron-Perrine et al., 2019) und ihre Gültigkeit sollte deshalb in einem gutachtlichen Kontext mit erkennbarem potenziellem sekundärem Gewinn (z. B. Pflegegrad, Verhandlungs- oder Schuldunfähigkeit) zwingend einer eingehenden Beschwerdenvalidierung unterzogen werden. Zu den Besonderheiten der Beschwerdenvalidierung im Kontext von vermuteten oder geltend gemachten Demenzerkrankungen ist insbesondere auf Merten und Henry (2022) zu verweisen. Fälschlicherweise als auffällig (positiv im Sinne des Tests) klassifizierte Ergebnisse können auch in einem Demenztest allein deshalb falsch-positiv sein, weil die Testperson gezielt in diesem Test schlechter abschneidet, als sie es könnte. Jeder Leser dieser Zeilen wäre in der Lage, ohne Vorbereitung und ohne jede Tiefenkenntnis auf Anhieb in einer Untersuchung einen Mini-Mental-Wert von 23 oder 17 (von maximal 30 erreichbaren) zu produzieren. Wenn die Untersuchung dann noch durch eine für Testverfahren nicht ausgewiesen qualifizierte Hilfskraft ausgeführt wurde, ist die Wahrscheinlichkeit noch viel höher, dass die Gutachterin fehlerhaft eine „Hirnleistungsschwäche", eine Demenz oder eine leichte kognitive Störung diagnostiziert, obwohl eine solche in Wahrheit nicht vorliegt, was mit weitreichenden Konsequenzen für die Gesamtbeurteilung verknüpft wäre. Bedauerlicherweise ist in der klinischen und Gutachtenpraxis ein solcher Fehler mit nicht trivialer Häufigkeit festzustellen.

7.1.2.2 Einfluss unzureichender Anstrengungsbereitschaft auf Testleistungen

> Neuropsychologische Tests sind Verfahren, deren Ergebnisse in besonderer Weise von der Mitwirkung der untersuchten Person abhängen. Entfaltet ein Proband keine ausreichende Testanstrengung, so macht dies die individuellen Testergebnisse und das resultierende Testprofil ungültig. Ein valides positives und negatives Leistungsbild lässt sich nicht mehr darauf gründen.

Wie bereits im vorangegangenen Abschnitt angeschnitten, sind Testergebnisse leicht zu verfälschen. Dies trifft jedoch nicht allein auf Siebtests zu, sondern betrifft auch umfangreiche Testbatterien.

Wie inzwischen vielfältig untersucht und dargestellt wurde, ist weder das klinische Urteil über die tatsächlich in einer Untersuchung eingebrachte Leistungsmotivation hinreichend valide noch lässt sich anhand der Ergebnisse auch umfangreicherer Testbatterien direkt herleiten, ob es sich um ein authentisches oder um ein manipuliertes Testprofil handelt oder nicht.

Insbesondere in gutachtlichen Kontexten ist es damit unvermeidlich, dass spezifische Verfahren zur kognitiven Beschwerdenvalidierung herangezogen werden, um die Gültigkeit der ermittelten Ergebnisse von Leistungstests bzw. des Testprofils insgesamt zu bestimmen. Wo dies nicht erfolgt, kann auch keine Aussage darüber getroffen werden, ob etwaig ausgewiesene Leistungseinschränkungen nicht allein, überwiegend oder in bedeutsamer Weise durch eine eingeschränkte Kooperativität seitens des Probanden erklärbar sind. Eine gutachtliche Untersuchung muss in einem solchen Falle als unvollständig angesehen werden, ihre Ergebnisse sind wertgemindert, unter Umständen wertlos. Weitere Ausführungen zu dieser Thematik sind im Kapitel 9 zu finden.

7.1.2.3 Bereichsspezifische Eignung von Verfahren

Immer wieder wird einschränkend, besonders von einzelnen Medizinern, für psychodiagnostische Verfahren geltend gemacht, ihr Einsatz müsse auf den Bereich beschränkt sein, für den sie entwickelt wurden, und aus diesem Grunde könnten psychologische Tests nicht zur Beantwortung gutachtlicher Fragestellungen herangezogen werden. Eine solche Auffassung ist als grob missverstanden zurückzuweisen. Übertragen auf medizinische Untersuchungsprozeduren würde ein Einwand nach dieser Unlogik bedeuten, dass nur sehr wenige von ihnen gutachtlich einsetzbar wären; weder die klinische Befunderhebung (z. B. der psychopathologische Befund) noch Verfahren wie die Elektroenzephalografie oder die Computer- oder Magnetresonanztomografie wurden für gutachtliche Untersuchungen entwickelt. Selbst der Einsatz von Demenzscreenings, wie z. B. des Mini-Mental State oder des DemTect im Rahmen einer Begutachtung der Geschäfts- oder Testierfähigkeit, würde sich verbieten, da diese Verfahren dafür nicht entwickelt wurden.

Tatsächlich geht es darum, Methoden einzusetzen, die nachvollziehbar sachlich die gutachtlichen Fragen zu beantworten helfen können. Wenn sich beispielsweise neuropsychologische Testbatterien für geeignet erwiesen haben, die klinische Frage nach Folgen von Hirnschädigungen zu beantworten, so gibt es keinen vernünftigen Grund, eine solche Methodik nicht auch in gutachtlichen Kontexten einzusetzen, wenn die Frage nach möglichen Hirnschadensfolgen steht. Dies wird keineswegs dadurch relativiert, dass die Methodik ursprünglich für den klinischen Kontext entwickelt wurde.

Korrekter also kann mit der Arbeitsgruppe Qualitätsstandards für psychodiagnostische Gutachten (2011) formuliert werden: „Es werden nur Verfahren ausgewählt, die geeignet sind, zur Beantwortung der psychologischen Fragen und damit der Fragestellungen beizutragen“ (S. 9).

7.2 Fragebögen

Fragebögen, wenn sie nach einer Testtheorie konstruiert wurden, werden ebenfalls unter dem Begriff des Tests behandelt. Zu bemerken ist allerdings, dass dies nicht für alle Sammlungen von Items der Fall ist und eine Reihe auch beliebter Verfahren nicht nach den bekannten Regeln der Itemkonstruktion und -selektion zusammengestellt wurden. Fragebögen ermöglichen eine standardisierte und systematische Erhebung von Beschwerden, Einstellungen und Persönlichkeitseigenschaften. Die Ergebnisse lassen sich anhand von Normen mit Bezug auf eine oder mehrere Vergleichsgruppen einordnen. Eine Auswahl im deutschen Sprachraum gebräuchlicher Fragebögen finden sich in Tabelle 5 zusammengefasst.

Tabelle 5: Beispiele für Fragebogenverfahren in unterschiedlichen Erfassungsbereichen

Erfassungsbereich	Fragebögen	Beispiel für Skalenstruktur
Persönlichkeit	• Freiburger Persönlichkeitsinventar (FPI-R; Fahrenberg, Hampel & Selg, 2020) • Minnesota Multiphasic Personality Inventory (MMPI-2-RF; Engel, 2019) • NEO-Fünf-Faktoren-Inventar (NEO-FFI; Borkenau & Ostendorf, 2008)	NEO-Fünf-Faktoren-Inventar: • Neurotizismus • Extraversion • Offenheit für Erfahrung • Verträglichkeit • Gewissenhaftigkeit • (keine Kontrollskalen)
Beschwerden	• Symptom-Checkliste (SCL-90-S; Franke, 2014) • Beschwerden-Liste (B-LR; von Zerssen & Petermann, 2011)	Symptom-Checkliste SCL-90-S: • 9 Symptomskalen (Somatisierung, Zwanghaftigkeit, Unsicherheit im Sozialkontakt, Depressivität, Ängstlichkeit, Aggressivität/Feindseligkeit, Phobische Angst, Paranoides Denken, Psychotizismus) • Zusatzitems • Globale Beschwerdenindizes • (keine Kontrollskalen)
Spezielle Beschwerdenbereiche	• Beck Depressions-Inventar (BDI-II; Beck, Steer & Brown, 2023) • Impact of Event Scale–Revised (IES-R; Maercker & Schützwohl, 1998) • Würzburger Erschöpfungsinventar bei MS (WEIMuS; Flachenecker et al., 2006)	Impact of Event Scale–Revised: • Hyperarousal • Intrusion • Vermeidung • Wert nach Regressionsformel • (keine Kontrollskalen)

Fragebogendaten stellen zunächst lediglich Selbstauskünfte der Probanden dar, die vielfältigen Verzerrungen und Antworttendenzen unterliegen können, wie etwa einer Ja-Sage-Tendenz oder Tendenz zur Mitte, Neigung zu Extremantworten oder irrelevanten Antworten. Überdies sind sie, ebenso wie Ergebnisse von Leistungstests, einfach gezielt zu verfälschen. Solche Verfälschungstendenzen sind sowohl im Sinne einer Dissimulation oder Symptomverleugnung bzw. Bagatellisierung als auch in Richtung einer Simulation oder Aggravation, also Beschwerdenerfindung, -ausweitung, -übertreibung oder Verdeutlichung, möglich. Ein weitergehender Überblick über die Vielfalt von Verzerrungstendenzen bei der Fragebogenbeantwortung und ihre Kontrolle durch geeignete Skalen oder Prozeduren ist bei Dohrenbusch (2019) zu finden, worauf hier ausdrücklich verwiesen werden soll.

Ohne Kontrolle von Antworttendenzen lässt sich eine solide Interpretation der Fragebogenergebnisse nicht vornehmen. Dazu sind zahlreiche Kontrollskalen und spezifische Verfahren zur Validitätskontrolle entwickelt worden, auf die weiter unten näher einzugehen sein wird. In diesem Zusammenhang hervorzuheben ist, dass Fragebogenergebnisse, sofern sie nicht gegenüber Verfälschungstendenzen abgesichert werden, keineswegs eine Objektivierung von Beschwerden oder Persönlichkeitseigenschaften darstellen, auch wenn sich dies immer wieder in Gutachten und Befunden so ausgewiesen findet. Fragebögen können dem Gutachter durchaus nützliche flankierende Informationen über Art und Ausmaß von Beschwerden (im normativen Vergleich), zur Schweregradbeurteilung und im Rahmen der Persönlichkeitsdiagnostik liefern. Es ist hierzu auch auf die Ausführungen zur Beschwerdenvalidierung im Kapitel 9 zu verweisen.

7.3 Projektive Verfahren

Projektive Verfahren, die sich in Deutungs- und Gestaltungsverfahren unterteilen lassen, sind in aller Regel nicht nach einer Testtheorie konstruiert worden. Das Wesen dieser Verfahren liegt darin, mehr oder weniger unstrukturiertes Material zu deuten oder zu gestalten. „In den Gestaltungen oder Deutungen, so wird angenommen, verlegt der Proband seine Bedürfnisse, Wünsche, Vorstellungen, Fertigkeiten oder Fähigkeiten. Ein mehrstufiger Auswertungsprozess soll dem Untersucher helfen, diese Wünsche, Bedürfnisse, Vorstellungen, Fähigkeiten zu erschließen“ (Fisseni, 1997, S. 27). Wichtige Verfahren sind in Tabelle 6 dargestellt.

Die meisten dieser Verfahren genügen nicht den üblichen Gütekriterien für psychologische Tests (siehe unten) und sind in ihrer Auswertung und Interpretation sehr stark vom Anwender abhängig und folgen wenig präzisen Vorgaben; die Auswertungsprozesse selbst sind unzureichend standardisiert.

Auch wenn im Rahmen der Therapie solche Verfahren nach wie vor zum Einsatz kommen, ist aufgrund eingeschränkter empirisch belegter Validität von einem Einsatz im Rahmen psychologischer und psychiatrischer Begutachtungen abzuraten. Dabei ist insbesondere auf ihre unzureichende empirisch-wissenschaftliche Basierung abzustellen (vgl. dazu die Darstellung in Proyer & Ortner, 2010). Bereits Mitte der 1980er-Jahre schätzten Wegener und Steller (1986) ein: „Zurückhaltung mit der Applikation projektiver Verfahren bei Aussage- und Täterbegutachtungen erscheint ... geboten“ (S. 114). Heute würde vermutlich die Mahnung zur Zurückhaltung von Seiten der meisten einschlägig testpsychodiagnostisch ausgebildeten Experten sehr viel deutlicher ausfallen. Von ihrer Verwendung in neuropsychologischen Gutachten ist nachdrücklich abzuraten.

Tabelle 6: Auswahl projektiver Verfahren

Testbezeichnung/ Autoren	Material	Messintention
Wartegg-Zeichentest (WZT; Avé-Lallement, 2023)	Zeichnerisch freie Ergänzung vorgegebener Fragmente	Klinische Diagnostik (insbesondere von Neurosen)
Picture Frustration Test (PFT; Form für Kinder: Duhm & Hansen, 1957; Form für Erwachsene: Hörmann & Moog, 1957)	Bildhaft dargestellte frustrane Situationen; freie verbale Antwort	Untersuchung der Frustrationstoleranz
Düss-Fabeltest (Düss, 1976)	Verbale Ergänzung unvollständig vorgegebener Geschichten	Aussagen zur psychosexuellen Entwicklung von Kindern
Wortassoziationsversuche	Freie Einwortassoziationen	Komplex-Aufdeckung
Rorschach Psychodiagnosticum (Rorschach, 1921)	Deutung von Tintenklecksen	Persönlichkeits- und klinische Diagnostik
Baum-Test (Koch, 2008)	Freie Zeichnung eines Baumes	Umfassende Persönlichkeitsdiagnostik

7.4 Gütekriterien von Tests

Unter dem Begriff der Testtheorie versteht man ein umfangreiches Regelwerk für die Entwicklung und Güteabschätzung von Testverfahren. Kenntnisse der psychologischen Testtheorien (Klassische Testtheorie, Item-Response-Theorie) sind Voraussetzung für einen qualifizierten Verfahrenseinsatz.

Wie oben bereits ausgeführt, sind die meisten psychologischen Tests auf der Grundlage einer Testtheorie konstruiert wurden.

Die drei Hauptgütekriterien von Tests sind Objektivität (Konkordanz), Reliabilität und Validität. Das Gütekriterium der Objektivität kennzeichnet, in welchem Ausmaß ein Test von der Person des Untersuchers unabhängig ist, und zwar bezüglich Durchführung, Auswertung und Interpretation. Der Begriff der Reliabilität oder Zuverlässigkeit eines Verfahrens kennzeichnet seine Messgenauigkeit. Ein Verfahren ist nur dann reliabel, wenn es das, was es misst, genau misst. Zur Schätzung der Reliabilität wird häufig auf die Methode der Messwiederholung zurückgegriffen (Stabilität). Auch die interne Konsistenz eines Verfahrens stellt einen Aspekt der Reliabilität dar. Ein dritter Ansatz greift auf die Übereinstimmung von Messwerten zurück, die bei Vorlage von zwei Paralleltests erhalten wird.

Die Validität (Gültigkeit) eines Tests stellt das wichtigste Gütekriterium dar. Ein Verfahren gilt dann als valide, wenn es tatsächlich das misst, was es zu messen vorgibt. In der Regel gilt, dass die Reliabilität eines Tests Voraussetzung für seine Validität ist und ein Verfahren nicht valider sein kann, als es reliabel ist. Die Reliabilität ist eine notwendige, aber keine hinreichende Voraussetzung für die Eignung eines Verfahrens für eine Fragestellung. Ein Verfahren kann hoch reliabel sein, aber nicht valide, also sehr genau etwas Anderes messen, als der Anwender mit dem Test zu messen meint.

Als weitere Gütekriterien von Tests, auch Nebengütekriterien genannt, lassen sich etwa Skalierung, Normierung, Zumutbarkeit, Verfälschungsresistenz, Testfairness und Utilität (Nützlichkeit) auszeichnen.

Vorteile des psychologischen Tests gegenüber anderen diagnostischen Methoden:

a) Tests stellen eine Quantifizierung oder Messung von psychischen Leistungen dar.
b) Tests sind in Durchführung, Auswertung und Interpretation standardisiert.
c) Damit sind sie bei instruktionsgemäßer Anwendung von der Person des Untersuchers unabhängig; verschiedene Untersucher würden also am gleichen Probanden den gleichen Messwert – innerhalb der Grenzen der statistischen Messgenauigkeit – ermitteln.

d) Tests sind wiederholbar, was die Vergleichbarkeit von Testergebnissen, die zu verschiedenen Zeitpunkten am gleichen Probanden ermittelt wurden, gestattet.
e) Tests erlauben den quantitativen Vergleich des infrage stehenden Probanden mit anderen Mitgliedern einer bestimmten Gruppe. Vergleichsgruppen können beispielsweise bezüglich des Lebensalters, des Geschlechts, des erreichten Bildungsniveaus oder einer bestimmten Diagnose vorliegen. Solche Vergleiche werden durch vorhandene Testnormen gewährleistet.
f) Testergebnisse lassen sich unkompliziert und ökonomisch kommunizieren.

Mit Hörmann (1964) lässt sich das Wesen psychologischer Tests prägnant wie folgt charakterisieren: „Erhöhung der Sicherheit durch Beschränkung der subjektiven Freizügigkeit – das ist das Leitmotiv, unter dessen Klängen der Test die Bühne der Diagnostik betritt“ (S. 31).

7.5 Der Daubert-Standard in den USA

In den USA wird die Frage, ob bestimmte Methoden in Verfahren vor Bundes- und Staatsgerichten als Beweismittel zugelassen werden, nach dem Daubert-Standard, der den früheren Frye-Standard ablöste, beantwortet. Der Standard, auch als Federal Rule of Evidence 702 bekannt, beruht auf einer Rechtsprechung aus dem Jahre 1993 im Rechtsstreit Daubert v. Merrell Dow Pharmaceuticals, Inc., 509 US 779. Ein vergleichbarer allgemeiner Standard fehlt im deutschen Rechtssystem. Da die Frage nach der Angemessenheit insbesondere psychodiagnostischer Methoden für die Beantwortung gutachtlicher Fragestellungen immer wieder auftaucht, sei dieser Daubert-Standard hier kurz umrissen.

Von einem zuverlässigen (und damit zugelassenen) Beweismittel (das in der testpsychologischen Wissenschaft in wesentlichen Zügen dem des validen Tests entspricht) wird gefordert und es wird als wissenschaftlich begründet akzeptiert, wenn
a) die fragliche Theorie oder Methode wissenschaftlich getestet wurde oder testbar ist;
b) wenn die Theorie oder Methode von der wissenschaftlichen Gemeinschaft kritisch geprüft wurde;
c) wenn es Standards zur Anwendung der Methode und zur Kontrolle einer bekannten oder potenziellen Fehlerrate in ihrer Anwendung gibt;
d) wenn die Theorie oder Methode allgemein in dem betreffenden wissenschaftlichen Gebiet akzeptiert ist.

Zur Bewertung werden prinzipiell Veröffentlichungen zur infrage stehenden Methode herangezogen. Dabei spielen Lehrbücher, Monografien, schriftlich oder mündlich geäußerten Meinungen (der sog. „Autoritätsbeweis“, der objektiv die geringstwertige Beweiskraft entfalten kann), populärwissenschaftliche und naivpsychologische Veröffentlichungen oder Meinungen von Personen, die das betreffende Fach nicht vertreten, eine erheblich untergeordnete Rolle. Ausschlaggebend sind, entsprechend heutiger Wissenschafts- und Rechtspraxis, Veröffentlichungen in Fachzeitschriften (des entsprechenden Fachgebiets), die einem wissenschaftlichen Peer-Review-Prozess unterworfen sind. Hilfreich ist ferner, wenn es sich um angesehene Fachzeitschriften handelt, weniger um solche von untergeordnetem Renommee in der Fachwelt.

Dieser regelmäßig für die Zulassung konkreter Tests in Gerichtsverfahren herangezogene Daubert-Standard würde vermutlich solche projektiven Verfahren wie den Baumtest oder Wartegg-Zeichentest nach heutigen wissenschaftlichen Ansprüchen nicht zur Beantwortung gutachtlicher Fragen zulassen. Demgegenüber erfüllt eine Reihe von Verfahren zur Beschwerdenvalidierung die Standards (nicht jedoch etwa der 15-Item-Test; vgl. Vallabhajosula & van Gorp, 2001).

8 Psychologische Testnormen und klassifikationsbasierte Diagnostik

8.1 Verteilungsnormen und Prozentränge

Für die Mehrzahl psychologischer Tests liegen Verteilungsnormen vor, mit denen sich die relative Position eines Merkmalsträgers (hier: des Probanden) in Bezug auf eine Vergleichspopulation (z. B. gesunder Probanden des gleichen Geschlechts) bestimmen lässt. Ermöglicht wird dadurch der Vergleich individueller Testwerte mit den Ergebnissen, die an einer oder mehreren Eichstichproben erhalten wurden. Dies dient der Einordnung der Leistung des Untersuchten jenseits subjektiver Maßstäbe, wodurch Rückschlüsse auf Funktionseinschränkungen und Leistungsressourcen gezogen werden können. Kenntnisse zum Wesen und zu den mathematisch-statistischen Grundlagen von Normen und Kennwerten sind eine Grundvoraussetzung für die angemessene Bewertung psychologischer Testwerte.

Die wichtigsten verwendeten Normen, wie sie sich in Tabelle 7 zusammengestellt finden, basieren auf der Annahme einer Normalverteilung der Merkmalsausprägung in der Zielpopulation. Damit lässt sich anhand eines normierten Wertes, im Gegensatz zum Testrohwert, exakt die relative Position eines Messwertes in Bezug auf den Vergleichsmaßstab bestimmen. Die einzelnen in der Tabelle aufgeführten Normenbezüge sind ohne Informationsverlust untereinander transformierbar.

Wenn solche Normen, wie etwa *Z*-Normen oder *T*-Werte, im Befund verwendet werden, setzt dies eine wenigstens approximative Normalverteilung voraus. Da jedoch eine Reihe von Merkmalen einer solchen Verteilungsform nicht folgt, ist der Rückgriff auf Prozentränge häufig angemessener. Über eine sogenannte Flächentransformation lassen sich dann zwar wiederum die in Tabelle 7 angegebenen Normwerte bestimmen, aber dieses Vorgehen ist insofern potenziell irreführend, als sich unter diesen Umständen aus dem Normwert keineswegs die relative Position des Merkmalsträgers mit Bezug auf den Mittelwert und den Grad der Abweichung vom Mittelwert bestimmen lässt (was nur im Falle einer Normalverteilung möglich wäre). Je stärker die Abweichung der konkreten Merkmalsverteilung von der Normalverteilung ausfällt, desto stärkere Verzerrungen sind bei einem solchen Vorgehen zu erwarten.

Tabelle 7: Häufig verwendete Normen für psychologische Tests

Skalenbezeichnung	Mittelwert	Standardabweichung
Z-Skala	0	1
Intelligenzquotient (IQ)	100	15
T-Werte	50	10
Stanine	5	1,96
Centile (*C*-Werte)	5	2
Wertpunkte (der Wechsler-Skalen)	10	3

Merke

Die Verwendung von Prozenträngen (Perzentilen) stellt die wohl beste Option für die Verwendung in Gutachten dar, da sie zum einen anschaulicher, zum anderen vom Ausmaß der Abweichung von einer Normalverteilung völlig unabhängig sind. Der Prozentrang gibt die relative Position eines Individuums an, die dieses bezüglich des Merkmals im Vergleich zu einer definierten Bezugsgruppe einnimmt.

Auch Crawford und Garthwaite (2009) gaben in einer Auseinandersetzung mit dieser Thematik der Verwendung von Perzentilen klar den Vorrang. Dabei machten sie geltend, dass diese, dem Skalenniveau vieler Messwerte angemessen, als ordinalskalierte Daten keinen Verteilungsvoraussetzungen unterliegt, wie dies für *Z*-, *T*- oder IQ-Werte der Fall ist.

Eine Schwierigkeit bei der Verwendung von Prozenträngen liegt darin, dass nicht alle Autoren von Normdaten der oben gegebenen Definition folgen, sondern *de facto* drei verschiedene Auffassungen nebeneinander verwendet werden. Das sind im Einzelnen:

a) Prozentränge geben den Anteil von Merkmalsträgern wieder, deren Testwerte *unterhalb* des angegebenen Wertes liegen.
b) Prozentränge liefern eine Angabe über den Anteil von Merkmalsträgern, deren Testwerte *am angegebenen Wert oder darunter* liegen (die hier bevorzugte Fassung).
c) Prozentränge bestimmen den Anteil der Merkmalsträger, deren Testwerte *unterhalb* des angegeben Wertes *zuzüglich der Hälfte* der Merkmalsträger am jeweiligen Wert liegen.

8.2 Klassifikationsbasierte Diagnostik und die Verwendung von Grenzwerten

Ein alternativer Ansatz zu dem zumeist für psychologische Verfahren verwendeten normativen Bezug stammt aus der klassifikationsbasierten Diagnostik. Für Tests, die auf diesem Ansatz beruhen, liegen keine Verteilungsnormen vor, sondern Grenz- oder Trennwerte *(cutoff scores, cut scores),* anhand derer die Gruppenzugehörigkeit des Probanden vorhergesagt wird. Eines der bekanntesten Beispiele für einen Test, der nach diesem Prinzip entwickelt wurde, ist der Mini-Mental State (Folstein et al., 1990). Aber auch andere Demenzscreenings und symptomorientiere neuropsychologische Verfahren (wie etwa der Token-Test; Orgass, 1982) sind nach diesem Prinzip konzipiert. Wenn der Proband einen Wert unterhalb des vorgegebenen Grenzwertes erreicht, so wird damit etwa das Vorliegen einer (mutmaßlichen) Demenz oder Aphasie angezeigt. Ein weiteres wichtiges Anwendungsgebiet für die Verwendung empirisch ermittelter Grenzwerte ist die Beschwerdenvalidierung. Anhand eines etablierten Grenzwertes erfolgt hier die Einordnung als (mutmaßlich) glaubhafte oder nicht glaubhafte Beschwerdenpräsentation.

Bei der Verfahrensentwicklung kommt der Bestimmung eines optimalen Grenzwertes besonderes Gewicht zu. Dazu wird statistisch auf Analysen der sog. Grenzwertoptimierungskurve (*receiver operating characteristic curve,* ROC) zurückgegriffen. Die Güte des geprüften Verfahrens wird durch den standardisierten Kennwert der *Area under the curve* (AUC) ausgedrückt. Wichtige Kennwerte im Rahmen der klassifikationsbasierten Diagnostik, die der Epidemiologie entlehnt sind, sind in Tabelle 8 zusammengefasst.

8.3 Erläuterung des Normenbezugs im Gutachten

Ihrer Bestimmung gemäß sind die Empfänger von Gutachten in der Regel fachfremde Personen. Diese sollen befähigt werden, die im Gutachten dargelegte Information vollständig zu erfassen, sodass sie die getroffene Beurteilung nach Möglichkeit in allen Einzelschritten ihrer Begründung nachvollziehen können. Es kann nicht vorausgesetzt werden, dass dem Empfängerkreis psychologische Tests und ihr Normenbezug vertraut sind, sodass wesentliche Information für das Verständnis der Befunde in kompakter Form im Gutachten selbst geliefert werden sollte. Im Folgenden soll im Sinne eines Vorschlags dargestellt werden, wie in gebotener Kürze eine Erläuterung so erfolgen kann, dass die fachfremde Leserin den normativen Bezug der für einen Probanden ermittelten Testwerte nachvollziehen kann (siehe Kasten 9; „Hinweise zu den Online-Materialien“ im Anhang auf S. 247).

Mit einer Reihe anderer Autoren (siehe Kasten 9) wird hier, wo immer möglich, der rein statistischen (deskriptiven) Interpretation der Normwerte der Vorrang ge-

Tabelle 8: Wichtige Grundbegriffe zur Beschreibung der Güte von Verfahren der klassifikationsbezogenen Diagnostik

Statistischer Kennwert	Bedeutung
Sensitivität	Anteil der Probanden, die mithilfe des Tests korrekt als Merkmalsträger identifiziert werden
Spezifität	Anteil der Probanden, die mithilfe des Tests korrekt als Nicht-Merkmalsträger identifiziert werden
Prävalenz oder Grundrate	Auftretenshäufigkeit des Merkmals in einer definierten Grundgesamtheit (z. B. in der Gesamtbevölkerung/in einer spezifischen Gruppe)
Positiver prädiktiver Wert	Wahrscheinlichkeit, dass einem ermittelten *positiven* Testwert tatsächlich ein Merkmalsträger entspricht
Negativer prädiktiver Wert	Wahrscheinlichkeit, dass einem ermittelten *negativen* Testwert tatsächlich ein Nicht-Merkmalsträger entspricht
Wahrscheinlichkeitsverhältnis	Verhältnis der Wahrscheinlichkeit, mit der bei einem Merkmalsträger ein positives Testergebnis zu beobachten ist, zu der Wahrscheinlichkeit bei einem Nicht-Merkmalsträger

geben, da eine solche am ehesten voraussetzungsfrei ist und lediglich den möglichen Grad der Abweichung von einem Durchschnitts- oder Normbereich beschreibt, und zwar symmetrisch nach unten und oben. Die inhaltliche Interpretation des Leistungsprofils, die neben den Testleistungen zahlreiche weitere Aspekte einschließen muss, ist dann nachgeschaltet.[37]

Die vorgenommene Differenzierung für den Normbereich zwischen –1 *SD* und +1 *SD* erscheint von großer Wichtigkeit, da sich in diesem Bereich die Mehrzahl der Merkmalsträger befindet. Wenn undifferenziert Werte lediglich als *im Normbereich* ausgewiesen werden, so wird ein großes Spektrum an Leistungsvoraussetzungen (das, zur Illustration auf die Intelligenz bezogen, den gesamten Bereich von IQ = 85 bis IQ = 115 umfasst) zusammengelegt und mögliche große inter- oder intraindividuelle Unterschiede werden verwischt.

37 Neben den im Kasten 9 angegebenen Quellen empfiehlt u. a. auch Petermann (2012) die deskriptive Interpretation des Gesamt-IQ, wie er im Wechsler-Intelligenztest ermittelt wird, in diesem Sinne.

DOWNLOAD

Hinweise zur normativen Einordnung von Testwerten

Bei der Interpretation von Testwerten wird auf die weit verbreitete Fassung des Durchschnittsbereichs oder Normbereichs als Mittelwert ±1 Standardabweichung zurückgegriffen (z.B. Fisseni, 1997; Wilhelm & Roschmann, 2007; vgl. Abbildung unten), wobei dieser Durchschnittsbereich noch nach oben und unten etwas weiter differenziert wird. Die folgende Tabelle enthält für verschiedene Normbereiche (in Form von *T*-Werten) die zugehörigen Prozentränge und die Anteile der Vergleichspopulation, die sich in den entsprechenden Bereichen befinden.

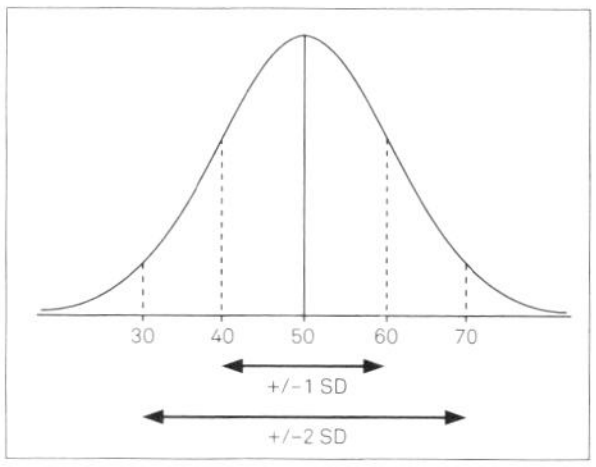

Abbildung: Der Mittelwert der Verteilung in einer Vergleichsstichprobe ist durch einen *T*-Wert von 50 gekennzeichnet. Im Durchschnitts- oder Normalbereich, der die Prozentränge von 16 bis 84 umfasst (*T*-Werte von 40 bis 60), befinden sich rund 68 Prozent der Personen der entsprechenden Referenzgruppe.

Tabelle: Übersicht über *T*-Wert-Bereich, die korrespondierenden Prozentränge und die im Gutachten verwendeten Bezeichnungen für Leistungen in den jeweiligen Bereichen. Die Ausdrücke *Durchschnitts-* und *Normbereich* werden im Gutachten als synonym behandelt.

Bereich der *T*-Werte	Prozentränge	Anteil der Referenzpopulation	Bezeichnung
< 20	0–0,1	0,1 %	Extrem unterdurchschnittlich
20–29	0,1–2,2	2,1 %	Weit unterdurchschnittlich
30–39	2,3–15,8	13,6 %	Unterdurchschnittlich
40–44	15,9–27,4	11,5 %	Unterer Durchschnittsbereich
40–60	15,9–84,1	68,3 %	Durchschnittlich
56–60	72,6–84,1	11,5 %	Oberer Durchschnittsbereich
61–70	84,2–97,7	13,6 %	Überdurchschnittlich
71–80	97,8–99,9	2,1 %	Weit überdurchschnittlich
> 80	99,9–100	0,1 %	Extrem überdurchschnittlich

Anmerkung: Wenn die tatsächlichen Verteilungen der Testwerte bedeutsam von der Normalverteilung abweichen, wie sie in der Abbildung dargestellt ist, kann es, in Abhängigkeit von der speziellen Normierungsmethode, zu Verschiebungen in den hier dargestellten Anteilen von Probanden kommen. Die hier dargestellten Werte können jedoch in jedem Falle einer generellen Orientierung dienen.

Diese Definition entspricht auch dem klassischen Ansatz in der Interpretation von Intelligenzquotienten (Durchschnittsbereich von IQ = 85 bis 115).

Bei einer solchen Verteilung liegen 68,27 Prozent der Personen im Durchschnittsbereich, 95,45 Prozent der Personen in den Bereich zwei Standardabweichungen um den Mittelwert herum.

Kasten 9: Beispiel für die Erläuterung der verwendeten Normen und ihre Interpretation im Rahmen eines Gutachtens

8.4 Alternative Interpretationsansätze

Der oben dargestellte Vorschlag zur normativen Einordnung von Testwerten ist keineswegs als allgemein akzeptiert anzusehen, sondern verschiedene Anwender bedienen sich unterschiedlicher Bezugsrahmen. Hierin ist ein zusätzlicher Grund dafür zu sehen, warum in einem Gutachten der jeweils zugrunde gelegte Bezugsrahmen explizit dargestellt werden muss, wenn das Gutachten nachvollziehbar sein soll.

Ein relativ häufig benutztes System zur Einordnung von Testleistungen ist im Ansatz in Tabelle 9 dargestellt worden. Nicht nur fehlt hier die Darstellung überdurchschnittlicher und weit überdurchschnittlicher Leistungen, sondern es liegt hier eine sachlich fehlerhafte Auffassung zugrunde, nach der sich eine *Störung* genau dann manifestiert, wenn die Leistung unterhalb des (nicht explizit definierten) Normbereichs liegt.

Ein einfaches Beispiel kann die Fragwürdigkeit dieses Ansatzes demonstrieren: Ein selbst in Fachkreisen überdurchschnittlich begabter Mathematiker mag nach einem Schlaganfall mit substanziellen linkshemisphärischen Läsionen in Testaufgaben eben noch die mathematischen Fähigkeiten zeigen können, die im unteren Normbereich der Bevölkerung liegen, doch wäre dies ohne vernünftigen Zweifel als Leistungsstörung zu bewerten. Ob eine Leistungsstörung vorliegt oder nicht, kann nicht allein aufgrund einer statistischen Einordnung von Testwerten beurteilt werden, sondern der individuelle Bezugspunkt der Unversehrtheit (das Niveau der prämorbiden Leistungsvoraussetzungen) ist für eine adäquate Beurteilung zwingend mit heranzuziehen.

Von Wechsler für die Verwendung seiner Skalen, zum Beispiel für die Wechsler-Intelligenztests (z. B. Wechsler, 1964), vorgeschlagen wurde ein alternatives Beschreibungssystem, das auch von einigen Psychologen für die Anwendung auf andere Leistungsbereiche vorgeschlagen wird (vgl. Lezak et al., 2004; Tabelle 10). Diesem Ansatz entsprechend ist als Durchschnittsbereich der Bereich definiert, welcher 50 % der Referenzgruppe einschließt (statistisch gesprochen also die mittleren zwei Quartile). Erschwerend für die Verwendung und das Verständnis dieses Systems wirkt, dass sowohl die sprachliche Interpretation als auch die genauen Grenzen der jeweiligen Bereiche unter einzelnen Autoren variieren.

Fazit

Für die Nachvollziehbarkeit eines Gutachtens ist es unverzichtbar, dass exakt spezifiziert wird, auf welches Einteilungssystem mit welcher Grenzziehung zwischen den einzelnen Klassen sich der Gutachter in seiner Interpretation von Testwerten bezieht.

Tabelle 9: Einordnung von Testleistungen in einer Dichotomie von normgerechten und gestörten Leistungen

Funktionsbereiche	Spezielle Funktion oder Testvariable	Leistungsstörungen			Normbereich		
		Schwer	Mittel	Leicht	Unterer	Mittlerer	Oberer
Aufmerksamkeit	Alertness			x			
	Geteilte Aufmerksamkeit					x	
	etc.						
Gedächtnis							
Visuell-räumliche Funktionen							
etc.							

Tabelle 10: Klassifikationssystem von Wechsler zur Interpretation von Normwerten

Klassifikation	*Z*-Bereich	Eingeschlossene Prozent	Prozentränge
Extrem hoch	+2 und darüber	2,2	97,9–100
Sehr hoch	+1.3 bis +2.0	6,7	91,2–97,8
Hoch	+0,6 bis +1,3	16,1	75,1–91,1
Durchschnittlich	–0,6 bis +0,6	50	25,1–75
Niedrig	–1,3 bis –0,6	16,1	9,0–25
Grenzwertig (Borderline)	–2,0 bis –1,3	6,7	2,3–8,9
Extrem niedrig	–2,0 und darunter	2,2	0–2,2

Ein auf Heaton zurückgehendes Einteilungssystem ist in Tabelle 11 wiedergegeben (Brooks, Sherman, Iverson, Slick & Strauss, 2011). Von den jeweiligen Autoren wird es ausdrücklich für einige Tests empfohlen, so etwa für die auch in einer deutschen Version vorliegende Neuropsychological Assessment Battery (NAB) von Stern und White (2003).

Tabelle 11: Klassifikationssystem nach Heaton zur Interpretation von Normwerten

Klassifikation	*T*-Wert-Bereich	Prozentränge
Extrem hoch	70 und darüber	98 und darüber
Sehr hoch	60–69	84–97
Überdurchschnittlich	55–59	68–83
Durchschnittlich	45–54	30–67
Unterdurchschnittlich	40–44	16–29
Leicht gestört	35–39	6–15
Leicht bis mittelgradig gestört	30–34	2–5
Mittelgradig gestört	25–29	0,6–1,9
Mittelgradig bis schwer gestört	20–24	0,13–0,5
Schwer gestört	19 und darunter	0,12 und darunter

Zuletzt ist im Ergebnis einer Konsensus-Konferenz von der American Academy of Clinical Neuropsychology (Guilmette et al., 2020) ein umfassendes System vorgeschlagen worden, wie Testwerte unterschiedlicher Skalen- bzw. Verteilungsvoraussetzungen zu interpretieren sind. In Übereinstimmung mit der in diesem Band vertretenen Auffassung wird darin ausgeführt, dass die (inhaltliche) Interpretation eines Testwerts etwas anderes als die (normative) Beschreibung eines Testwerts darstellt. Den Autoren zufolge

a) können Testwerte nicht „gestört" sein, sondern dies trifft lediglich auf Funktionen zu;
b) ist die Verwendung einfacher Deskriptoren geeignet, die Kommunikation zu erleichtern und
c) sollten Deskriptoren auf Verteilungs- oder Häufigkeitscharakteristika der jeweiligen Testleistung beruhen, nicht aber auf der Bewertung einer möglichen Pathologie.

Für normalverteilte oder approximativ normalverteilte Testwerte schlugen Guilmette et al. (2020) das in Tabelle 12 dargestellte System vor.

Tabelle 12: Klassifikationssystem von Guilmette et al. (2020) zur Interpretation von Normwerten

Standardwert	Prozentränge	Bezeichnung
> 130	> 98	Außerordentlich hoch
120–129	91–97	Überdurchschnittlich
110–119	75–90	Hoher Durchschnittsbereich
90–109	25–74	Durchschnittlich
80–89	9–24	Niedriger Durchschnittsbereich
70–79	2–8	Unterdurchschnittlich
< 70	< 2	Außerordentlich niedrig

Daneben sind noch andere Interpretationsansätze in Gebrauch. Einige Testanwender beziehen sich auf kein formal festgeschriebenes Interpretationssystem, sondern nehmen die Beurteilung gänzlich intuitiv vor, was allerdings eine sehr stark subjektive Komponente in die Beurteilungen trägt, mit der Gefahr, das Terrain der wissenschaftlich begründeten Begutachtung zu verlassen. Als wichtig zu erkennen ist, dass, anders als in knapp gefassten Befundberichten üblich, eine fehlende explizite Erläuterung des verwendeten Ansatzes zur normativen Beschreibung von Testwerten für ein Gutachten einen Qualitätsmangel darstellt.

8.5 Interpretationsrichtlinien für nicht normalverteilte Merkmale

Die berichteten Konsensempfehlungen von Guilmette et al. (2020) enthalten auch Vorschläge, wie nicht normalverteilte Merkmale interpretiert werden sollten. Dies ist beispielsweise für solche Funktionen bzw. Funktionstests der Fall, die in der gesunden Population hochgradig schiefe Verteilungen aufweisen (wie dies etwa für den Judgment of Line Orientation Test von Benton et al., 1994, oder den Boston Naming Test von Kaplan, Goodglass & Weintraub, 2001, der Fall ist). Dies sind Verfahren, die mögliche spezifische neuropsychologische Störungen identifizieren sollen (wie etwa eine Apraxie oder Aphasie), oder andere an einem Grenzwert orientierte klassifikationsbasierte Verfahren (wie etwa Beschwerdenvalidierungstests).

Für den Fall von Verteilungen mit erheblicher Schiefe wird von den Autoren ebenfalls der Rückgriff auf Perzentile, wie bereits weiter oben auch hier empfohlen, angeraten. Dies hat vor allem den Vorteil, dass für eine große Anzahl von Tests der gleiche Darstellungsmodus die Verständlichkeit für Fachlaien erheblich erleichtert. Eine Anzahl neuropsychologischer Tests differenziert nicht mehr ausreichend im Norm- und überdurchschnittlichen Bereich. Hier finden sich entsprechend etwa in den Normentabellen Angaben wie >16. Prozentrang, die folgerichtig dann auch undifferenziert lediglich als *normgerecht* interpretiert werden können.

Für klassifikationsbasierte Verfahren werden solche Bezeichnungen in Englischen wie *absent, present* oder *intact* empfohlen; für das Deutsche wäre wohl am ehesten die Dichotomie *auffällig* vs. *unauffällig* anzuraten. Für die Beschwerdenvalidierung empfehlen die Autoren die Charakterisierung von Testwerten im Spektrum von *valid range,* über *indeterminate range,* bis *invalid range.* Für das Deutsche wäre hier wohl auch am ehesten auf die Dichotomie zwischen *auffällig* und *unauffällig* zurückzugreifen, mit einer Charakterisierung als *grenzwertig* oder *unbestimmt* für die einen Bereich, der nicht klar zuordenbar ist.

9 Beschwerdenvalidierung, Konsistenz- und Plausibilitätsprüfung

9.1 Beschwerdenvalidierung

Eine gesonderte Problematik in der neuropsychologischen Begutachtung liegt in einer eingehenden und umfassenden Beschwerdenvalidierung, die seit langem als unverzichtbar für die Sicherung der Gültigkeit und Vertrauenswürdigkeit der erhobenen Daten gilt. Eine umfassende Darstellung ist unlängst von Merten (2023b) vorgelegt worden; verwiesen werden kann auch auf den Überblicksband in der Reihe *Fortschritte der Neuropsychologie* (Merten, 2014). Zur Vermeidung von Redundanzen soll hier nur eine kurze Zusammenfassung, mit ausdrücklichem Verweis auf die weiterführende Literatur, erfolgen.

Psychologische Verfahren sind in besonderer Weise von der Kooperativität des Probanden abhängig. Die gilt für leistungsdiagnostische Verfahren und Fragebögen gleichermaßen. Ohne eine angemessene Kooperativität sind Testergebnisse in einem nicht zu kalkulierenden Maße verzerrt und können damit nicht als Messwerte psychischer Eigenschaften interpretiert werden.

Merke

Eine eingeschränkte (suboptimale) Leistungsanstrengung in der Testuntersuchung und eine überhöhte, ausgeweitete Beschwerdenschilderung in Fragebögen sind im gutachtlichen Kontext mit dem ihm eigenen immanenten Störungsgewinn deutlich häufiger zu erwarten, als dies bei klinischen Vorstellungen der Fall ist.

Dies wird durch eine Vielzahl von Schätzungen zur Auftretenshäufigkeit nicht glaubhafter Beschwerdendarstellungen belegt (z. B. Mittenberg, Patton, Canyock & Condit, 2002).

Aus diesem Grunde ist eine sachgerechte Überprüfung der Testmotivation von herausragender Bedeutung für die Beurteilung, ob die in der Untersuchung gezeigten Testergebnisse und das ermittelte Testprofil gültig sind oder nicht. Ohne eine adäquate, auf hohem Standard und mittels geeigneter Methoden vorgenommene Beurteilung der Leistungsbereitschaft (kognitive Beschwerdenvalidierung) sind psychologische Testergebnisse in einem gutachtlichen Kontext häufig nicht sinnvoll interpretierbar. In gleicher Weise sind auch Fragebogendaten daraufhin zu prüfen, ob ihre Interpretation durch mögliche Verzerrungstendenzen nur eingeschränkt oder gar nicht möglich ist.

Einer gutachtlichen Untersuchung liegt die offenkundige Paradoxie inne, dass sich Probanden einerseits in diese Untersuchung begeben, um geltend gemachte Beschwerden gutachtlich anerkannt zu bekommen (mit den entsprechenden Konsequenzen finanzieller oder anderer Art, die von ganz erheblichem Ausmaß sein können), andererseits aber aufgefordert sind, sich so kooperativ zu verhalten, dass die ermittelten Test- und Fragebogenergebnisse auch tatsächlich ein valides Abbild der Leistungsvoraussetzungen und des Beschwerdenniveaus der Probanden liefern.

In dieser Situation wird der individuelle Proband also zwangsläufig in eine Entscheidungssituation versetzt, sich so weit kooperativ zu verhalten, wie es ihm irgend möglich ist, oder durch Manipulationen eine fachgerechte Beurteilung durch die Gutachterin zu vereiteln. Die Verantwortung der Gutachterin liegt darin, den Probanden im Sinne einer informierten Aufklärung über die Notwendigkeit seiner Mitwirkung zu unterrichten und ihn darauf hinzuweisen, dass im Falle etwaiger Manipulationen u.U. nur ungültige, nicht interpretierbare Ergebnisse erhalten werden könnten. Dabei ist darauf zu achten, dass die informierte Einwilligung (vgl. Kasten 2) keine Detailinformation vermittelt, die im Sinne eines Coachings den Probanden dazu befähigen könnte, eine geplante manipulative Beschwerdendarstellung nur geschickter (und damit schwerer identifizierbar) auszuführen.

9.2 Auftretenshäufigkeit nicht glaubhafter Beschwerdendarstellungen

Entgegen gelegentlich anderslautender Äußerungen ist es keineswegs so, dass Probanden in gutachtlichen Untersuchungen stets in einem Ausmaß ihr Testverhalten so weit manipulieren, dass sie lediglich ungültige Ergebnisse liefern würden. Wenn dies so wäre, würde es letztlich in der Tat jegliche Anwendung von standardisierten psychodiagnostischen Instrumenten unsinnig machen. Wie allen Prävalenzschätzungen für nicht glaubhafte Beschwerdendarstellungen zu entnehmen ist, verhält sich ein substanzieller Anteil von gutachtlich vorgestellten Personen auch in psychologischen Untersuchungen kooperativ und ermöglicht es dem Gutachter dadurch, zu einer gültigen, den tatsächlichen Gegebenheiten angemessenen Beurteilung der individuellen Leistungsvoraussetzungen zu gelangen. Über die verschiedenen Rechtskontexte und Diagnosegruppen hinweg ist dies vermutlich sogar für die Mehrzahl der Probanden der Fall, die sich einer neuropsychologischen Begutachtung unterziehen. Aus der eigenen gutachtlichen Praxis des Autors ist unverkennbar geworden, dass eine Reihe von Probandinnen sogar in hohem Maße leistungsmotiviert mitwirkt. Eine überhöhende, verdeutlichende Darstellung von Beschwerden muss im gutachtlichen Kontext keineswegs zwangsläufig auftreten, obwohl dies immer wieder einmal gern apodiktisch behauptet wird. Ob und wie sich ein Proband in einer konkreten Untersuchungssituation verhält, obliegt seiner Entscheidung und seiner Verantwortung, nachdem er informiert durch den Gutachter aufgeklärt wurde (vgl. informierte Einwilligung, Kasten 2).

Wie hoch exakt der Anteil von nicht glaubhaften, manipulativen Beschwerdendarstellungen (die als ungültige Testprofile und/oder nicht glaubhaft überhöhende Beschwerdenschilderungen in Erscheinung treten) ist, entzieht sich den bislang verfügbaren Erkenntnismöglichkeiten. Die zahlreichen vorliegenden Schätzungen basieren auf sehr heterogenen methodischen Grundlagen und weisen entsprechend auch hochgradig heterogene Ergebnisse aus. Aus der bereits zitierten Erhebung von Mittenberg et al. (2002) geht hervor, dass in typischen neuropsychologischen Gutachtenkonstellationen mit etwa einem Drittel ungültiger kognitiver Beschwerdendarstellungen zu rechnen ist. Einzelne Untersuchungen weisen für bestimmte Vorstellungskontexte und Beschwerdenkomplexe allerdings auch Prävalenzraten von 50% oder darüber aus (z. B. Grills & Armistead-Jehle, 2016; Schmand et al., 1998). Problematische Konstellationen ergeben sich häufig bei geltend gemachten persistierenden Beschwerden nach Distorsionstrauma der Halswirbelsäule (das sog. Schleudertrauma), bei chronischer Erschöpfung, Fibromyalgie oder idiopathischer Umwelt-Unverträglichkeit, aber auch nach tatsächlich, vermeintlich oder vorgeblich erlittenen leichten Schädel-Hirn-Traumen (im Gegensatz zu mittelschweren und schweren).

Auch klinische Patienten und Rehabilitanden sind natürlich nicht immer voll kooperativ, ihre ermittelten Testprofile nicht immer valide; sie verfolgen mitunter vor den Behandlerinnen nicht offengelegte Ziele (*hidden agendas*; vgl. van Egmond, Kummeling & Balkom, 2005). Diese Problematik ist in den vergangenen ca. zehn Jahren verstärkt in den Fokus sowohl der Forschung als auch der klinisch-neuropsychologischen Diagnostik gerückt (Schroeder & Martin, 2022). Über gutachtliche und klinische Kontexte hinweg schätzte Young (2015), dass die Auftretenshäufigkeit vorgetäuschter psychischer oder neuropsychologischer Gesundheitsstörungen im Rahmen von 15 ± 15% liege.

9.3 Konsistenz- und Plausibilitätsanalyse

Kernstück der Beschwerdenvalidierung ist eine sorgfältige Konsistenz- und Plausibilitätsanalyse. Abzugleichende Informationsquellen sind:

a) die relevante Aktenlage und vorgegebene Anknüpfungstatsachen, insbesondere Informationen zum Erstschadensbild, frühere Untersuchungsergebnisse, Testbefunde, welche nach Möglichkeit als Roh- und Normwerte mitgeteilt wurden, Rehabilitationsberichte (vgl. Chafetz et al., 2025);
b) zusätzlich vom Gutachter herangezogene Dokumente (insbesondere Schul- und Ausbildungszeugnisse);
c) die Beschwerdenschilderung durch den Probanden, geltend gemachte Beschwerden und Funktionsbeeinträchtigungen;
d) eigene Verhaltensbeobachtungen und die Tatsachen entsprechend dem selbst erhobenen psychischen Querschnittsbefund;
e) selbst ermittelte psychologische Testergebnisse;
f) Angaben durch andere Personen, z.B. fremdanamnestische Angaben begleitender Angehöriger (sofern diese zur Begutachtung herangezogen werden dürfen), Mitteilungen weiterer Personen (Empfangs- oder Pflegepersonal, Hilfskräfte);
g) das störungs- oder krankheitsspezifische Wissen des Gutachters, allgemein anerkannte Tatsachen zur typischen Symptomkonstellation und zum typischen Verlauf von Erkrankungen.

Bezogen auf die psychologische Leistungsdiagnostik gaben Franzen und Iverson (1998) folgende Kriterien an, die das Vorliegen bedeutsamer Antwortverzerrungen anzeigen können:

a) konsistente Abgabe nahezu korrekter Antworten in Testaufgaben (Knapp-daneben-Antworten);
b) erhebliche Diskrepanz zwischen den ermittelten Testwerten und dem Leistungsniveau, das bei gegebenen prämorbiden Leistungsvoraussetzungen angesichts der spezifischen medizinischen Vorgeschichte zu erwarten wäre;
c) Diskrepanzen zwischen geltend gemachten Beschwerden und dem beobachtbaren Verhalten bzw. beobachteten Symptomen;
d) Abgabe bizarrer oder unwahrscheinlicher Antworten in bestimmten Testaufgaben;
e) diskrepante und durch alternative Faktoren nicht ausreichend erklärbare Ergebnisse in verschiedenen Tests, die das gleiche oder ein ähnliches Konstrukt erfassen;
f) fehlende Plausibilität zwischen den ermittelten Testergebnissen und dem beobachteten Verhalten.

Von Larrabee (2005) sind vier „klassische“ Konsistenzprobleme von besonderer Bedeutung für die Neuropsychologie identifiziert worden, die sich in folgende Fragen einkleiden lassen:

a) Sind die ermittelten Daten innerhalb der einzelnen neuropsychologischen Funktionsbereiche und zwischen ihnen konsistent?
b) Entspricht das ermittelte Testprofil einem solchen, das bei der infrage stehenden Erkrankung oder Verletzung zu erwarten ist?
c) Korrespondieren die erhobenen neuropsychologischen Daten mit dem dokumentierten Schweregrad einer Erkrankung oder Verletzung?
d) Sind die Ergebnisse der neuropsychologischen Untersuchung mit dem Verhalten des Probanden konsistent, das tatsächlich beobachtet werden kann?

Inkonsistenzen, Unplausibilitäten, grobe Widersprüche oder ein fehlender logischer Zusammenhang von Einzelinformationen sprechen zunächst gegen die Authentizität der geschilderten oder demonstrierten Beschwerden, ebenso wie Konsistenzen und plausible, nachvollziehbare Informationen Indizien zugunsten der Authentizität der geltend gemachten Beschwerden sind.

Merke

In der Gesamtsicht aller verfügbaren Informationen und insbesondere durch eine sorgfältige eigene Exploration des Probanden ist zu prüfen, ob sich Inkonsistenzen und Unplausibilitäten überzeugend auflösen lassen oder scheinbar plausible Sachverhalte unter Umständen nicht länger als solche akzeptiert werden können.

Die korrekte Identifizierung von Konsistenzen und Inkonsistenzen setzt eine hohe fachliche Qualifikation der Gutachterin ebenso wie ihre Bereitschaft und Fähigkeit zu einer kritischen Hinterfragung von Sachverhalten voraus. Die Darstellung der Konsistenz- und Plausibilitätsanalyse im Gutachten bestimmt ganz wesentlich mit, ob die in ihm getroffene Beurteilung durch den Auftraggeber nachvollzogen werden kann.

Eine Systematik zur Konsistenz- und Plausibilitätsprüfung, die eine Heuristik zur Gewichtung einzelner Information einschließt, ist von Merten (2020) vorgelegt worden. Eine solche Heuristik bestimmt eine a priori höhere Gewichtung der Vertrauenswürdigkeit oder Glaubhaftigkeit von Einzelinformation in folgender Weise:

a) objektive Daten > subjektive Schilderungen oder Behauptungen;
b) im zeitlichen Verlauf früher erhobene/dokumentierte Daten > spätere Angaben zum gleichen Sachverhalt;
c) Angaben unparteiischer Dritter > Mitteilungen interessierter Dritter (mit etwaigem tertiärem Krankheitsgewinn, wie Familienangehörige, u. U. auch Therapeuten);

d) detaillierte befundbasierte Aussagen>summarische Darstellungen ohne Details, Atteste, augenscheinliche Gefälligkeitsaussagen;[38]
e) sachliche und sachbezogene Auskünfte von Behandlern>emotionsgeladene, appellative, parteiergreifende Auskünfte, die u. U. zusätzlich in nicht gebotene weitreichende rechtliche Bewertungen einmünden (z. B. zur Frage der Erwerbs- oder Berufsfähigkeit oder eines Grades der Behinderung).

Ein ernsthaftes Problem der Konsistenz- oder Plausibilitätsprüfung liegt darin, dass diese nicht ausreichend formalisierbar ist und damit stark subjektiven Bewertungsmaßstäben unterliegt. Wie anhand verschiedener Gutachten über die gleiche Person unschwer erkannt werden kann, unterscheidet sich die Beurteilung von Sachständigen unter Umständen drastisch hinsichtlich der Art und der Menge der zur Plausibilitätsprüfung herangezogenen Information, der vorgenommenen Gewichtung der Einzelinformation und auch des im Gutachten explizit dargestellten wissenschaftlich anerkannten Wissens über typische Krankheitsverläufe, Störungsprofile u. Ä. Auch die logische Stringenz, mit der Sachverständige argumentieren und einzelne Informationen als kompatibel akzeptieren oder als inkompatibel zurückweisen, weist eine hohe interindividuelle Variabilität auf. Dessen ungeachtet darf eine explizit dargestellte Analyse der Konsistenz und Plausibilität nicht fehlen; die Art und Stringenz ihrer Darstellung kann letzten Endes auch als ein Qualitätsmerkmal von Gutachten verstanden werden.

Für den Gutachter von Bedeutung ist, dass bei der Bewertung *früherer* neuropsychologischer Untersuchungsbefunde deren Validität ebenfalls nicht stillschweigend vorausgesetzt werden darf, wenn diese nicht durch geeignete Verfahren der Beschwerdenvalidierung untermauert wurde. Dies ist insbesondere beim Vorliegen widersprüchlicher Einzelinformationen der Fall, wie etwa Inkonsistenzen im zeitlichen Verlauf, Widersprüche zwischen Testergebnissen, die die gleiche Funktion messen, oder Widersprüche zwischen einerseits durch Testergebnisse ausgewiesene schwere kognitive Störungen und andererseits fehlenden Alltagsbeeinträchtigungen (eine erhaltene Fahreignung eingeschlossen). Immer wieder weisen psychologische und psychiatrische Berichte das Vorliegen schwerer oder auch extremer Aufmerksamkeitsstörungen aus, ohne dass ein sich daraus zwangsläufig ergebener Zweifel an der Eignung des Patienten zum Führen eines Kraftfahrzeugs geäußert würde. Damit wird durch den Behandler oder die Gutachterin, wenn sie die angegebenen oder in einer Testuntersuchung gezeigten schweren Aufmerksamkeitsstörungen tatsächlich als Befund ernst nehmen, eine rechtlich gebotene Sicherungsaufklärung versäumt. Wenn in einem solchen Fall die Patientin oder

38 Eine solche Gefälligkeitsaussage schimmert übrigens deutlich durch, wenn etwa in der Auskunft an die Versicherung ein Behandler darstellt, seine Patientin leide unter schweren Konzentrationsstörungen und einer eingeschränkten Reaktionsfähigkeit, doch sei ihre Fähigkeit zum Führen eines Kfz nicht beeinträchtigt. Die Widersprüchlichkeit solcher Aussagen in sich selbst entwertet ihre Vertrauenswürdigkeit in einem maximalen Ausmaß.

der Proband dann auch tatsächlich weiterhin ein Kraftfahrzeug führt, ist dies ein Sachverhalt, der spätestens durch einen neu hinzugezogenen Gutachter in seiner Widersprüchlichkeit darzustellen und aufzuklären ist.

9.4 Kognitive Beschwerdenvalidierungstests

Wie bereits weiter oben im Kapitel 7.1.2 dargelegt, können Ergebnisse in leistungsdiagnostischen oder neuropsychologischen Testverfahren nicht stillschweigend als valide angesehen werden, da die Interpretierbarkeit der Testergebnisse in besonderer Weise von einer Kooperativität der untersuchten Person abhängt, also von ihrer Bereitschaft, im Test mit ausreichender Anstrengungsbereitschaft mitzuarbeiten. Zur Kontrolle der Mitwirkung in der Untersuchung und der Gültigkeit oder Glaubhaftigkeit der ermittelten Profile ist eine Reihe spezifischer Verfahren entwickelt worden, die als kognitive Beschwerdenvalidierungstests (BVT) bezeichnet werden.

Dies sind Verfahren, die in der Regel nach dem Prinzip der verdeckten Leichtigkeit anscheinend kognitive Leistungen erfassen, tatsächlich aber so einfach sind, dass sie in der Regel auch von Patienten mit genuinen Leistungsbeschwerden ohne Mühe bearbeitet werden können. Es handelt sich häufig um Wiedererkennungsaufgaben, die nur geringe Anforderungen an die kognitive Leistungsfähigkeit stellen, das heißt, diese Aufgaben sind objektiv sehr einfach. Genau diese faktische Leichtigkeit wird jedoch häufig von Personen, die Leistungsprobleme manipulativ erhöht darstellen oder gar gänzlich vortäuschen, unterschätzt, sodass sie viel mehr Fehler machen, als dies bei Patienten mit wirklichen, unzweifelhaft vorhandenen kognitiven Störungen der Fall ist.

Zur Illustration sei auf einen dieser Test, den Test of Memory Malingering (TOMM; Tombaugh, 1996) verwiesen. Der Autor hatte das Verfahren ursprünglich für die Diagnostik von Gedächtnisstörungen bei Alzheimer-Erkrankten entwickelt, dann aber festgestellt, dass Patienten mit einer frühen Demenzerkrankung die reine Wiedererkennung mit dichotomem Antwortformat (d.h. die Entscheidung zwischen zwei vorgegebenen Alternativen) in der Regel noch so gut beherrschten, dass sich der Test als ungeeignet für die eigentliche Gedächtnisdiagnostik erwies.

Wie einfach die Aufgaben solcher BVT tatsächlich in Bezug auf die für ihre erfolgreiche Ausführung notwendigen Aufmerksamkeits- und Gedächtnisressourcen sind, wird unter anderem aus einer Reihe von Studien deutlich, in denen Kindern diese Tests vorgelegt wurden, und zwar sowohl gesunden als auch hirngeschädigten Kindern (Blaskewitz, Merten & Kathmann, 2008; Carone, 2008; MacAllister, Nakhutina, Bender, Karantzoulis & Carlson, 2009). In aller Regel sind selbst jüngere Schulkinder in der Lage, die Aufgaben zu lösen, und zwar unter Rückgriff auf die Trennwerte von Erwachsenen. So titelt eine der zitierten Veröffentlichungen:

Kinder nach mittelschwerer oder schwerer Schädel-Hirn-Verletzung [wenn sie sich nur angemessen anstrengen] schneiden im Test besser ab als Erwachsene [die sich nicht anstrengen] nach einer leichten oder gar keiner Hirnschädigung. In einer Studie (MacAllister et al., 2009) mussten Kinder, die an einer Epilepsie litten, einen sehr niedrigen Intelligenzquotienten aufweisen (insbesondere im Bereich unter 60), um in einem verwendeten (sprachfreien) Beschwerdenvalidierungstest unterhalb des empirisch ermittelten Grenzwerts zu liegen.

In Tabelle 13 finden sich im deutschen Sprachraum verwendete kognitive BVT zusammengefasst. Für weitergehende Angaben zu den Verfahren kann auf Testinformationen in Merten (2023b), auf ausführliche Testrezensionen in Schellig, Heinemann, Schächtele und Sturm (2019) sowie auf eine eingehende Besprechung von Henry (2009) verwiesen werden.

Hinzuweisen ist in diesem Kontext auf eine immer wieder in Gutachten anzutreffende unzureichende testbasierte Beschwerdenvalidierung durch den alleinigen Einsatz eines groben Siebtestverfahrens, des Fifteen Item Test von Rey (1958). Wenn das Verfahren nicht durch andere, sensitivere Validierungsinstrumente in der Testbatterie ergänzt wird, muss ein solches Vorgehen abgelehnt werden, da der Test eine sehr eingeschränkte Sensitivität aufweist und überdies nicht ausreichend resistent gegen das Vorliegen authentischer schwerer kognitiver Störungen ist (vgl. dazu Blaskewitz, 2019). In den Qualitätsstandards zur psychologischen Begutachtung heißt es: „Wurde ein Verfahren einem hier anscheinend besser geeigneten vorgezogen, ist dies zu begründen (mögliche Gründe: Proband ist mit dem Test vertraut, wäre mit der Instruktion sprachlich überfordert etc.)" (Arbeitsgruppe Qualitätsstandards für psychodiagnostische Gutachten, 2011, S. 10).

Eine überzeugende Begründung, warum keine besser geeigneten Instrumente eingesetzt wurden, wäre in einem derartigen Falle vom Gutachter zu fordern. Für die konkrete Verfahrensauswahl steht der Anwender in der Verantwortung.

Gänzlich inakzeptabel ist im Übrigen auch eine gelegentlich berichtete Praxis, der Probandin direkt anzukündigen, dass als nächstes ein Beschwerdenvalidierungstest durchgeführt würde. Ein solches Vorgehen entspricht nicht dem, was im Rahmen einer informierten Einwilligung offengelegt werden kann oder sollte, sondern es unterminiert direkt die Ergebnisse der Untersuchung, mit möglicherweise weitreichenden Folgen, und ist mit der gebotenen Neutralität in der Sachverständigentätigkeit unvereinbar.

Tabelle 13: Kognitive Beschwerdenvalidierungstests, die zur Überprüfung der Validität der ermittelten Profile in Leistungstests herangezogen werden können

Testverfahren (Abkürzung; Autoren)	Kurzbeschreibung
Aggravations- und Simulationstest (AST; Eberl & Wilhelm, 2007)	Computerbasierter Test mit variablem Testmaterial, mit dichotomem Antwortformat
Amsterdamer Kurzzeit-Gedächtnistest (AKGT; Schmand & Lindeboom, 2005)	Sprachbasierter Test im Mehrfachwahlformat; nicht für Probanden mit klinisch offenkundigen kognitiven Störungen geeignet
Coin-in-the-Hand Test (CIH; Kapur, 1994)	Kurztest zur Identifikation sehr grober Täuschungsversuche
Fifteen Item Test (FIT) oder Rey Memory Test (RMT; Rey, 1958)	„Urvater" der sog. Simulationstests mit sehr leicht einprägsamem Testmaterial; kurzes und nur für sehr grobe Vortäuschungsversuche geeignetes Verfahren mit hoher Falsch-negativ-Rate; nur ergänzend im Rahmen einer umfassenderen Validitätsprüfung einsetzbar
Groninger Effort Test (GET; Fuermaier, Tucha, Koerts, Aschenbrenner & Tucha, 2021)	Computerbasierter Test, bei dem zu entscheiden ist, ob sich eine einfache Zielfigur in einer komplexen geometrischen Figur eingebettet befindet oder nicht
Medical Symptom Validity Test (MSVT; Green, 2004)	Kurzform des WMT; sprachbasiertes Material mit dichotomem Antwortformat; spezifisch für Einsatz in medizinischen Begutachtungen zur Erkennung negativer Antwortverzerrungen entwickelt
Non-Verbal Medical Symptom Validity Test (NV-MSVT; Green, 2008)	Bildhaftes Testmaterial, auf dem Prinzip des WMT und besonders zur Ergänzung dieses geeignet; zum Ausschluss falsch-positiver Ergebnisse bei Probanden mit authentischen schweren kognitiven Störungen
Testbatterie zur Forensischen Neuropsychologie (TBFN; Heubrock & Petermann, 2012)	Sammlung von computerbasierten Einzelverfahren, die auf verschiedenen Konstruktionsprinzipien beruhen
Word Memory Test (WMT; Green, 2003)	Bewährter sprachbasierter BVT mit dichotomem Antwortformat; als multilinguale Computerversion verfügbar

9.5 Eingebettete kognitive Validitätsindikatoren

Zusätzlich zu eigenständigen BVT ist auch eine Reihe sogenannter eingebetteter Validitätsindikatoren entwickelt worden. Das sind solche Kontrollvariablen, die aus herkömmlichen standardisierten neuropsychologischen Tests gewonnen werden. Teilweise wurden existierende Tests um spezifische Bestandteile zur gezielten Beschwerdenvalidierung erweitert. Einer ihrer Vorteile liegt darin, dass sie durch vorbereitete oder gecoachte Probanden deutlich schwerer manipulierbar sind. Ein Nachteil ist allerdings darin zu sehen, dass die diagnostische Güte dieser Indikatoren in der Regel unterhalb der von eigenständigen BVT liegt. Da die Tests zur Erfassung kognitiver Funktionen entwickelt wurden, ist bei Probanden mit schwereren authentischen neuropsychologischen Störungen auch mit einer erhöhten Rate an falsch-positiven Klassifikationen zu rechnen. Deshalb sollte die Beurteilung mit besonderer Umsicht und Fachkompetenz zu den Folgen von Verletzungen und Erkrankungen des Gehirns erfolgen.

Die Grenzwerte vieler eingebetteter Validitätskennwerte wurde mit einer Spezifität von 90% bestimmt (d.h. 10% akzeptierte Falsch-negativ-Rate), während für eine Reihe eigenständiger kognitiver BVT lange Zeit eine Marke von 95% als anstrebenswert galt und zum Teil noch gilt. Eingebettete Kennwerte erreichen in der Regel deutlich niedrigere Sensitivitäts-Schätzungen. Eine besondere Gefahr besteht bei der Anwendung bei solchen Patienten und Probandinnen mit genuinen schwerergradigen kognitiven Störungen, wo eine klar erhöhte Quote falsch-positiver Ergebnisse als zentrales Problem der eingebetteten Kennwerte zu erwarten ist (vgl. dazu insbesondere Erdodi & Lichtenstein, 2017). In Tabelle 14 findet sich eine kleine Auswahl im deutschen Sprachraum einsetzbarer Kennwerte. Hinzuweisen ist auf ein umfangreiches Handbuch eingebetteter Validitätskennwerte (Erdodi, in Vorbereitung), das nachdrücklich zur Konsultation empfohlen werden kann, wenn solche Ansätze zur Beschwerdenvalidierung genutzt werden.

Tabelle 14: Eingebettete Indikatoren für die kognitive Beschwerdenvalidierung (Auswahl)

Testverfahren (Abkürzung; Autor)	Erfasste Funktionsbereiche des Verfahrens	Validitätsindikatoren
Complex Figure Test and Recognition Trial (RCFT-RT; Meyers & Meyers, 1995)	• Figurales Gedächtnis • Visuokonstruktive Leistungen • Handlungsplanung	1. Zusätzlicher Untertest (Wiedererkennungsaufgabe); 2. Profilanalyse und Analyse untypischer Fehler; 3. Kombinierte Scores u.a.

Tabelle 14: Fortsetzung

Testverfahren (Abkürzung; Autor)	Erfasste Funktionsbereiche des Verfahrens	Validitätsindikatoren
Trail Making Test (TMT; Reitan, 1992)	• Aufmerksamkeit • Exekutive Funktionen	Verhältnis der Testleistung im TMT-B (komplexerer Teil) und im TMT-A (einfacher Teil) u.a.
Verbaler Lern- und Merkfähigkeitstest (VLMT; Helmstaedter, et al., 2001)	Verbale Lernfähigkeit (Wortlistenlernen)	Mehrere vorgeschlagene Indikatoren; Entwicklung eines speziellen Alternativwahltests
Wechsler-Intelligenzskalen (z.B. WAIS-IV; Petermann, 2012)	Intelligenz (mehrdimensionales Verfahren)	Mehrere vorgeschlagene Indikatoren: u.a. Reliable Digit Span
Wechsler Memory Scale – Revised (WMS-R; Härting et al., 2000)	Gedächtnis (mehrdimensionales Verfahren)	Mehrere vorgeschlagene Indikatoren: u.a. Rarely Missed Index; Reliable Digit Span; Reliable Spatial Span

9.6 Kontrollskalen zur Validitätsprüfung in der Beschwerdenschilderung

Zur Überprüfung von Antworttendenzen in Fragebögen liegen zahlreiche Kontrollskalen und einige eigens zu diesem Zwecke entwickelte Verfahren vor. Antworttendenzen können vielfältige Ursachen haben, von individuellen Persönlichkeitszügen und situationsbezogenen Faktoren bis hin zu bewussten, zielgerichteten Verzerrungen des Antwortverhaltens in einer gutachtlichen Untersuchung. In Tabelle 15 ist eine Zusammenstellung solcher Tendenzen, die die Selbstschilderung eines Probanden in bedeutsamer Weise beeinflussen können, zusammengefasst worden. So können diese in formale und in inhaltliche Antworttendenzen unterschieden werden.

Antworttendenzen können die Verwertbarkeit von Fragebögen zur Beschwerdenerhebung und -quantifizierung sowie zur Persönlichkeitsdiagnostik in bedeutsamer Weise beeinflussen oder, bei entsprechend starker Ausprägung, Fragebogenergebnisse gänzlich unbrauchbar machen (vgl. auch Dohrenbusch, 2019, 2023, für zusammenfassende Darstellungen).

Tabelle 15: Antworttendenzen, die die standardisierte Selbstbeurteilung in Fragebögen beeinflussen können

Formale Antworttendenzen	Inhaltliche Antworttendenzen
• Neigung zu Extremurteilen • Tendenz zur Mitte • Zustimmungstendenz • Ablehnungstendenz • Auslassungen und Wahl von „Weiß-nicht"-Antworten • Beantwortungskonsistenz innerhalb eines Verfahrens • Beantwortungsinkonsistenz innerhalb eines Verfahrens/zufälliges Antworten	*Positive Antwortverzerrungen:* • Antworten im Sinne sozialer Erwünschtheit • Dissimulation, Bagatellisierung • Supernormalität • Positiv verzerrtes Selbstbild, Selbstidealisierung, Selbsttäuschung *Negative Antwortverzerrungen:* • Simulation und Aggravation • Negativ verzerrtes Selbstbild, Selbsttäuschung

Im Rahmen gutachtlicher Untersuchungen kommt in Kontexten, in denen ein Gewinn aus dem Vorliegen und der Schwere einer Störung gezogen werden kann, der Erfassung von überhöhenden, ausweitenden und verschlimmernden Darstellungen eine besondere Bedeutung zu. In Tabelle 16 finden sich wichtige Skalen zur fragebogenbasierten Beschwerdenvalidierung aufgelistet.

Tabelle 16: Im deutschen Sprachraum einsetzbare fragebogenbasierte Beschwerdenvalidierungstests sowie Persönlichkeitsfragebögen mit integrierten Validitätsskalen

Verfahren	Beschreibung	Validitätsskalen
Minnesota Multiphasic Personality Inventory (MMPI, MMPI-2, MMPI-2-RF, MMPI-3; z. B. Engel, 2019)	Mehrdimensionales klinisches Persönlichkeitsinventar; traditionelle und neuere Kontrollskalen ermöglichen eine umfassende Aufklärung vielfältiger etwaiger Antworttendenzen	Primäre Kontrollskalen: • *K* Dissimulation • *L* Lügenskala • *F* Seltenheitsskala, Simulation • Index *F* – *K* • Weitere Skalen der *F*-Familie (F_p, F_b, F_{ptsd}) • Symptom Validity Scale (Fake Bad Scale) • Response Bias Scale zur Identifikation vorgetäuschter kognitiver Störungen • Meyers' Index (vorgetäuschte Schmerzstörung) Zahlreiche weitere Kontrollskalen zur Beschwerdenvalidierung, insbesondere im gutachtlichen Kontext

Tabelle 16: Fortsetzung

Verfahren	Beschreibung	Validitätsskalen
Strukturierter Fragebogen Simulierter Symptome (SFSS; Cima et al., 2003)	Erfassung seltener, untypischer, bizarrer oder wenig plausibler Beschwerden	Gesamtwert sowie fünf Unterskalen: (1) Psychose; (2) Affektive Störung; (3) Neurologische Beeinträchtigungen; (4) Amnestische Störung; (5) Niedrige Intelligenz
Self-Report Symptom Inventory (SRSI; Merten, Giger, Merckelbach & Stevens, 2019)	Erfassung seltener, untypischer, bizarrer oder wenig plausibler Beschwerden	Vergleich von potenziell genuinen und Pseudobeschwerden über jeweils fünf Beschwerdenbereiche hinweg
Beschwerdenvalidierungstest (BEVA; Walter, Petermann & Kobelt, 2016)	Erfassung seltener und besonders schwerer Beschwerden	Screening zur Erkennung negativer Antwortverzerrung in den Bereichen Depression und Schmerz
Inventory of Problems–29 (IOP-29; Viglione & Giromini, 2020)	Plausibilitätskontrolle für die Darstellung kognitiver und psychischer Probleme	Glaubhaftigkeits-Score (berechnet anhand einer Regressionsformel)
Verhaltens- und Erlebensinventar (VEI; Engel & Groves, 2012)	Mehrdimensionales klinisches Persönlichkeitsinventar	Drei Kontrollskalen: (1) Inkonsistenz; (2) Seltenheit; (3) Ungünstiger Eindruck Simulationsindex; Rogers' Diskriminanzfunktion

Ein in Untersuchungsberichten und Gutachten im deutschen Sprachraum nach wie vor häufig anzutreffender Fehler besteht darin, die in Persönlichkeitsfragebögen enthaltenen Offenheitsskalen im Sinne von Skalen zur Erfassung negativer Antwortverzerrungen (wie Simulation oder Aggravation) zu interpretieren. Tatsächlich sind die ermittelten Werte von Offenheitsskalen als Antworten im Sinne sozialer Erwünschtheit, also einem Aspekt positiver Antwortverzerrungen, zu beurteilen. Die Skalenwerte korrelieren bei Gutachtenprobanden im Übrigen auch nicht substanziell mit Skalen zur Erfassung negativer Antwortverzerrungen (Merten, Friedel, Mehren & Stevens, 2007).

Positive Antwortverzerrungen, wie etwa eine bedeutsame Dissimulation, Bagatellisierung oder Verleugnung, spielen in der neuropsychologischen Begutachtung eine weniger prominente Rolle, sind aber bei einigen inhaltlichen Fragestellungen durchaus regelmäßig zu erwarten. Dies betrifft etwa die Fahreignung, das Sorge- und Umgangsrecht oder im Beamtenrecht Untersuchungen zur Prüfung der gesundheitlichen Eignungsvoraussetzungen.

Neben den bekannten Lügen- oder Offenheitsskalen sind als weitere Skalen zur Erfassung von Dissimulationstendenzen etwa die Skalen der MMPI-Familie, wie die *K*-Skala, die Skala *S* (Superlativskala) und *OS* (Obvious-Subtle Scale) zu nennen, wie auch die Supernormality Scale-Revised (Cima et al., 2003; autorisierte deutschsprachige Version von Veress, Merten & Yundina, 2010).

9.7 Bewertung von Ergebnissen der Beschwerdenvalidierung

Bei der Interpretation der Ergebnisse der Beschwerdenvalidierung ist zunächst zu beachten, dass diese nicht geeignet sind, einen direkten Schluss über das Vorliegen simulativer Tendenzen zu ziehen. Ergebnisse in Beschwerdenvalidierungstests liefern eine Aussage zur Validität oder Glaubhaftigkeit des ermittelten Testleistungsprofils und der vom Probanden gelieferten Beschwerdenschilderung. Mögliche Gründe für bedeutsame negative Antwortverzerrungen sind in Tabelle 17 aufgelistet.

Merke

Eine Aussage darüber, ob es sich in einem gegebenen Fall um eine Simulation oder Aggravation, also eine absichtliche und reflektierte Vortäuschung oder Überhöhung von Beschwerden zur Erreichung eines externalen Vorteils, handelt oder nicht, muss auf mehr Information als auf einer alleinigen Bewertung von Ergebnissen der Beschwerdenvalidierung beruhen und zwingend eine motivationale Analyse einschließen.

Dabei geht es um die Ableitung begründeter Annahme darüber, ob und wieweit die Probandin gezielt und reflektiert Beschwerden erfindet oder übertreibt, und darüber, ob die nicht authentische Beschwerdenschilderung oder Symptompräsentation primär auf ein externales Ziel ausgerichtet ist (das in einer Begutachtungssituation in aller Regel immanent ist). Eine solche Analyse ist aber mit dem Problem verbunden, dass hier Aussagen über innerseelische Zustände (Grad der Reflexion, Motivation) zu treffen sind, die dem Untersucher nicht zugänglich sind und auf die bestenfalls mit mehr oder weniger großer Gewissheit und Überzeugungskraft geschlossen werden kann.

Tabelle 17: Mögliche Ursachen und Kontexte für das Auftreten negativer Antwortverzerrungen in der Begutachtung

Simulation	Absichtliche und reflektierte Vortäuschung von Gesundheitsstörungen zum Zwecke einer Zielerreichung
Aggravation	Absichtliche und reflektierte Beschwerdenausweitung, -überhöhung oder übertreibung zum Zwecke einer Zielerreichung; im Gegensatz zur Simulation ist ein authentischer Kern von Beschwerden und/oder Symptomen jedoch zu bejahen
Somatoforme Störungen/ dissoziative Störungen/ Konversionsstörung	Befindlichkeits- und Verhaltensstörungen, die sich als körperliche Beschwerden manifestieren, denen aber keine adäquaten organischen Befunde entsprechen
Artifizielle Störung/ selbstmanipulierte Störung	Absichtliche, zielgerichtete Vortäuschung von Symptomen oder Krankheiten mit einem primären Krankheitsgewinn
Andere psychische Störungen, in deren Rahmen Motivationsprozesse selbst beeinträchtigt sind	*Beispiele:* schizophrene Erkrankung bei Beeinträchtigung der Willensbildung oder Aufrechterhaltung einer Handlungsmotivation; imperative Halluzinationen; Negativismus im Rahmen einer psychischen Störung
Persönlichkeitsstörungen	*Beispiele:* Nonkonformismus im Rahmen einer antisozialen Persönlichkeitsstörung
Situationsbedingte Faktoren	*Beispiele:* unangemessenes Verhalten des Gutachters; fehlende Aufklärung (informierte Einwilligung); Langeweile; Ärger usw.

Die im deutschen Sprachraum insbesondere von psychiatrischen Kolleginnen häufig und schon fast inflationär angeführte *Verdeutlichung* wird häufig in bagatellisierender und konzeptionell unsauberer Weise bemüht (vgl. Merten, 2020). Tatsächlich handelt es sich bei einer Verdeutlichung um eine Form der Aggravation, weshalb besser von einer *minder schweren Verdeutlichung* gesprochen werden sollte. *Minder schwer* meint, dass die Überhöhung, Ausweitung, Verdeutlichung und/oder verschlimmernde Darstellung, die der Proband liefert, (1) einer in Wahrheit unzweifelhaft vorhandene Symptomatik oder Beschwerdenkonstellation zugrunde liegt und (2) die Sachverständige ohne große Mühe durch die Verdeutlichung hindurch Vorliegen und Ausmaß der realen Symptomatik befundlich zu sichern in der Lage sein muss. Wo dies nicht der Fall ist, ist der Begriff als irreführend zu vermeiden. Mit Bezug auf die neuropsychologische Begutachtung sollten in aller Regel eingesetzte Verfahren zur Beschwerdenvalidierung in solchen Fällen unauffällig ausfallen. Ein schwer auffälliges Ergebnis der Beschwerdenvalidierung ist nicht mit der Charakterisierung als Verdeutlichung oder Verdeutlichungstendenz vereinbar. Die hier dargestellte konzeptionelle Fassung entspricht im Wesentlichen dem, was Rogers (2018) unter dem Begriff des *Mild malingering* fasst, nämlich eine nur leichte und noch als benigne zu fassende Form der Beschwerdenausweitung oder -überhöhung.

Aus ethischer Perspektive strikt abzulehnen ist die Praxis, dem Probanden bei auffälliger Beschwerdenvalidierung und ungültigem Testprofil eine „zweite Chance" zu geben, indem eine diesbezügliche explizite Rückmeldung gegeben wird, gekoppelt mit dem Angebot, die bis dahin durchgeführten Testverfahren noch einmal zu wiederholen, nunmehr mit dem erwarteten Effekt, ein valides Testprofil zu erhalten. Abgesehen von der unzulässigen Parteilichkeit gegenüber dem Probanden können auch die Testnormen der Leistungstests, die Effekte bei Testwiederholung innerhalb weniger Stunden oder Tage nicht berücksichtigen, nicht mehr solide zur Auswertung herangezogen werden. – Lediglich im Behandlungskontext mit anderen Anforderungen an die Neuropsychologin kann ein solches Vorgehen gelegentlich sinnvoll sein.

Schließlich soll noch auf die ausführlichen Darstellungen hingewiesen werden, die eine sorgfältigen Diagnostik der Beschwerdenvalidität in den viel beachteten Slick-Kriterien gefunden hat (Slick, Sherman & Iverson, 1999; Sherman, Slick & Iverson, 2020). Diese Kriterien gestatten einen formalisierten Ansatz zur Prüfung, ob und inwieweit die ermittelten Testdaten als glaubhaft oder vertrauenswürdig behandelt werden können. Insbesondere ihre Revision durch Sherman et al. (2020) liefert auch einen ausführlichen Einblick in den Stand der Konzeptionalisierung auf diesem Gebiet.

Teil V
Weitere wichtige Aspekte der Begutachtung

10 Zustands- und Zusammenhangsgutachten

10.1 Unterscheidung von Zustands- und Zusammenhangsgutachten

Gutachten unterscheiden sich dahingehend, ob sie eine Frage nach der Kausalität von Gesundheitsstörungen beinhalten oder nicht. In Zustands- oder Finalitätsgutachten wird von rechtlicher Relevanz lediglich die Frage untersucht, ob ein (krankheitsbedingter) regelwidriger Zustand, der zu Funktionsstörungen und Teilhabeeinschränkungen führt, vorliegt oder nicht, ungeachtet seiner Verursachung. Dennoch sind Erwägungen zur Ätiologie und zum Bedingungsgefüge insofern von Bedeutung, als sie die Stimmigkeit oder Nachvollziehbarkeit der geltend gemachten kognitiven, psychischen oder körperlichen Funktionsstörungen und die Schlüssigkeit der Beurteilung bestimmen.

Für Zusammenhangs- oder Kausalitätsgutachten ist ein zweistufiges Vorgehen charakteristisch. In einem ersten Schritt wird, wie bei Zustandsgutachten, die Frage nach dem Vorliegen und dem Ausmaß gesundheitsbezogener Funktionsstörungen untersucht. Sind solche zu bejahen, ist daraufhin ihre Verursachung zu prüfen. So steht etwa in der privaten und gesetzlichen Unfallversicherung sowie im Beamtenversorgungsrecht wie auch in der Kfz-Haftpflichtversicherung die Frage, ob ein bestimmtes, bereits im Vorfeld nachgewiesenes Unfallereignis erfolgsursächlich für den Eintritt der Gesundheitsstörung ist oder nicht. Im Arzthaftungsrecht geht es um Verursachung oder Verschlimmerung eines Leidens infolge eines Behandlungsfehlers. In Tabelle 18 sind Beispiele für die beiden Arten von Gutachten aufgelistet.

10.2 Kausalität

Anders als im sonstigen Sprachgebrauch ist der Begriff der Kausalität rechtlich differenzierter gefasst und weist unterschiedliche Fassungen (Kausalitätstheorien) in unterschiedlichen Rechtsgebieten auf. Im naturwissenschaftlichen Gebrauch

Tabelle 18: Zustand- und Zusammenhangsgutachten, Beispiele aus verschiedenen Rechtsgebieten

Rechtsbereich	Zustandsgutachten	Zusammenhangsgutachten
Sozialrecht	• Gesetzliche Rentenversicherung • Gesetzliche Pflegeversicherung • Schwerbehindertenrecht • Gesetzliche Krankenversicherung	• Gesetzliche Unfallversicherung • Soziales Entschädigungsrecht
Zivilrecht	• Berufsunfähigkeitsversicherung • Private Krankenversicherung	• Private Unfallversicherung • Kfz-Haftpflichtversicherung • Arzthaftungsrecht
Verwaltungsrecht	• Fahreignung • Gesundheitliche Eignung und Dienstunfähigkeit von Beamten • Berufsunfähigkeit im Rahmen berufsständischer Versorgungswerke	• Dienstunfallfürsorge von Beamten
Strafrecht	• Verhandlungsfähigkeit • Schuldfähigkeit	• Folgen eines Behandlungsfehlers im strafrechtlichen Ermittlungsverfahren

verweist Kausalität auf notwendige Bedingungen A, die den Eintritt eines anderen Ereignisses B bewirken (und damit „erfolgsursächlich" sind). Zugehörige Begriffe sind etwa Ursache – Wirkung, Aktion – Reaktion oder Grund – Folge. A ist Ursache von B, wenn B durch A herbeigeführt wird. In einem logischen Sinne kann damit festgestellt werden, *A ist Ursache von B, sofern A nicht hinweg gedacht werden kann, ohne dass B (der Erfolg*[39]*) entfiele*. Dies ist die Fassung einer notwendigen Bedingung, die auch *Conditio sine qua non* genannt wird. Alle anderen Faktoren, die dieser Vorstellung nicht entsprechen, treten nicht als Ursachen für B in Erscheinung. Sie können gegebenenfalls als Randbedingungen gefasst werden.

39 Anders als in der Allgemeinsprache wird hier als *Erfolg* das bezeichnet, was als Wirkung aus einer Ursache *(er-)folgt*. Der Erfolg kann also äußerst negativ sein, so etwa eine schwere Hirnschädigung infolge eines Sturzes.

Warum die Feststellung einer ursächlichen Beziehung in diesem naturwissenschaftlichen Sinne für rechtliche Fragen nicht ausreicht, ergibt sich bereits aus der Tatsache, dass es für einen gegebenen Zustand B unendlich viele Ursachen gibt. Auch wenn jede einzelne dieser Ursachen zwingend die *Conditio-sine-qua-non*-Formel erfüllen muss, sind für die Rechtsanwendung also weitere Kriterien notwendig, um Faktoren zu identifizieren, die eine rechtliche Verantwortung oder Zurechenbarkeit begründen können, und von solchen abzugrenzen, für die dies nicht der Fall ist. Dies erfolgt im Strafrecht anders als im Zivil- oder im Sozial- und Verwaltungsrecht.

Unabhängig vom Rechtsbereich gilt jedoch zu beachten, dass ein bloßer zeitlicher Zusammenhang zwischen einem Ereignis A und einem Zustand B nicht ausreicht, um eine Kausalität zu begründen, auch wenn solche Überzeugungen bei Betroffenen naturgemäß häufig und gelegentlich auch unkorrigierbar anzutreffen sind. Wird gutachtlich ein zeitlicher mit einem kausalen Zusammenhang gleichgesetzt, so realisiert sich ein logischer Denkfehler der Art *post hoc ergo propter hoc* (weil B *nach* A eintrat, geschah B auch *wegen* A). Leider stellt dies einen der wohl häufigsten Fehler in Kausalitätsgutachten, neuropsychologische Gutachten inbegriffen, dar (Wurzer, 2009).

Wenn ein Proband beispielsweise eine Woche nach einem Auffahrunfall einen Schlaganfall erleidet, so *kann* ein ursächlicher Zusammenhang zwischen beiden Ereignissen bestehen, doch dieser darf nicht ohne genaue Prüfung bejaht, sondern muss beweisrechtlich gesichert werden. Dazu bedarf es des Nachweises einer ununterbrochenen Kausalkette – die hier über das (nachzuweisende) Bindeglied einer mechanisch bedingten Verletzung der inneren Halsschlagader (Dissektion der Arteria carotis interna) gegeben sein könnte.

Ein weiterer häufiger Fehler liegt in der logischen Umkehr des Kausalverlaufs; kausale Verknüpfungen zwischen Ereignissen verlaufen von der Ursache zur Folge und nicht umgekehrt, nicht in „rückwirkender Kausalität". Deshalb kann im Regelfall von einem späteren Zustand B auch nur mit begrenzter Gewissheit, also höchstens hypothetisch, wenn nicht gar völlig spekulativ, auf einen früheren Zustand A, der B bewirkt haben soll, geschlossen werden. Um A als kausal für B nachzuweisen, bedarf es deshalb in der Regel weiterer Kenntnisse, insbesondere zum tatsächlichen Vorliegen des antezedenten Zustands A (vgl. Stevens & Foerster, 2003, für eine weiterreichende Diskussion dieses Denkfehlers in der Begutachtung). In sehr anschaulicher Weise hat Taleb (2010) aus philosophischer Sicht dargelegt, dass in keiner Weise von einer Pfütze auf dem Boden darauf geschlossen werden kann, dass an dieser Stelle ein Eiswürfel einer bestimmten Form gelegen hat, der geschmolzen ist. Wenn überhaupt ein Eiswürfel die Pfütze verursachte, so kann er vielfältiger Form gewesen sein, genau so, wie ein Ereignis B durch viele unterschiedliche Bedingungsgefüge in der Vergangenheit zustande kommen kann.

Solche Rekonstruktionen *ex post facto*, also rückwirkend aus den bekannten Ergebnissen auf mutmaßliche vorauslaufende Bedingungen schließend, sind häufig, wenn auch nicht immer, bloße Scheinerklärungen. So kann etwa wissenschaftlich fundiert nicht vom Vorliegen einer Borderline-Persönlichkeitsstörung auf einen in Wahrheit stattgehabten sexuellen Missbrauch in der Kindheit geschlossen werden. Auch psychodynamische Interpretationen sind keine wissenschaftlich basierten Kausalitätsableitungen; sie stimmen immer in der Feder des Interpretierenden, weil sie rückwirkend eine – möglichst stimmige – Geschichte erzählen, die aber in Wahrheit zutreffen kann oder eben auch nicht. Ihr Beweiswert wird aus dem Blickwinkel einer evidenzbasierten Begutachtung immer wieder vehement bestritten (vgl. auch Popper, 1983, zur Fundamentalkritik der Psychoanalyse und ihrer Erklärungsansätze). Dieser Fehler wird auch als narrative Verzerrung *(narrative fallacy)* bezeichnet, eine Tendenz, durch anscheinend stimmige Konstruktionen Tatsachen miteinander zu verknüpfen, ohne dass es eine ausreichend gesicherte Basis für die resultierende Erzählstruktur gibt, die sich als logisch und plausibel präsentiert (z.B. Tolchinsky, 2024). In kritischer gutachtlicher Bewertung ist sie als Spekulation auszuweisen und von keinem Beweiswert.

Wichtig zu erwähnen bleibt noch die Unterscheidung zwischen der haftungsbegründenden (bzw. anspruchsbegründenden) Kausalität und der haftungsausfüllenden (bzw. anspruchsausfüllenden) Kausalität. Erstere bezieht sich nach Gaidzik (2018b) lediglich in der beamtenrechtlichen Unfallfürsorge auf den ursächlichen Zusammenhang zwischen der Diensttätigkeit und dem Eintritt der schadensstiftenden Situation (also dem Unfallereignis). Diese Prüfung erfolgt in der Regel auf juristischer oder Verwaltungsebene. Letztere meint die durch das schädigende Ereignis ursächlich resultierende Gesundheitsschädigung (Körperschaden) und schließt Gesundheitserstschaden und dadurch bedingte, folgende Funktionsstörungen ein. Im Zivilrecht und den meisten anderen Anwendungsgebieten hingegen bezieht sich die anspruchsbegründende Kausalität auf das durch das schädigende Ereignis bedingte Auftreten des Erstschadens, also der primären Gesundheitsschädigung oder, juristisch, den ersten Verletzungserfolg. Die anspruchsausfüllende Kausalität meint dann den Zusammenhang zwischen Erstschaden und daraus resultierenden Funktionsstörungen (Folgeschaden).

Die Kausalkette muss ununterbrochen sein, Lücken in ihr signalisieren das Fehlen sog. Brückensymptome. Dies kann für die Beweisführung von herausragender Bedeutung sein. Wenn beispielsweise nach einem leichten Schädel-Hirn-Trauma vorübergehend kognitive Einschränkungen vorlagen, nach einem Vierteljahr die volle Funktionsfähigkeit wieder als gegeben dokumentiert wurde und zwei Jahre später ausgeprägte Beschwerden im Sinne eines postkommotionellen Syndroms (PCS) geltend gemacht werden, so kann die Beweisführung, das Schädel-Hirn-Trauma habe die Beschwerden verursacht, wegen des Fehlens von Brückensymptomen scheitern.

10.3 Die Äquivalenztheorie oder Bedingungstheorie

Nach dieser Theorie, die im Strafrecht Anwendung findet, werden alle (also die unendlich vielen) Bedingungen, die nach der *Conditio-sine-qua-non*-Formel erfolgsursächlich sind, als gleichwertig (äquivalent) aufgefasst. So können also weder die Beauftragung eines Mörders noch die Beschaffung der Waffe noch die Abgabe des tödlichen Schusses hinweggedacht werden, ohne dass der konkrete Erfolg (der Tod des Opfers) entfiele.

Von Wichtigkeit in einzelnen Fallkonstellationen sind solche Sachverhalte, wie sie als hypothetische Reserveursachen, Abbruch des Kausalverlaufs (überholende bzw. überholte Kausalität) oder alternative Kausalität gefasst werden, was Modifikationen der Äquivalenztheorie in ihrer einfachen Form, wie oben dargestellt, erforderlich macht.

Für die konkrete Anwendung im Strafrecht bedarf es weiterer Kriterien. Die Kausalität im Sinne der Äquivalenztheorie stellt lediglich eine Voraussetzung für die Erfüllung eines Tatbestands dar, ist jedoch noch keine hinreichende Bedingung für dessen Strafbarkeit. Hierzu ist als weiteres Kriterium die objektive Zurechenbarkeit zu prüfen.

Zur Illustration ein Beispiel: So wäre zwar die Tatsache, dass ein Arbeitgeber seine Angestellte an einem Sonntagabend dringend ins Büro bestellte, ursächlich dafür, dass diese auf dem Heimweg überfallen und beraubt wurde (denn hätte er sie nicht zur Arbeit gerufen, wäre es gar nicht zum Überfall gekommen), doch ist sein Verhalten strafrechtlich völlig unerheblich.

Die Theorie der objektiven Zurechenbarkeit prüft, ob ein Erfolg, der auf einem vom Verursacher angestoßenen Kausalverlauf beruht, auch als „Werk des Täters“ aufgefasst werden kann. Es geht also um die Frage, ob der Täter eine rechtlich missbilligte Gefahr geschaffen hat, die sich im Erfolg verwirklichte. Einen Sonderfall stellt dabei die Unterlassung dar, in der nicht ein Handeln, sondern das Unterlassen einer Handlung die rechtlich relevante Gefahr schuf. – Im obigen Beispiel ist die unerwartete Bestellung der Mitarbeiterin zur Arbeit nicht strafrechtlich „missbilligt“.

10.4 Die Relevanztheorie oder Lehre von den wesentlichen Bedingungen

Im Sozial- und Verwaltungsrecht wird die Relevanztheorie angewandt, nach der in einem ersten Schritt geprüft werden muss, ob die Kausalkette zwischen Unfallereignis und Gesundheitserstschaden (Primärschaden) einerseits (haftungs- oder anspruchsbegründende Kausalität) und die zwischen dem Erstschaden und weiteren Gesundheitsschäden (Folgeschaden) andererseits (haftungs- oder anspruchsausfüllende Kausalität) nach der Äquivalenztheorie bejaht werden kann. Unter den erfolgsursächlichen Bedingungen (den *Conditiones sine quibus non*) werden in einem zweiten Schritt jedoch nur diejenigen als rechtserheblich herausgefiltert, die aufgrund ihrer besonderen Beziehung zum Ergebnis an diesem *wesentlich* mitgewirkt haben. Eine solche Bestimmung des Ursachenzusammenhangs erfolgt aus der Auffassung des praktischen Lebens sowie auf der Grundlage des aktuellen wissenschaftlichen Erkenntnisstandes.

Welche unter allen Ursachen im Sinne der Äquivalenztheorie als wesentliche Bedingungen gelten, bedarf einer weiteren Spezifizierung. Vom Gutachter wird häufig gefordert, den prozentualen Beitrag bestimmter identifizierter konkurrierender Teilursachen zum Erfolg (dem Erst- bzw. Folgeschaden) zu bestimmen, doch bleibt es eine juristische Entscheidung darüber zu befinden, ob die Wesentlichkeit einer Bedingung zu bejahen ist oder nicht.

Im Dienstunfallrecht und im sozialen Entschädigungsrecht gelten solche Bedingungen als im Rechtssinn ursächlich,

> ... die wegen ihrer besonderen Beziehung zum Erfolg zu dessen Eintritt wesentlich mitgewirkt haben. Das ist der Fall, wenn sie in ihrer Bedeutung und Tragweite für den Eintritt des Erfolges als annähernd gleichwertig anzusehen sind. Kommt einem der Umstände gegenüber anderen indessen eine überragende Bedeutung zu, so ist dieser Umstand allein Ursache im Rechtssinne. Bei mehr als zwei Teilursachen ist die annähernd gleichwertige Bedeutung des schädigenden Vorgangs für den Eintritt des Erfolgs entscheidend.[40]

In Bereich der Gesetzlichen Unfallversicherung wird, in Abgrenzung dazu, als Faustregel in der Regel die sog. Krasneysche Formel angewandt (vgl. Mehrtens, Valentin & Schönberger, 2017), nach der

a) eine Bedingung, die neben anderen nur mit 10 % am Gesundheitsschaden beteiligt ist, rechtlich nicht wesentlich ist;
b) eine Bedingung, die zu mindestens einem Drittel am Erfolg beteiligt ist, auch rechtlich wesentlich ist und
c) in dem dazwischenliegenden Bereich von mehr als 10 % und weniger als einem Drittel im Einzelfall zu prüfen ist, ob die dem versicherten Bereich zuzurechnende Bedingung wesentlich ist oder nicht.

Von wesentlichen Ursachen abzugrenzen sind sog. *Gelegenheitsursachen*. Im Verwaltungsrecht (Dienstunfallfürsorge) hat das Bundesverwaltungsgericht diese definiert als

> ... Ursachen, bei denen zwischen dem eingetretenen Schaden und dem Dienst eine rein zufällige Beziehung besteht, wenn also etwa die krankhafte Veranlagung oder das anla-

40 Urteil des BSG vom 16.12.2014 (Az.: B 9 V 6/13 R).

gebedingte Leiden so leicht ansprechbar waren, dass es zur Auslösung akuter Erscheinungen keiner besonderen, in ihrer Eigenart unersetzlichen Einwirkung bedurfte, sondern auch ein anderes, alltäglich vorkommendes Ereignis zum selben Erfolg geführt hätte.[41]

Dies wäre der Fall etwa bei einer Schadensanlage, die sich anlässlich eines Unfallereignisses lediglich so manifestiert, dass der Unfall nur der Auslöser gewesen ist, ersetzbar durch nahezu beliebige ähnlich geartete Auslöseereignisse. Mittlerweile wird der Begriff der Gelegenheitsursache jedoch auch in anderer Definition benutzt, so etwa als Bezeichnung für alle nicht wesentlichen Teilursachen.[42]

Von einer Schadensanlage (wie zum Beispiel der individuellen Persönlichkeitsakzentuierung der geschädigten Person) abzugrenzen sind nachgewiesene Vorerkrankungen, Vorschaden genannt (zum Beispiel eine bekannte chronisch-rezidivierende depressive Störung). Beide können, insbesondere im Bereich psychoreaktiver Symptombildungen, in besonderer Weise bestimmen, wie sich der Verlauf nach einem Unfallereignis und die Bewältigung unfallbedingter körperlicher und kognitiver Beeinträchtigungen vollzieht.

Bei bekanntem Vorschaden kann es ereigniskausal zu einer Verschlimmerung der vorbestehenden Funktionsstörungen kommen, die gutachtlich zu berücksichtigen sind. Eine solche Verschlimmerung kann auch vorübergehender Art sein, was insbesondere bei psychischen Störungen diskutiert werden sollte (wie beispielsweise die vorübergehende Verschlimmerung einer vorbekannten chronisch-depressiven Störung nach einem Verkehrsunfall mit leichtem Schädel-Hirn-Trauma).

Für den Bereich der Gesetzlichen Unfallversicherung hat Bultmann (2016) erneut dargelegt, dass dem Sachverständigen in der Kausalitätsprüfung lediglich die Prüfung der ersten Stufe (Frage nach dem Wirkzusammenhang auf naturwissenschaftlicher Ebene) zukommt, während die Prüfung des rechtlichen Zurechnungszusammenhangs (also der Anerkennung als wesentliche Ursache) auf juristischer Ebene erfolgen muss, denn diese stellt eine rechtliche Wertung dar. Voraussetzung für die Annahme eines naturwissenschaftlichen Zusammenhangs ist die generelle Eignung eines Ereignisses, den infrage stehenden Gesundheitsschaden zu bewirken. Für weitere Details der Kausalitätsbeurteilung in diesem Rechtsbereich ist ausdrücklich auf die eingehende Lektüre von Mehrtens und Brandenburg (2024) zu verweisen.

41 Urteil des BVerwG vom 18.04.2002 (Az.: 2 C 22/01).

42 So im Urteil des BSG vom 09.05.2006 (Az.: B 2 U 1/05 R): „Eine Ursache, die zwar naturwissenschaftlich ursächlich ist, aber nicht als wesentlich anzusehen ist, wird auch als Gelegenheitsursache oder Auslöser bezeichnet."

10.5 Die Adäquanztheorie oder Theorie von der adäquaten Bedingung

Die Prüfung des Kausalzusammenhangs im Zivilrecht erfolgt nach der Adäquanztheorie in zwei Schritten. Im ersten Schritt ist die Kausalität im philosophisch-naturwissenschaftlichen Sinne zu prüfen, nach der jede Bedingung kausal ist (also eine *Conditio sine qua non* oder notwendige Bedingung darstellt), die nicht hinweggedacht werden kann, ohne dass der Erfolg in seiner konkreten Gestalt entfiele. Im zweiten Schritt, der, genau genommen, die Zurechnung betrifft, ist die generelle Eignung einer Bedingung für den Eintritt des Schadens zu prüfen. Eine Bedingung ist nach der Adäquanztheorie nur dann als im Rechtssinne kausal auszuweisen, wenn sie „im allgemeinen und nicht nur unter besonders eigenartigen, ganz unwahrscheinlichen und nach dem regelmäßigen Verlauf der Dinge außer Betracht zu lassenden Umständen zur Herbeiführung eines Erfolges geeignet war".[43] Die allgemeine Eignung muss sich aus objektiver Sicht und allgemeiner Lebenserfahrung ergeben. Die antezedente Bedingung muss die Möglichkeit eines Erfolges in der Art, wie sie eingetreten ist, in nicht unerheblicher Weise zu erhöhen geeignet sein.

Damit scheiden ganz ungewöhnliche und nicht vorhersehbare Verknüpfungen von Ursache und Wirkung als nicht adäquate Kausalverläufe von einer rechtlichen Anerkennung der Ursächlichkeit aus. Dies betrifft etwa zufällige Anlässe für einen Schadenseintritt, die im Ursachenzusammenhang nur einen Bagatellcharakter aufweisen.

Um dies verständlicher zu machen, soll es durch ein Beispiel illustriert werden. Frau X befindet sich auf dem Heimweg vom Einkaufen und wird von hinten von ihrem Nachbarn, Herrn Y, angesprochen. Ganz in Gedanken versunken, erschrickt sie und stolpert über eine Fuge im Gehweg, stürzt und schlägt heftig mit der Stirn auf. Sie erleidet ein mittelschweres Schädel-Hirn-Trauma mit frontalen Kontusionsherden, muss für längere Zeit stationär behandelt werden und beklagt auch nach der Wiederherstellung ihrer selbstständigen Lebensführung fortbestehende Einschränkungen der kognitiven Leistungsfähigkeit. Obwohl nach der Äquivalenztheorie das Verhalten von Y in ununterbrochener Kausalkette mit den persistierenden Funktionsstörungen von X verknüpft werden kann, scheitert sie mit ihren zivilrechtlichen Haftungsansprüchen an Herrn Y. Nur dem ungewöhnlichen Verlauf der Dinge ist geschuldet, dass das Verhalten von Y ein Schädel-Hirn-Trauma und dessen Folgen bei X bewirkte.

43 Urteil des BGH vom 23.10.1951 (Az.: I ZR 31/51), unter besonderer Beachtung des Werkes von Traeger (1904).

11 Qualitätsstandards von Gutachten

Im vorangegangenen Text wurde bereits wiederholt auf Qualitätsaspekte neuropsychologischer Gutachten eingegangen, die hier noch einmal ausführlicher und geordnet dargestellt werden sollen. Wie wichtig die Einhaltung von Qualitätskriterien in der Begutachtung ist, ergibt sich aus der Tatsache, dass es letztlich nicht auf das Ergebnis eines Gutachtens ankommt, ob es Überzeugungskraft entfalten kann, sondern vielmehr auf „dessen plausible, in sich schlüssige und von Sachkenntnis getragene argumentative Herleitung", die nach Gaidzik (2018a, S. 49) letztlich auch „das maßgebliche Qualitätskriterium seiner Stellungnahme liefert". Eine „für Dritte nachvollziehbare, in sich schlüssige Herleitung der abschließenden gutachtlichen Bewertung" (S. 49) sei damit als zentrales Qualitätsmerkmal herauszustellen. Schon dies allein bedingt, dass immer wieder objektiv falsche Gutachten maßgeblich für die Entscheidungsfindung eines Auftraggebers sind, weil das falsche Ergebnis in selbstbewusster und überzeugender Weise hergeleitet wurde, während objektiv korrekte Gutachten verworfen werden können, weil sie größere handwerkliche Mängel aufweisen oder in der Herleitung einer logisch stringenten und nachvollziehbaren, verständlichen Argumentationslinie versagen. Dabei ist jedoch nicht zu verschweigen, dass nicht nur die Qualität eines Gutachtens, sondern in hervorragender Weise auch die Qualifikation des Empfängers und seine Fähigkeit zur Durchdringung fachfremder Sachverhalte darüber entscheidet, ob und wie weit fehlerhafte Gutachten, die zu falschen Schlussfolgerungen kommen, sicher als solche identifiziert und von korrekten unterschieden werden und ob fundierte gutachtliche Empfehlungen bei der Entscheidungsfindung berücksichtigt werden oder nicht. Die richterliche Bewertung unterliegt der freien Beweiswürdigung[44] und darf daher ausdrücklich der eigenen, persönlichen Überzeugung folgen, auch wenn diese manchmal aus wissenschaftlicher Perspektive völlig irregeleitet oder absurd erscheinen möchte. Eine Bindungswirkung durch Beweisregeln gibt es nur in Fällen, die ein Gesetz ausdrücklich bezeichnet. – Ein Blick auf veröffentlichte gerichtliche Urteilsbegründungen offenbart rasch die große Variabilität, mit der Gerichte neuropsychologische Sachverhalte aufgefasst

---

44 Vgl. ZPO § 286 (1), wonach das Gericht unter Berücksichtigung des gesamten Inhalts der Verhandlungen und des Ergebnisses einer etwaigen Beweisaufnahme nach freier Überzeugung zu entscheiden hat, ob eine tatsächliche Behauptung für wahr oder für nicht wahr zu erachten sei.

oder die Aussagekraft von Test- und Fragebogenergebnissen sowie von normativen Bewertungen verstanden haben; sie reicht von exzellent bis höchst beklagenswert.

11.1 Systematik von Qualitätsstandards

Legner und Cibis (2007) haben in einer Projektgruppe Qualitätssicherung in der sozialmedizinischen Begutachtung Qualitätsmerkmale erarbeitet und diese in übergeordnete und Einzelkriterien unterschieden. Erstere sind solche Kriterien, die für die Verwertbarkeit eines Gutachtens unabdingbar sind. Demgegenüber entwerten Verstöße gegen die von den Autoren „Einzelkriterien" genannten weiteren Gütemaßstäbe ein Gutachten nicht im Ganzen. Sie liefern gleichwohl Anhaltspunkte für die Sorgfalt einer Sachverständigen und ihre Vertrautheit mit gutachtlichen Standards und rechtlichen Normen.

Übergeordnete Kriterien des Konzepts:

(1) *Plausibilität und Schlüssigkeit.* Dies betrifft die logische und widerspruchsfreie Herleitung der Diagnosen und gutachtlichen Beurteilung, die alle vorhandenen Daten berücksichtigen und integrieren muss. Die getroffene sozialmedizinische Beurteilung muss sich für den fachkundigen Leser als verständlich und überzeugend herleiten.

(2) *Nachvollziehbarkeit.* Dieses zentrale Qualitätsmerkmal bezieht sich auf die Perspektive des Auftraggebers einer Begutachtung, in aller Regel also Fachlaien, Nicht-Mediziner bzw. Nicht-Psychologen. Die fachlich relevanten Sachverhalte müssen so dargestellt werden, dass die Argumentationslinie kleinschrittig und ohne spezifische Fachkenntnisse (sofern diese nicht im Gutachten selbst verständlich vermittelt werden) verstanden werden kann. Dazu sind auch Abweichungen der eigenen Position von anderen vorliegenden Daten (Atteste, Befundberichte, Vorgutachten) zu begründen. Für neuropsychologische Gutachten wird die Nachvollziehbarkeit etwa durch eine inhaltliche Darstellung der verwendeten Testverfahren, eine Erläuterung des normativen Bezugs von Testergebnissen und eine nachvollziehbar dargelegte Erläuterung der zugrunde gelegten Interpretationsmaßstäbe unterstützt, die üblicherweise in Befundberichten fehlt oder nur sehr verknappt Darstellung findet.

(3) *Neutralität.* Dieses zentrale Kriterium betrifft die kompromisslose Unparteilichkeit in der Sachverständigentätigkeit, die bereits weiter oben (Kapitel 3.1) ausführlicher diskutiert wurde.

Die ersten beiden Kriterien beinhalten auch die heute in der Gutachtenliteratur verstärkt erhobene Forderung nach einer eingehenden Konsistenz- und Plausibilitätsprüfung, die sowohl für Fachpersonal als auch für die Auftraggeber verständlich und nachvollziehbar dargestellt werden muss. Für die neuropsychologische Begutachtung betrifft dies auch, wo immer geboten, den Einsatz standardisierter und gut überprüfter Verfahren zur Sicherung der Beschwerdenvalidität. Wo eine sorgfältige Analyse von Konsistenz und Plausibilität der Datenlage unterlassen wird, werden zentrale Qualitätsmerkmale eines Sachverständigengutachtens verfehlt.

Die von Legner und Cibis (2007) herausgearbeiteten Einzelkriterien der Qualitätssicherung umfassen die folgenden:

(1) *Formale und inhaltliche Gestaltung.* Dies bezieht sich auf die Gliederung des Textes, das Layout und andere Faktoren, die eine gute (formale) Lesbarkeit gewährleisten.

(2) *Medizinisch-wissenschaftliche Grundlagen.* Diagnostik, Befunderhebung und Beurteilung müssen der rechtlichen Forderung, dass sich ein Sachverständiger auf den jeweils aktuellen Stand oder Standard der Wissenschaft zu beziehen hat, entsprechen. In der Regel bezieht sich dies auf den Zeitpunkt der Gutachtenerstellung, gelegentlich aber auch auf einen, durch den Auftraggeber exakt definierten Zeitpunkt in der Vergangenheit. Dieses Kriterium setzt den Bezug zu den weiter unten besprochenen Leitlinien und Standards.[45]

(3) *Verständlichkeit.* Dieses Kriterium zielt auf die verwendete Sprache, die klar, allgemeinverständlich und prägnant sein sollte. Nicht erläuterte Fachbegriffe oder Abkürzungen, die nicht der gebildeten Allgemeinsprache entstammen, setzen die Verständlichkeit des Textes herab und schmälern die Nachvollziehbarkeit und die Überzeugungskraft, die er entfalten kann.

(4) *Vollständigkeit.* Die Sachverhalte sind, soweit im Rahmen gutachtlicher Erkenntnismöglichkeiten realisierbar, vollständig zu erfassen und die Gesamtheit der zur Verfügung stehenden sachrelevanten Information in die Beurteilung einzubeziehen.

(5) *Transparenz.* Die zur Befunderhebung eingesetzten Methoden sind offenzulegen und gegebenenfalls zu erläutern. Bezüglich neuropsychologischer Ver-

45 Nach Überzeugung des Autors stellt dies sehr viel eher ein Haupt- als nur ein Nebenkriterium für die Gutachtenqualität dar. In der Tat wird in einigen Gutachten der aktuelle Stand des Wissens nicht berücksichtigt oder sogar grob verfehlt und es werden immer wieder gelehrte Meinungen anstelle evidenzbasierten aktuellen Wissens präsentiert. Wenn dies in überzeugender Darstellung und häufig auch unter Rückgriff auf die eigene Autorität erfolgt (also auf einen „Autoritätsbeweis" abgestellt wird), kann es leicht zu gravierenden Fehlbeurteilungen führen, die ihrerseits Fehlentscheidungen bedingen. Wenn eine Sachverständige zur Begründung ihrer Meinung vorbringt, sie sei schließlich schon 30 Jahre im Beruf tätig, kann dies auch schlicht bedeuten, dass sie 30 Jahre lang den gleichen Fehler begangen hat. Eine vertiefende Auseinandersetzung mit der medizinisch-wissenschaftlichen Beweiskraft von Gutachten und mit Kriterien, nach denen diese bemessen werden kann, wurde jüngst von Grömer und Gaidzik (2024) vorgelegt.

fahren betrifft dies nicht nur die exakte Bezeichnung der eingesetzten Tests, sondern auch die Nennung der herangezogenen Testversion oder Auflage sowie, falls dies nicht bereits durch die vorangegangenen Angaben eindeutig bestimmt ist, auch der verwendeten Normenbasis.

(6) *Wirtschaftlichkeit.* Dieser Punkt betrifft die Beschränkung eingesetzter Verfahren auf das Notwendige, Zweckmäßige und Ausreichende. Hier weisen neuropsychologische Gutachten in der Praxis allerdings eine große Streubreite auf und es gibt keine wirklich verbindlichen, nachprüfbaren, geschweige denn justiziablen Kriterien, welcher Untersuchungsaufwand für welche neuropsychologische Fragestellung aus wirtschaftlicher Sicht vertretbar ist.

11.2 Leitlinienbezug und Standards der Begutachtung

Unter einer Leitlinie versteht man die zur Qualitätssicherung entwickelte Zusammenstellung systematisch hergeleiteter Aussagen, die der Entscheidungsfindung von Angehörigen der Gesundheitsberufe dienen und von Fachgesellschaften verabschiedet und regelmäßig aktualisiert werden. Sie sollen in transparenter Weise wissenschaftlich fundiert den aktuellen Stand des Wissens wiedergeben und praktische Handlungsempfehlungen für die Diagnostik, Therapie und auch Begutachtung liefern.

In Deutschland werden die meisten medizinischen Leitlinien von der Arbeitsgemeinschaft der Wissenschaftlichen Medizinischen Fachgesellschaften (AWMF) herausgegeben, von deren Website alle gültigen Leitlinien auch kostenfrei herunterladbar sind. Psychologische Gesellschaften, wie etwa die Gesellschaft für Neuropsychologie, die Deutsche Gesellschaft für Psychologie bzw. die Föderation Deutscher Psychologenvereinigungen, waren an der Erstellung einzelner AWMF-Leitlinien beteiligt oder haben eigene Leitlinien außerhalb der AWMF verabschiedet.

Wie unschwer erkennbar ist, unterscheidet sich die Qualität verabschiedeter Leitlinien stark und reflektiert natürlich die Qualifikation der beteiligten Autoren für die behandelten Sachverhalte. Wichtig zu wissen ist, dass Leitlinien zwar keine Rechtsnormen darstellen, gleichwohl aber im Rahmen der Begutachtung von großer Bedeutung sind, sodass qualitativ hochwertige Leitlinien in rechtlicher Hinsicht eine gewisse Bindungswirkung ausüben (Rothärmel & Fegert, 2000). In diesem Sinne wird auch in Urteilsbegründungen immer wieder auf Leitlinien verwiesen.

Abweichungen von in Leitlinien formulierten Handlungsempfehlungen sind durchaus möglich, bedürfen (spätestens im Anfechtungsfall) jedoch einer überzeugenden Begründung. Zu verweisen ist insbesondere auf ein Urteil des Bundesgerichtshofs dazu:

> Handlungsanweisungen in Leitlinien ärztlicher Fachgremien oder Verbände dürfen nicht unbesehen mit dem medizinischen Standard gleichgesetzt werden. Dies gilt in besonderem Maße für Leitlinien, die erst nach der zu beurteilenden medizinischen Behandlung veröffentlicht worden sind. Leitlinien ersetzen kein Sachverständigengutachten. Zwar können sie im Einzelfall den medizinischen Standard für den Zeitpunkt ihres Erlasses zutreffend beschreiben; sie können aber auch Standards ärztlicher Behandlung fortentwickeln oder ihrerseits veralten.[46]

Für die Sachverständigentätigkeit ist insbesondere auf die Leitlinie *Allgemeine Grundlagen der medizinischen Begutachtung* mit der letzten Überarbeitung von Januar 2019 zu verweisen (Marx et al., 2019; AWMF-Registernummer: 094/001).[47] Die dort formulierten Grundsätze und Eckpunkte gutachtlicher Tätigkeit sind unbedingt für eine Lektüre zu empfehlen und sollten in keiner wesentlichen Position von der in diesem Buch gelieferten Darstellung abweichen. Das Diagnostik- und Testkuratorium der Föderation Deutscher Psychologenvereinigungen (2017) hat eigene Qualitätsstandards verabschiedet, die sich allgemeiner auf die psychodiagnostische Berichtserstellung beziehen. In Österreich hat das Bundesministerium für Soziales, Gesundheit, Pflege und Konsumentenschutz (2020) für klinisch- und gesundheitspsychologische Gutachten eine eigene Richtlinie veröffentlicht.

Weitere, insbesondere für die neuropsychologische Begutachtung (potenziell) relevante Leitlinien finden sich im Folgenden aufgelistet:

- die Leitlinie Neuropsychologische Begutachtung (Neumann-Zielke et al., 2015),
- die Begutachtungs-Leitlinie der Schweizerischen Vereinigung der Neuropsychologinnen und Neuropsychologen (2011),
- die Leitlinie Begutachtung nach gedecktem Schädel-Hirntrauma im Erwachsenenalter, Stand 07/2024, AWMF-Registernummer 094-002 (Widder et al., 2024),
- die Leitlinie Standards der Begutachtung bei der Beurteilung von Kausalitätsfragen, Stand 12/2019, AWMF-Registriernummer 051-029 (Widder et al., 2019), deren Neubearbeitung begonnen hat,
- die Leitlinie zur sozialmedizinischen Beurteilung bei neurologischen Krankheiten der Deutschen Rentenversicherung Bund (2010),
- die Leitlinie zur sozialmedizinischen Beurteilung bei psychischen und Verhaltensstörungen der Deutschen Rentenversicherung Bund (2012).

46 Urteil des BGH vom 15.04.2014 (Az.: VI ZR 382/12).

47 Alle gültigen AWMF-Leitlinien können, wie bereits erwähnt, kostenfrei von der Website https://register.awmf.org heruntergeladen werden. Die bis Anfang 2024 gültige Leitlinie *Allgemeine Grundlagen der medizinischen Begutachtung* befindet sich gerade in Überarbeitung.

Für die Begutachtung der beruflichen Leistungsfähigkeit ist ferner auf einen ausführlichen Leitfaden von Schneider et al. (2016) zu verweisen. Für eine weiterreichende Besprechung neuropsychologischer Begutachtung in der Schweiz kann auf Frei (2022) verwiesen werden.

Von Relevanz sind weiterhin Leitlinien, die das aktuelle Wissen und Diagnose- bzw. Behandlungskriterien für einzelne Krankheitsbilder behandelt. Für neuropsychologische Fragestellungen können dies beispielsweise sein:
- die Leitlinie Schädel-Hirn-Trauma im Erwachsenenalter, Stand 12/2015, AWMF-Registernummer 008-002, gegenwärtig in Überarbeitung,
- die Leitlinie Demenzen, Stand 11/2023, AWMF-Registernummer 038-013,
- die Leitlinie Normaldruckhydrozephalus, Stand 12/2017, AWMF-Registernummer 030-063,
- die Leitlinie Neuroborreliose, Stand 04/2018, AWMF-Registernummer 030-071,
- die Leitlinie Beschleunigungstrauma der Halswirbelsäule, Stand 08/2020, Registernummer 030-095.

Unter Beteiligung der Gesellschaft für Neuropsychologie sind ferner spezielle Leitlinien zur Behandlung und Therapie von Gedächtnisstörungen bei neurologischen Erkrankungen (AWMF-Registernummer 030-124), von exekutiven Dysfunktionen (AWMF-Registernummer 030-125) sowie von Neglect und anderen Störungen der Raumkognition (AWMF-Registernummer 030-126) verabschiedet worden.

Auch Stellungnahmen von Fachverbänden zu bestimmten gutachtlich relevanten Problemen können sehr hilfreich sein, nicht zuletzt auch dann, wenn die Indikation für eine neuropsychologische (Zusatz-)Begutachtung durch eine Partei in Zweifel gezogen wird. Aus jüngerer Zeit und inhaltlich hochaktuell ist hier insbesondere die gemeinsame Stellungnahme der Deutschen Gesellschaft für Neurowissenschaftliche Begutachtung, der Deutschen Gesellschaft für Neurologie und dreier weiterer Fachgesellschaften zur Begutachtung bei Fatigue-Symptomen (Widder, 2023)[48] zu nennen.

Für die Beschwerdenvalidierung sind bislang in Deutschland (und seinen Nachbarländern) keine speziellen Leitlinien oder Standards publiziert worden, wiewohl sie in einer Reihe anderer gutachtenrelevanter Leitlinien Eingang gefunden hat. Für die Gutachtenarbeit ist auf eine Anzahl von Standards und Richtlinien aus anderen Ländern zu verweisen, insbesondere
- das auch heute noch vielzitierte offizielle Positionspapier der National Academy of Neuropsychology (Bush et al., 2005), das auch in deutscher Sprache vorliegt (Bush et al., 2006),

48 Auch verfügbar unter: https://dgn.org/artikel/begutachtung-bei-fatigue-symptomen

- das aktualisierte Konsensuspapier der American Academy of Clinical Neuropsychology (AACN; Sweet et al., 2021),
- die Richtlinien der American Academy of Clinical Neuropsychology Social Security Administration (Chafetz et al., 2015),
- das Positionspapier der Association for Scientific Advancement in Psychological Injury and Law (Bush, Heilbronner & & Ruff, 2014),
- die revidierten multidimensionalen Kriterien für die Feststellung von Simulation und Aggravation in der neuropsychologischen Diagnostik (Sherman et al., 2020),
- die Richtlinien der British Psychological Society (Moore, Bunnage, Kemp, Dorris & Baker, 2021),
- das Positionspapier der Association Québécoise des Neuropsychologues (Bertrand, Chartrand, Gauthier, Kennepohl & Monette, 2023).

Die neuropsychologischen Berufsvereinigungen aus den USA (National Academy of Neuropsychology, American Academy of Clinical Neuropsychology) haben zudem zahlreiche offizielle Positionspapiere, Stellungnahmen und Richtlinien von hoher Relevanz für die gutachtliche Tätigkeit verabschiedet, die in besonderer Weise auch die empirische Datenlage zu den jeweils behandelten Themen zum Zeitpunkt der Verabschiedung reflektieren. Ihre Kenntnis kann von großem Nutzen für die Sachverständige sein, nicht zuletzt auch in späteren Stellungnahmen, wenn das eigene gutachtliche Vorgehen durch eine Partei, der das Gutachten nicht gefällt, infrage gestellt wird. Beispielhaft sind hier zu nennen:

- das Positionspapier der American Academy of Clinical Neuropsychology zum Testschutz (Boone et al., 2022),
- damit in Verbindung stehend ein Positionspapier mehrerer Verbände zur Reaktion auf die Anforderung von Testmaterialien durch Anwälte (Boone et al., 2024),
- das Positionspapier der American Academy of Clinical Neuropsychology zur Aktenaufarbeitung in der Begutachtung (Chafetz et al., 2025),
- ein Positionspapier mehrerer Verbände zur Anwesenheit von Begleitpersonen (Glen, Barisa, Ready, Peck & Spencer, 2021),
- eine Stellungnahme der National Academy of Neuropsychology zur Testauswahl in der Begutachtung, die allein den Sachverständigen obliegt (Fazio et al., 2018), auch wenn von Parteien immer wieder versucht wird, darauf Einfluss zu nehmen,
- eine eingeladene Arbeit von Kaufman (2009) zum Schutz von Rohdaten und zum Testschutz.

Alle offiziellen Positionspapiere und Stellungnahmen der National Academy of Neuropsychology sowie der American Academy of Clinical Neuropsychology können auf den Websites der Organisationen gesichtet werden.[49]

11.3 Probleme der realen Gutachtenqualität und häufige Fehlerquellen

Eigentlich, so könnte man sagen, müsste jeder Gutachter in ein und demselben Fall zum gleichen Ergebnis gelangen. Wenn dies so wäre, würde dies eine hohe Objektivität (oder Konkordanz) als Gütekriterium für die Beurteilung der Gutachtenqualität ausweisen. Dass dem keineswegs so ist, offenbart ein Blick in die reale Gutachtenpraxis. Auftraggeber beklagen häufig Probleme insbesondere bei der gutachtlichen Beurteilung von Schmerzen und psychischen Störungen, und zwar über verschiedene involvierte Fachdisziplinen hinweg und innerhalb dieser. Dass die Person der Sachverständigen, ihre fachliche und gutachtenspezifische Qualifikation sowie offenbar auch ihre persönlichen Überzeugungen einen so großen Einfluss auf das Ergebnis eines Gutachtens haben, birgt ein großes und letztlich kaum sachlich zu rechtfertigendes gesellschaftliches Unrechtspotenzial in sich. Nicht mehr zu ignorierende erhebliche Probleme mit der Qualität familienrechtlicher Gutachten (z.B. Salewski & Stürmer, 2015) hatten übrigens dazu geführt, dass eine Qualitätsverbesserung sogar in den Koalitionsvertrag der Regierung Merkel von 2017 (18. Legislaturperiode) aufgenommen worden war.[50]

Selbst bei exakt gleicher Daten- oder Informationsbasis kommen Sachverständige zu zum Teil hochgradigen Abweichungen in ihrer Beurteilung. Eine Studie von Dickmann und Broocks (2007) illustrierte dies anhand einer Stichprobe von 22 Gutachtern, die einen fiktiven psychiatrischen Fall im Rahmen der Gesetzlichen Rentenversicherung zu beurteilen hatten und nicht nur in ihrer Diagnosestellung sehr heterogen ausfielen, sondern hochgradig in der resultierenden sozialmedizinischen Beurteilung (volle Erwerbsminderung, teilweise Erwerbsminderung, keine Erwerbsminderung) und in der gestellten Prognose abwichen, wiewohl die Rentenversicherung für den skizzierten Fall klare Vorgaben formuliert hat. In einem Kommentar zu dieser Studie formulierte Linden (2007): „Was die vorliegende Untersuchung zeigt, ist, dass für sozialmedizinische Schlussfolgerungen offenbar Ähnliches gilt wie für Richterurteile: ‚Auf offener See und vor Gericht ist man in Gottes Hand'" (S. 379).

---

49 Verfügbar unter: https://www.nanonline.org/nan/Professional_Resources/Position_Papers sowie https://theaacn.org/official-position-papers-and-statements/

50 Verfügbar unter: https://www.bundestag.de/resource/blob/194886/696f36f795961df200fb27fb6803d83e/koalitionsvertrag-data.pdf

Er erwarte, so Linden (2007) weiter, dass sich das Problem der unzureichenden Beurteilungsübereinstimmung in den somatomedizinischen Fächern noch eher stärker als in der Psychiatrie zeige. Ähnlich niedrige Übereinstimmungen in gutachtlichen Beurteilungen verschiedenster Rechtskontexte fanden Barth et al. (2017) in einer systematischen Review von Arbeiten aus 12 verschiedenen Ländern. Diese Autoren fanden einen großen Anteil unzuverlässiger gutachtlicher Beurteilungen und forderten mehr empirische Gutachtenforschung.

Wie gravierend trotz immer feiner ausgearbeiteter und weiter diskutierter Qualitätsstandards Gutachten in der Realität ausfallen, erhellt eine jüngere Arbeit von Schöwe, Kröger und Kobelt-Poenicke (2023), in der 52 reale Gutachten für die Deutsche Rentenversicherung analysiert wurden, in denen stets die Diagnose einer posttraumatischen Belastungsstörung vergeben worden war. Die Autoren lieferten eine Liste festgestellter Mängel und kamen zu dem Schluss, „dass die Beurteilung des Leistungsvermögens in vielen Fällen nicht nachvollziehbar bzw. nicht ausreichend begründet war" (S. 151). Eine der potenziellen Ursachen dafür sahen sie in mangelnden Kenntnissen der relevanten Leitlinien für die sozialmedizinische Beurteilung. Vergleichbare Untersuchungen für den Bereich der Neuropsychologie fehlen bislang, soweit hier bekannt ist.

Für den Bereich der medizinischen Sachverständigentätigkeit hat Widder (2009) als typische Fehler die folgenden herausgearbeitet (und eine Übertragung auf neuropsychologische Gutachten erscheint durchaus angemessen):

(1) Eine erkennbare Verletzung der Unparteilichkeit und einseitige Stellungnahme zugunsten des Probanden, der entsprechend auch fälschlich als „Patient" im Gutachten benannt wird.

(2) Eine fehlende Beachtung der gutachtlichen Fragestellung.

(3) Die Verwechslung von Tatsachen (im rechtlichen und im generellen Sinne des Wortes) und subjektiven Angaben. Subjektive Behauptungen werden in Gutachten immer wieder wie Fakten dargestellt und behandelt. Dies ist in keiner Weise geboten. Subjektive Angaben sollten daher, praktisch zwingend, auch im Konjunktiv berichtet werden.

(4) Die Verwendung falscher Beweismaße. In der klinisch-diagnostischen Tätigkeit ist es üblich, eine am ehesten zutreffende Diagnose auch zu stellen, neben reinen Verdachtsdiagnosen. Im Rahmen der Sachverständigentätigkeit müssen krankhafte, regelwidrige Zustände nachgewiesen werden, und zwar in der Zustandsbegutachtung im Vollbeweis (d.h. ohne vernünftigen Zweifel), in der Kausalitätsbegutachtung mit dem Beweismaß, mit dem das jeweilige Glied in der Kausalkette nachzuweisen ist. Hypothetische Störungen oder die reine Plausibilität geltend gemachter Funktionsstörungen sind dafür kein ausreichender Maßstab.

(5) Nichtbeachtung der Beweisregeln in Zusammenhangsgutachten, mit für verschiedene Rechtsbereiche unterschiedlichen Beweismaßen für einzelne Glieder der Kausalkette und den Kausalzusammenhang zwischen den einzelnen Gliedern.

(6) Anwendung falscher Kausalitätsregeln, die sich im Strafrecht, im Zivilrecht und im Sozial-/Verwaltungsrecht unterscheiden.
(7) Anwendung einer rückwärtsgerichteten Kausalität, in der von der Folge auf die Ursache geschlossen wird, ohne dass die Ursache bewiesen werden kann.
(8) Einführung eigener Beweiserleichterungen, wie etwa die unkritische Auslegung des Fehlens wichtiger Dokumente oder Informationen zugunsten eines Probanden.
(9) Gleichsetzung von Diagnosen und Funktionsstörungen. Eine korrekte Diagnose ist im Regelfall für die rechtlich relevanten Sachverhalte von untergeordneter Bedeutung, weil es vielmehr auf die daraus resultierenden Funktionsstörungen ankommt.
(10) Fehlinterpretation der Beweislast. Wenn diese etwa beim Versicherten einer privaten Unfall- oder Berufsunfähigkeits- oder einer Sozialversicherung liegt, muss dieser nachweisen, dass er aufgrund (von ihm) behaupteter Gesundheitsstörungen die Voraussetzungen für eine Leistungsbeziehung erfüllt, nicht aber muss die Versicherung nachweisen, dass er gesund und leistungsfähig ist.
(11) Beurteilung der beruflichen Leistungsfähigkeit in der Gesetzlichen Rentenversicherung orientiert an der letzten Tätigkeit, statt, wie korrekt, in Bezug auf den allgemeinen Arbeitsmarkt.
(12) Beurteilung der beruflichen Leistungsfähigkeit orientiert am existierenden Arbeitsmarkt.
(13) Verwechslung von Arbeitsunfähigkeit, Berufsunfähigkeit, Dienstunfähigkeit und Erwerbsunfähigkeit.
(14) Verwechslung von Minderung vs. Grad und
(15) Ansetzen falscher Bemessungsgrundlagen dazu, wie Erwerbsminderung, Minderung der Erwerbsfähigkeit, Grad der Behinderung, Invalidität usw., die Verwendung der falschen Tabellenwerke eingeschlossen.
(16) Anwenden einer falschen Arithmetik bei der integrativen Bewertung von verschiedenen Gesamtschädigungen, z. B. Bildung eines Gesamt-GdB aus unterschiedlichen Teil-GdB im Schwerbehindertenrecht (erfolgt nicht als einfache Aufsummierung).

Aus juristischer Perspektive hat sich Kater (2008, 2009) eingehend mit Fehlern in medizinischen Gutachten auseinandergesetzt und sieht insbesondere „verheerende Folgen für die Begutachtung" (Kater, 2009, S. 27) aus Widersprüchen innerhalb der Gutachten selbst erwachsen. Eine Verletzung der Denkgesetze führt dazu, dass in sich widersprüchliche Gutachten vorgelegt werden.

Auch die Verwendung von Termini, die fachsprachlich in der Medizin und im Recht unterschiedlich besetzt sind oder die, statt im – für das Gutachten relevanten – Rechtssinn in allgemeinsprachlicher Besetzung benutzt werden, sorgt für Ebenen des Vorbeiredens. Zu solchen potenziell irreführenden Begriffen gehören beispielsweise *grundsätzlich* und *regelmäßig* (wobei juristisch in der Regel die Ausnahme betont wird), *Richtlinien* (Bezeichnung von Verwaltungsvorschriften), *Ermessen, Erfolg, wahrscheinlich* und, sehr prominent und häufig, die Verwechslung von *Glaubhaftigkeit* und *Glaubwürdigkeit*. Erstere bezieht sich auf eine Aussage, letztere bezeichnet eine Personeigenschaft. So kann in der Tat eine unglaubwürdige Person eine glaubhafte Angabe machen; häufiger in der (neuro-)psychologischen Begutachtung kommt es vor, das glaubwürdige Personen unglaubhafte Einzelangaben tätigen.

11.4 Fallstricke bei der neuropsychologischen Begutachtung

Spezifisch auf die neuropsychologische Begutachtung bezogen, haben Russell und Russell (2003) eine Arbeit vorgelegt, in der sie 20 Fehlerquellen benennen, durch die fälschlicherweise eine Hirnschädigung diagnostiziert wird, wo in Wahrheit keine vorliegt (oder zumindest: keine nachweisbar ist). Der unschätzbare Vorteil, den die neuropsychologische Testdiagnostik für die Erfassung oder Objektivierung von kognitiven Funktionsstörungen leistet, wird dadurch getrübt, dass diese Tests natürlich sensitiv für eine Vielzahl von Ursachen für niedrige Testwerte sind. Von einem Testergebnis, das Einschränkungen aufweist, auf ein zuvor stattgehabtes Schädel-Hirn-Trauma zu schließen, ohne dass dieses nachgewiesen werden kann (oder das Testprofil als schlüssigen Beweis für die stattgehabte Verletzung auszuweisen), muss die Denkgesetze verletzen. Dessen ungeachtet findet sich ein solcher logischer Fehler häufig und führt zwangsläufig zu einem fehlerhaften Gutachten. Im klinischen Kontext oder im Rahmen der neuropsychologischen Therapie kann eine fehlerhafte Bewertung bei Patientinnen, die sich in einem Rechtsstreit befinden oder einen solchen erwägen, auch zu tiefgreifenden und nachhaltigen Schädigungen führen und damit die therapeutisch-ethische Grundregel, das Nicht-Schaden-Prinzip, verletzt werden.

Unter den von Russell und Russell (2003) diskutierten Problemen spielen testbezogene eine besondere Rolle, wie beispielsweise eine falsche Testauswahl, -anwendung, -auswertung und -interpretation. Auch eine pauschalisierende und nicht nachvollziehbare Schätzung des prämorbiden Leistungsniveaus wird unter den Fehlerquellen aufgeführt. Letzterer Fehler findet sich in Deutschland häufiger, wenn etwa das Erreichen des Abiturs mit einem überdurchschnittlichen prämorbiden kognitiven Niveau oder einem im oberen Drittel der Verteilung gleichgesetzt wird, was schon aus rein bildungs- und bevölkerungsstatistischen Gründen gar nicht möglich ist (wenn etwa in einzelnen Bundesländern heute mehr als die Hälfte aller Schüler das gymnasiale Abitur ablegt und dann zusätzlich die kulturelle Chancenungleichheit im Bildungserfolg in Rechnung gestellt wird).

Eine häufige Fehlerquelle bei der Interpretation eines Testprofils ist die Vernachlässigung der üblichen Streuung von Testwerten, die sich bereits aus rein mathematischen Gründen, unter Berücksichtigung der Reliabilitäten der eingesetzten Tests, ergibt (Konfidenzintervalle der Messwerte). Dies führt insbesondere bei umfangreichen Testbatterien mit hoher Wahrscheinlichkeit zu unterdurchschnittlichen und auch weit unterdurchschnittlichen Einzeltestwerten in Abwesenheit einer in Wahrheit vorliegenden „Störung“. Die Gefahr, in solchen Fällen also fälschlich eine Hirnschädigung zu erkennen, wo ihn Wahrheit mathematische Gesetzmäßigkeiten allein schon eine ausreichende Erklärung für ein individuelles Testprofil sein können, wird häufig missachtet. Dieses Phänomen wurde bereits eingehend von Matarazzo (1990) untersucht, später unter anderem von Binder, Iverson und Brooks (2009), Palmer, Boone, Lesser und Wohl (1998) sowie Tanner-Eggen, Balzer, Perrig und Gutbrod (2015). In jüngerer Zeit haben Suhr und Johnson (2022) auch für den Bildungsbereich, also etwa für die Diagnosestellung von Aufmerksamkeitsdefizit-/Hyperaktivitätsstörungen und Lernbehinderungen, auf die Gefahr einer nicht gebotenen Pathologisierung normal streuender Verhaltens- und Leistungsparameter hingewiesen und das dort immanente Risiko auch mit dem bereits erwähnten ethischen Imperativ, *first do no harm,* angemahnt.

Eine fehlerhafte Logik und gravierende Schwächen im Umgang mit Wahrscheinlichkeiten sind im alltäglichen Denken, in Urteils- und Entscheidungssituationen nichts Ungewöhnliches. Sehr aufschlussreich sind die Analysen, die Anderson (2015) zur Anwendung falscher logischer Schlüsse durch viele Menschen, Akademiker eingeschlossen, darstellt und denen auch erkennbar immer wieder neuropsychologisch Tätige unterworfen sind. Einer der häufigsten Fehler neuropsychologischer Behandler wie auch neuropsychologischer Gutachterinnen stellt die rückwirkende Attribuierung dar, wie schon weiter oben in der Diskussion der Kausalität (Kapitel 10.2) ausgeführt wurde. Der angewandte falsche Syllogismus[51] lässt sich wie folgt darstellen:

A) *Patienten nach substanziellen Schädel-Hirn-Traumen erreichen häufig auffällige Testwerte in neuropsychologischen Verfahren.*
B) *Probandin X erreicht auffällige Ergebnisse in der Testuntersuchung.*
C) *Also muss Probandin X ein substanzielles Schädel-Hirn-Trauma erlitten haben.*

Formal stellt sich dieser objektiv falsche, aber von vielen Menschen bereitwillig als gültig akzeptierte konditionale Syllogismus so dar:

$$\frac{\begin{array}{c} P \supset Q \\ Q \end{array}}{\therefore P}$$

51 Ein Syllogismus ist ein formales logisches Denkmuster, das zwei Prämissen mit einer Schlussfolgerung verbindet.

Wie falsch diese anscheinende Logik ist, illustrierte Larrabee (2004) an einem Beispiel, dessen Absurdität offenkundig ist, wiewohl die angewandte „Denkfigur" exakt die gleiche ist wie die, welcher der Neuropsychologe bei Probandin X folgte.

A) *Ein Flusspferd ist ein Tier mit vier Beinen.*
B) *Wir treffen ein weiteres Tier X, das vier Beine hat.*
C) *Also muss es sich bei X um ein Flusspferd handeln.*

Ein weiteres häufiges Problem bei der Interpretation von Testergebnissen ist eine fehlende Beachtung von Prävalenzen (oder Grundraten) in der jeweiligen Grundgesamtheit. Allein die bekannte Sensitivität und Spezifität eines Verfahrens für die Identifikation einer untersuchten Bedingung liefert keinen ausreichenden Anhalt dafür, mit welcher Wahrscheinlichkeit ein Testergebnis auf die tatsächliche Präsenz dieser Bedingung verweist. Dies ist bei Merten (2007) beispielhaft anhand des Wisconsin Card Sorting Test (WCST) von Heaton et al. (1993) dargestellt worden. Dazu wurde hypothetisch angenommen, der Test habe eine bekannte Sensitivität für die Erkennung von Frontalhirnschäden in Höhe von 80 % und eine Spezifität von 90 %.[52] Nun sei weiterhin angenommen, in einer durchschnittlichen Patientenpopulation einer neurologischen Klinik, die zur neuropsychologischen Vorstellung gelangt, betrage der Anteil bildgebend bestätigter Frontalhirnläsionen 5 %.

Wenn unter diesen Bedingungen eine Patientin auffällig im WCST abschneidet und der Neuropsychologe allein aus diesem Ergebnis schlussfolgert, mit hoher Wahrscheinlichkeit liege eine frontale Hirnschädigung vor, so begeht er einen gravierenden Urteilsfehler. Denn in Wahrheit muss für die Schätzung der Wahrscheinlichkeit der positive prädiktive Wert (PPP) herangezogen werden, der in diesem Rechenbeispiel – unter Berücksichtigung der Prävalenz – lediglich 30 % beträgt. Anders ausgedrückt, spricht das auffällige Testergebnis zu 30 % zugunsten einer Frontalhirnschädigung, zu 70 % jedoch dagegen (für mehr Details siehe Merten, 2007; Rosenfeld, Sands & van Gorp, 2000). Dies in seiner Bedeutung zu erfassen, fällt vielen Menschen ebenso schwer wie ein rationaler Umgang mit Wahrscheinlichkeiten generell (Kahneman, 2011).

---

52 Diese unrealistischen Schätzungen wurden zu reinen Demonstrationszwecken so hoch angesetzt, weil damit das Problem insofern deutlicher zu werden scheint, als es selbst unter diesen günstigen Ausgangsbedingungen greift. Anders als früher gedacht, ist eben keine hinreichende „anatomische" Spezifität des WCST gegeben und schon theoretisch als ungenau zurückzuweisen; entsprechend ist seine Sensitivität und Spezifität für die Identifikation frontaler Hirnschäden regelmäßig infrage gestellt worden (vgl. ausführlich bei Nyhus & Barceló, 2009).

12 Liquidation von Gutachten

Eine zeitnahe, korrekte und regelkonforme Rechnungslegung ist in jedem Falle zu empfehlen und erspart der Sachverständigen etwaigen späteren Ärger. So erlöschen beispielsweise Entschädigungsansprüche gegenüber Gerichten nach einer Dreimonatsfrist.

Die vier wichtigsten Arten der Honorarfestlegung für Neuropsychologinnen:

a) Gegenüber Privatpersonen und Anwälten ist das Honorar frei verhandelbar.
b) Bei gerichtlich angeordneter Tätigkeit ist die Vergütung nicht verhandelbar, sondern gesetzlich geregelt. In der letzten Änderung vom 01.01.2021 sieht das Gesetz über die Vergütung von Sachverständigen, Dolmetscherinnen, Dolmetschern, Übersetzerinnen und Übersetzern sowie die Entschädigung von ehrenamtlichen Richterinnen, ehrenamtlichen Richtern, Zeuginnen, Zeugen und Dritten (Justizvergütungs- und entschädigungsgesetz, JVEG)[53] drei verschiedene Vergütungsstufen für die Sachverständigentätigkeit vor:
   - M1 Einfache gutachtliche Beurteilungen ohne Kausalitätsfeststellungen, z. B. zur Minderung der Erwerbsfähigkeit nach einer Monoverletzung. Gegenwärtiger Stundensatz: 80 Euro.
   - M2 Finalitätsgutachten, bei durchschnittlichem Schwierigkeitsgrad, z. B. im Schwerbehindertenrecht, zur Feststellung der Erwerbsminderung oder Berufsunfähigkeit, zur Fahreignung oder Verhandlungsfähigkeit. Gegenwärtiger Stundensatz: 90 Euro.
   - M3 Gutachten mit hohem Schwierigkeitsgrad, z. B. Kausalitätsgutachten, im sozialen Entschädigungsrecht oder nach Arbeitsunfällen, zur Geschäfts-, Testier- oder Prozessfähigkeit. Gegenwärtiger Stundensatz: 120 Euro.
c) Für eine Reihe institutioneller Auftraggeber erfolgt die Abrechnung nach den gutachtenrelevanten Nummern der Gebührenordnung für Ärzte (GOÄ) in der Neufassung von 1996[54] – bzw., äquivalent dazu, der Gebührenordnung für Psychotherapeut*innen (GOP). Viele gutachtenrelevante Ziffern sind seit

---

53 Verfügbar unter: https://www.gesetze-im-internet.de/jveg/JVEG.pdf. Die JVEG ist mit Anwendung ab dem 1. Juni 2025 geändert worden.

54 Verfügbar unter: https://www.gesetze-im-internet.de/go_1982/GOÄ.pdf

1996 unverändert geblieben, sodass sie kaum noch wirtschaftlich anwendbar sind. Inzwischen wird in aller Regel für gutachtliche Leistungen (wie Exploration und Stundengebühren der Gutachtenerstellung) ein 3,5-facher Steigerungssatz anerkannt, für Testdurchführungen ein 2,3-facher Steigerungssatz. Je nach Auftraggeber kann aber auch eine Rechnungslegung nach JVEG Stufe M3 oder ein verhandelbares Honorar vereinbart werden.

d) Einen Sonderfall stellt die gesetzliche Unfallversicherung dar, in deren Bereich eine eigene Gebührenordnung (UV-GOÄ) Gültigkeit hat (Deutsche Gesetzliche Unfallversicherung, 2023). Für sehr komplexe oder hochstrittige Fallkonstellationen oder sehr umfangreiches Aktenmaterial, das in Einzelfällen auch eine vierstellige Seitenzahl umfassen kann, ist eine individuelle Honorarvereinbarung zu empfehlen, die von einigen Unfallversicherungsträgern strikt abgelehnt, von anderen sehr gern und unkompliziert angenommen wird.

Wenn von einem potenziellen Auftraggeber ein Kostenvoranschlag gewünscht wird, so sollte er, nach Erfragung bedeutsamer Details zum Vorgang (Sachlage, Komplexität, Umfang des Aktenmaterials), nach den Grundsätzen der späteren Rechnungslegung erstellt und so kalkuliert werden, dass die Kosten am Ende nicht in bedeutendem Maße überschritten werden. Falls dies doch in nicht vorhersehbarer Weise der Fall sein sollte, ist eine zwischenzeitliche Kontaktaufnahme zum Auftraggeber dringend anzuraten.

Mit dem Gutachtenauftrag wird in aller Regel auch die Kostenübernahme erklärt. Neuropsychologische Zusatzgutachten werden häufig bei Bedarf bereits im Auftrag zum (neurologischen, psychiatrischen, neuro- oder unfallchirurgischen) Hauptgutachten mit angefordert. Abrechnungsprobleme sind vorprogrammiert, wenn eine Hauptgutachterin ohne Rücksprache und ausdrückliche Genehmigung durch den Auftraggeber ein Zusatzgutachten anfordert. Bei gerichtlich beauftragten Zusatzgutachten ist nachdrücklich zu empfehlen, die Schriftform als Beweisbeschluss oder Beweisanordnung zu wahren, da andernfalls Probleme mit den Kostenbeamten zu erwarten sind, die erfahrungsgemäß mündliche Absprachen auch mit Richterinnen nicht für rechtsverbindlich erachten. Wichtig dabei ist auch, dass ausdrücklich eine Begutachtung, nicht aber lediglich eine neuropsychologische Untersuchung angeordnet wird, da ansonsten die Gutachtengebühren entsprechend JVEG nach Ansicht einiger Kostenbeamten nicht anwendbar seien.

Manche Auftraggeber geben bereits bei Auftragserteilung einen Kostenrahmen vor. Hier ist die Sachverständige gehalten, vor Auftragsannahme zu prüfen, ob das Gutachten in diesem Rahmen erstellt werden kann, ohne ihn wesentlich zu überschreiten. Einige Gerichte, wohl insbesondere in der Sozialgerichtsbarkeit, treffen auch Pauschalvereinbarungen für die Gutachtenerstellung. Insbesondere in zivilrechtlichen Sachen und bei Sozialgerichtsgutachten nach § 109 SGG (siehe Kapitel 3.4) hängt die verbindliche Gutachtenbeauftragung davon ab, ob klägerseitig eine entsprechende Vorschussleistung an die Gerichtskasse errichtet wurde. Bei Beauftragung durch eine Privatperson ist nachdrücklich eine Vorauszahlung der Gebühren nach Kostenvoranschlag anzuraten und eine eingehende Aktensichtung und gutachtliche Untersuchung erst nach Zahlungseingang zu beginnen.

Einnahmen aus Sachverständigentätigkeit sind in Deutschland seit mehr als 20 Jahren umsatzsteuerpflichtig. Eine Ausnahme wird nach der sog. Kleinunternehmerregelung[55] gewährt. Die Umsatzsteuer wird dem Auftraggeber in Rechnung gestellt und durch die Sachverständige an das für sie zuständige Finanzamt abgeführt.

Weiterreichende Hinweise und Beispiele für den Aufbau von Rechnungen, spezifisch für neuropsychologischen Gutachten erarbeitet, können einer älteren Arbeit von Neumann-Zielke, Riepe, Roschmann, Schötzau-Fürwentsches und Wilhelm (2005) entnommen werden, eine aktualisierte Erarbeitung liegt von Neumann-Zielke (2025) vor.

In den Kästen 10 und 11 sind zwei Beispielrechnungen wiedergeben, die die Abrechnung nach GOÄ bzw. JVEG betreffen und die in dieser Form nie von einem Auftraggeber beanstandet wurden. Gelegentlich werden auch spezielle Abrechnungsformulare den Gutachtenaufträgen beigefügt, die in diesen Fällen benutzt werden sollten. Gerichte wie auch einige Behörden liefern im Übrigen häufig als Anlage zu den Beweisbeschlüssen auch ausführliche *Hinweise für die Sachverständigenentschädigung*. Von Seiten der Kostenbeamten werden immer wieder formale Plausibilitätsprüfungen durchgeführt, um die Angemessenheit der Rechnungslegung zu gewährleisten. Die dabei angewandten Schlüssel, wie viele Stunden für welche Arbeiten (Aktenstudium, Befunddarstellung, gutachtliche Beurteilung, Diktat) berechnet werden können, sind je nach Bundesland unterschiedlich geregelt. Eine ausführliche Gegenüberstellung der Praxis in den einzelnen Bundesländern ist unlängst von Zahn, Gaidzik und Schiltenwolf (2024) vorgelegt worden und kann hier nachdrücklich zur Konsultation empfohlen werden. – Die Grundregel für die Abrechnung lautet, und auch dies liegt den Plausibilitätsschlüsseln in etwa zugrunde, dass als zeitlicher Aufwand für die Gutachtenerstellung der Satz zugrunde gelegt werden kann, den ein durchschnittlich befähigter Gutachter etwa benötigt.

Zu den in der Regel abrechnungsfähigen Leistungen gehören auch die Anfertigung notwendiger Kopien, Fremdanamnesen, Fahrkosten (wenn etwa die Untersuchung in einer Justizvollzugseinrichtung oder anlässlich eines Hausbesuchs

55 Umsatzsteuergesetz (UStG), § 19 (1), in der letzten Änderung vom 27. März 2024: „Die für Umsätze im Sinne des § 1 Abs. 1 Nr. 1 geschuldete Umsatzsteuer wird ... nicht erhoben, wenn der in Satz 2 bezeichnete Umsatz zuzüglich der darauf entfallenden Steuer im vorangegangenen Kalenderjahr 22 000 Euro nicht überstiegen hat und im laufenden Kalenderjahr 50 000 Euro voraussichtlich nicht übersteigen wird."

stattfinden muss), telefonische Beratungen (sofern sie nicht unter einem Sammelposten bereits erfasst wurden) sowie Sachkosten (wie Testprotokolle). Ein Literaturstudium etwa ist, von speziell abgestimmten Ausnahmen abgesehen, grundsätzlich nicht gesondert vergütungsfähig[56], da eine inhaltliche Sachkompetenz von derjenigen vorausgesetzt wird, die einen Gutachtenauftrag übernimmt.

Bei von Probandinnen privat in Auftrag gegebenen Gutachten empfiehlt sich, um eine Vorauszahlung nach erstelltem Kostenvoranschlag zu ersuchen, um Zahlungsprobleme insbesondere in solchen Fällen zu vermeiden, in denen das Gutachtenergebnis nicht gefällt.

56 So etwa laut Beschluss des LSG Niedersachsen-Bremen vom 16.06.2022 (Az.: L 7 KO 4/21 [VE]).

Briefkopf mit Rechnungsanschrift

Steuer-Nr., bei Umsatzsteuerpflicht USt-IdNr.

Rechnungsempfänger

Eigenes Aktenzeichen Aktenzeichen des Auftraggebers Telefon Rechnungsdatum

Rechnungs-Nr.

Kostenrechnung für Name des Probanden, Adresse, Geburtsdatum

Sehr geehrte Damen und Herren,
sehr geehrte Frau Müller,

ich übergebe Ihnen das neuropsychologische Zusatzgutachten über den o.g. Versicherten, das ich mit gleicher Post in einer Ausfertigung auch an die Hauptgutachterin, Frau Prof. Dr. X, sende. Ich gestatte mir, Ihnen die folgenden Leistungen in Rechnung zu stellen:

Leistungen der Untersuchung nach GOP (Gebührenordnung für Psychotherapeuten), äquivalent zu GOÄ:

Anzahl	GOP/GOP	Spezifizierte Leistung	Einzelbetrag[1] (in Euro)	Gesamtbetrag (in Euro)
1	860	Anamneseerhebung (analog)	187,67	187,67
1	830	Eingehende Prüfung auf Aphasie, Akalkulie etc.	16,31	16,31
22	857	Testdurchführungen [Einzeltests in Abkürzung aufführen]	16,90	371,80
2	856	Mehrdimensionale psychometrische Verfahren [Einzeltests in Abkürzung aufführen]	52,60	105,20
14	85	1 h Vorbereitung, Terminvereinbarung, Kommunikation mit Hauptgutachterin, 3 h Aktendurchsicht, 1 h Auswertung, 8 h Gutachtenerstellung, 1h Korrekturlesen, je Stunde	101,99	1427,86
Zwischensumme für psychodiagnostische Leistungen und Gutachtenerstellung				2108,84
zuzüglich Schreibgebühren (GOÄ-Nr. 190): 33 Seiten à Euro 3,50				115,50
Summe Leistungen Umsatzsteuer 19 %				2224,34
Umsatzsteuer 19 % [falls umsatzsteuerpflichtig]				422,62
zuzüglich Portogebühren [Nettobetrag]				5,90
Rechnungsbetrag gesamt				2652,86

Den Gesamtbetrag bitte ich binnen vier Wochen auf das folgende Konto zu überweisen:

Mit freundlichen Grüßen
[eigenhändige Unterschrift]

[1] 3,5-facher Steigerungssatz, 2,3-facher Steigerungssatz für Testdurchführungen

Kasten 10: Beispielrechnung im Rahmen der Gebührenordnung für Ärzte (GOÄ) bzw. Psychotherapeut*innen (GOP)

Briefkopf mit Rechnungsanschrift

Steuer-Nr., bei Umsatzsteuerpflicht USt-IdNr.

Rechnungsempfänger

Eigenes Aktenzeichen	Aktenzeichen des Auftraggebers	Telefon	Rechnungsdatum

Rechnungs-Nr.

Kostenrechnung für Name, Adresse, Geburtsdatum

Sehr geehrte Damen und Herren,
sehr geehrter Herr Meyer, Vorsitzender Richter am LSG,

in dem Rechtsstreit X ./. Y
Kläger und untersuchte Person:
wohnhaft:
geb.:

überreiche ich Ihnen das lt. Beweisbeschluss vom ... angeordnete neuropsychologische Zusatzgutachten. Eine Kopie wird gleichzeitig an die Hauptgutachterin, Frau Dr. Z., übergeben, gemeinsam mit den von ihr zur Verfügung gestellten Akten. Ich beziffere die Entschädigung für die Gutachtenerstellung wie folgt:

a) Vorbereitende Arbeiten, Kommunikation mit Hauptgutachterin .... 1,0 Stunde
b) Aktenstudium (354 Blatt) .... 3,5 Stunden
c) Neuropsychologische Untersuchung .... 6,0 Stunden
d) Abfassung der schriftlichen Beurteilung .... 10,0 Stunden
e) Korrekturlesen und Korrekturen/Ergänzungen .... 1,5 Stunden
zusammen: 22 Std. x Stundensatz: 90 Euro (JVEG M2)

Zwischensumme: 1980,00 Euro

f) Schreibauslagen 91.000 Zeichen (je 1,50 Euro) .... 136,50 Euro

Zwischensumme: 2116,50 Euro

h) Umsatzsteuer 19 % .... 402,14 Euro
i) Portokosten, in tatsächlich angefallener Höhe (2 x 0,85 + 1,60) .... 3,30 Euro

Gesamtbetrag: 2521,94 Euro

Den Gesamtbetrag bitte ich binnen vier Wochen auf das folgende Konto zu überweisen:

Mit freundlichen Grüßen
[eigenhändige Unterschrift]

Kasten 11: Beispielrechnung im Rahmen des Justizvergütungs- und -entschädigungsgesetz (JVEG)

13 Gutachterhaftung

Haftungsansprüche können sich daraus ergeben, dass aus einem (nachweisbar) falschen Gutachten (also einem objektiv unrichtigen Gutachten) Nachteile für eine Partei erwachsen sind, seien diese materieller oder immaterieller Art. Zivilrechtliche Haftungsansprüche können sich als Schadensersatzansprüche nach dem Bürgerlichen Gesetzbuch (BGB) stellen, und zwar im Sinne einer vertraglichen und/oder deliktischen Haftung. Zu weiteren Details kann etwa auf Gaidzik (2018a) und Renner (2025) verwiesen werden.

Merke

In jedem Falle ist eine berufliche Haftpflichtversicherung empfehlenswert, die ausdrücklich auch die gutachtliche Tätigkeit einschließt.

Gesonderte Regelungen gelten für Gerichtssachverständige. Mit einer Neuregulierung von 2002 kann Schadensersatz nur dann geltend gemacht werden, wenn „ein vom Gericht ernannter Sachverständiger vorsätzlich oder grob fahrlässig ein unrichtiges Gutachten" erstattet[57] und auf der Basis dieses Gutachten durch eine gerichtliche Entscheidung einem Verfahrensbeteiligten ein Schaden entsteht. Fälle leichter Fahrlässigkeit, die einem falschen Gutachten zugrunde liegt, sind damit von der Haftung ausgeschlossen.

Ein Ausschluss der persönlichen Haftung einer Sachverständigen gilt im Rahmen der Amtshaftung, sofern kein Vorsatz nachgewiesen werden kann. Ein weitgehender Haftungsausschluss gilt nach Gaidzik (2018a) allgemein auch für Sachverständige, die im hoheitlichen Auftrag oder für Verwaltungsbehörden, einschließlich Sozialversicherungsverwaltungen, Gutachten erstellen. Wie komplex sich jedoch die Sachlage bei Beauftragung durch eine Behörde darstellen kann, wird bei Renner (2025) eingehend diskutiert und kann hier nicht weiter erläutert werden.

Von Vorsatz ist zu sprechen, wenn ein Gutachter mit Absicht, also mit Wissen und Wollen, ein falsches Gutachten erstattet. Grobe Fahrlässigkeit liegt dann vor, wenn ein Gutachten schwerwiegende Fehler enthält, wenn also die Sachverständige die

57 BGB § 839a.

für die Gutachtenerstellung erforderliche Sorgfalt in besonders schwerem Maße verletzt hat. Unter Rechtspsychologen hat vor einigen Jahren der Fall eines aussagepsychologischen Gutachtens Aufsehen erregt, in dem das Gericht die Sachverständige wegen grober Fehler in der Methodik und in der Gutachtenabfassung zum Schadensersatz in mittlerer fünfstelliger Höhe gegenüber einem zu Unrecht mit Freiheitsentziehung bestraften Beschuldigten verurteilte, was durch den BGH bestätigt wurde[58] (vgl. Jaeger, 2019). Ob jemals erfolgreich wegen eines unrichtigen neuropsychologischen Gutachtens in Deutschland Schadenersatzforderungen durchgesetzt wurden, ist hier nicht bekannt.

Schließlich ist auf eine mögliche strafrechtliche Verantwortung eines Gutachters hinzuweisen, der sich aus solchen Tatbeständen wie vorsätzlicher Falschaussage, Verletzung der Schweigepflicht, fahrlässige Körperverletzung, Betrug, Untreue, Bestechlichkeit oder Ausstellen unrichtiger Gesundheitszeugnisse ergeben kann.

58 Beschluss des BGH vom 30.08.2018 (Az.: III ZR 363/17), zu einer vorangegangenen Entscheidung des OLG Saarbrücken, zuvor LG Saarbrücken.

Teil VI
Wichtige Anwendungsgebiete neuropsychologischer Gutachten

14 Neuropsychologische Gutachten in unterschiedlichen Rechtsbereichen

14.1 Einleitung: Kenntnis der Besonderheiten des jeweiligen Rechtsbereichs

> Im Folgenden sollen wichtige Rechtsgebiete, in denen neuropsychologische Gutachten in Auftrag gegeben werden, und deren Besonderheiten umrissen werden. Jedes dieser Gebiete weist seine Spezifika auf; werden diese nicht beachtet, kann es leicht zu gutachtlichen Fehlern kommen, die unter Umständen ein ganzes Gutachten zu entwerten geeignet sein können.

Bevor ein Gutachtenauftrag übernommen wird, sollte deshalb sorgfältig nicht nur geprüft werden, ob die Sachverständige die infrage stehende fachliche Problematik auf hohem Niveau beherrscht, sondern ebenso über gute Kenntnisse zu jenem Rechtsgebiet verfügt, in dem die Fragestellung angesiedelt ist. Gutachtentexte enthüllen schnell und leicht, wo dies nicht der Fall gewesen ist. Typische Fehler sind etwa die Verwechslung von Bemessungsmaßstäben (z. B. Grad der Behinderung statt Invalidität oder Minderung der Erwerbsfähigkeit, Rückgriff auf die Grundsätze der Deutschen Rentenversicherung bzgl. der Erwerbsfähigkeit in anderen Rechtsbereichen), Rückgriff auf falsche oder veraltete Tabellenwerke für die Bemessung (z. B. Verwendung der Versorgungsmedizinverordnung für die gesetzliche Unfallversicherung), falsche Kausalitätsbeurteilung (z. B. Anwendung der sozialrechtlichen Grundsätze im Zivil- oder Strafrecht), Nichtbeachtung unterschiedlicher Definitionen unbestimmter Rechtsbegriffe in verschiedenen Rechtsbereichen[59] oder die fehlerhafte Anwendung „schwieriger Rechtsbegriffe", wie Vorschaden, Schadensanlage oder wesentliche Teilursache.

---

59 So wird etwa der Begriff der Berufsunfähigkeit in vier verschiedenen Bereichen verwandt, und zwar zivilrechtlich in der privaten Berufsunfähigkeitsversicherung und in der privaten Krankentagegeldversicherung, verwaltungsrechtlich bei den berufsständischen Versorgungswerken und sozialrechtlich – auslaufend – in der Gesetzlichen Rentenversicherung. Der unbestimmte Rechtsbegriff ist jedoch in allen vier Bereichen verschieden definiert, mit zum Teil weitreichenden Folgen für die Erfüllung der Voraussetzungen für eine Berufsunfähigkeit.

Wenn ein Gutachtenauftrag in einem bestimmten Rechtsbereich übernommen wird, sollte sich die Sachverständige darüber im Klaren sein, dessen Besonderheiten zu kennen, da ansonsten grobe Fehler unvermeidlich sind. Im deutschen Sprachraum gibt es inzwischen eine größere Anzahl von Sammelwerken, die einführende Darstellungen zu verschiedenen Rechtsbereichen und den dort zu verwendenden Beurteilungsgrundlagen liefern (z.B. Thomann, Schröter & Grosser, 2020; Widder & Gaidzik, 2018) sowie Nachschlagewerke (z.B. Dohrenbusch, 2025; Dohrenbusch & Merten, 2016; Ludolph, 2020; Schiltenwolf & Schwarz, 2013). Zu nennen ist ferner Spezialliteratur zu bestimmten Bereichen (z.B. Mehrtens & Brandenburg, 2024, für die Gesetzliche Unfallversicherung; die Versorgungsmedizinverordnung [VersMedV] für das Schwerbehindertenrecht und das Soziale Entschädigungsrecht; Deutsche Rentenversicherung Bund, 2011, für die Gesetzliche Rentenversicherung). Von herausragender Bedeutung ist die Zeitschrift *Der medizinische Sachverständige* aus dem Gentner-Verlag, die im Jahre 2024 ihren 120. Jahrgang erreichte und die über Entwicklungen sowohl hinsichtlich gutachtenrelevanter medizinischer und psychologischer Fragen als auch über wichtige aktuelle Aspekte der Rechtsanwendung und der Rechtsprechung informiert. Arbeiten aus dieser Zeitschrift werden regelmäßig für Urteilsbegründungen von Juristen herangezogen.

Merke

Erteilte Gutachtenaufträge enthalten heute häufig Hinweise zu wichtigen rechtlichen Aspekten, die der Beurteilung zugrunde zu legen sind. Diese, wie auch die Beweisfragen in ihrer konkreten Formulierung, sollten sehr sorgfältig gelesen und bei der Gutachtenerstellung zwingend beachtet werden.

In Tabelle 19 sind im Überblick die verschiedenen Bemessungsgrundlagen dargestellt, die für die Beurteilung je nach Rechtsgebiet anzuwenden sind.

Im Folgenden sollen streiflichtartig wichtige Aspekte ausgewählter Rechtsbereiche näher dargestellt werden. Dabei ist zu betonen, dass diese überblicksartigen Darstellungen keineswegs eine vertiefende Beschäftigung mit den rechtlich jeweils vorgegebenen Beurteilungsgrundlagen ersetzen können und sollen.

Tabelle 19: Bewertung von gesundheitsbedingter Einschränkung der Leistungsfähigkeit nach verschiedenen Bemessungsgrundlagen

Rechtsbegriff	Rechtsgebiet	Bemerkungen
Minderung der Erwerbsfähigkeit (MdE, in % oder v. H.)	Gesetzliche Unfallversicherung Dienstunfallfürsorge Kfz-Haftpflicht (konkret und abstrakt)	Bis 2007 auch im Sozialen Entschädigungsrecht angewandt
Erwerbsminderung, verminderte Erwerbsfähigkeit (Beurteilung dreistufig)	Gesetzliche Rentenversicherung	Im SGB VI wird auch noch der Begriff der Minderung der Erwerbsfähigkeit erwähnt
Grad der Schädigungsfolgen (GdS)	Soziales Entschädigungsrecht	
Grad der Behinderung (GdB)	Schwerbehindertenrecht	
Invaliditätsgrad (in %)	Private Unfallversicherung	Außerhalb der Gliedertaxe: Beeinträchtigung der Leistungsfähigkeit (BdL, in %)
(Grad der) Berufsunfähigkeit	Private Berufsunfähigkeitsversicherung (in %) Krankentagegeldversicherung Berufsständische Versorgungswerke	Auslaufend auch noch in der Gesetzlichen Rentenversicherung

14.2 Sozialrechtliche Anwendungsgebiete

14.2.1 Gesetzliche Unfallversicherung

Die Träger der Deutschen Gesetzlichen Unfallversicherung (DGUV, GUV), also etwa die gewerblichen Berufsgenossenschaften, die landwirtschaftliche Sozialversicherung und die Unfallkassen, gewährleisten Versicherungsschutz für Arbeitsunfälle, Wegeunfälle und Berufskrankheiten, darüber hinaus eine Anzahl von Spezialfällen (wie zum Beispiel anlässlich eines Unfalls, den ein Nothelfer erleidet). Versichert sind unter anderem Arbeitnehmer, Schüler, Studenten und Kinder, die in einer Tageseinrichtung betreut werden, ehrenamtlich Tätige und Nothelfer, als freiwillig Versicherte auch Unternehmerinnen und Selbstständige. Die gesetzlichen Grundlagen finden sich im Sozialgesetzbuch Siebtes Buch (SGB VII), in welchem Leistungen zur Prävention, Rehabilitation und Entschädigung spezifiziert werden. Das für den Gutachter grundlegende und maßgebliche Werk für die Gesetzliche Unfallversicherung ist Mehrtens und Brandenburg (2024). Sachverständigen, die regelmäßig Aufträge der GUV übernehmen, ist die Kenntnis dieses Werks in der jeweils aktuellen Auflage nachdrücklich zu empfehlen. Eine ca. 80-seitige Einführung in die Begutachtung für die GUV steht in aktualisierter Auflage (Deutsche Gesetzliche Unfallversicherung, 2021) auch als Download zur Verfügung.

In diesem Rechtsgebiet werden regelmäßig neuropsychologische Zusatzgutachten in Auftrag gegeben, und zwar sowohl von den Versicherungsträgern als auch durch Gerichte; vermutlich handelt es sich um das Rechtsgebiet, das für Neuropsychologinnen hinsichtlich ihrer Bedeutung an der Spitze steht. Inhaltlich dominieren Schädel-Hirn-Verletzungen und ihre Folgen (vgl. Kapitel 19), in neuester Zeit ist eine sehr hohe Zahl von Fällen geltend gemachter Langzeitfolgen einer Covid-19-Infektion hinzugetreten. Dem Schutzzweck der Norm entsprechend handelt es sich dabei um Kausalitätsgutachten, die neben der Beurteilung von Art und Ausprägung einer Gesundheitsstörung zwingend auch die Aufklärung ihrer Verursachung erforderlich machen. Nach §8 (1) des SGB VII sind Unfälle „zeitlich begrenzte, von außen auf den Körper einwirkende Ereignisse, die zu einem Gesundheitsschaden oder zum Tod führen". Berufskrankheiten sind nach § 9 (1) spezielle, gesondert bezeichnete „Krankheiten ..., die nach den Erkenntnissen der medizinischen Wissenschaft durch besondere Einwirkungen verursacht sind, denen bestimmte Personengruppen durch ihre versicherte Tätigkeit in erheblich höherem Grade als die übrige Bevölkerung ausgesetzt sind."

Einige wichtige Eckpunkte in diesem Rechtsbereich sollen im Folgenden dargestellt werden. Im Regelfall erfolgt die Beauftragung im Rahmen eines sogenannten Ersten Rentengutachtens zur Festsetzung einer vorläufigen Entschädigung ca. anderthalb Jahre nach dem schädigenden Ereignis, in einem Zweiten Rentengutachten innerhalb eines Zeitraums von drei Jahren oder nach Eintritt einer Rente auf unbestimmte Zeit. Zudem werden neuropsychologische Untersuchungen auch im Rahmen der sog. Heilerfolgskontrolle notwendig. Bei Veränderungen, insbesondere bei einer geltend gemachten Verschlimmerung, oder im Falle eines Rechtsstreits bei gerichtlicher Beauftragung sind spätere Begutachtungen möglich.

Die Prüfung, ob ein versichertes Ereignis vorlag, obliegt der Verwaltung. Der Gesundheitserstschaden ist im Vollbeweis zu sichern. Eine Überprüfung, ob dieser Erstschaden tatsächlich eintrat und ob er kausal mit dem Schadensereignis verknüpft ist, stellt häufig Teil der gutachtlichen Aufgaben dar. Auch die Folgeschäden (z.B. verbliebene kognitive Funktionsstörungen nach einem Schädel-Hirn-Trauma) sind im Vollbeweis zu sichern.

Bei der Kausalitätsprüfung wird die Theorie der wesentlichen Bedingung, auch Relevanztheorie genannt, angesetzt (vgl. Kapitel 10.4). In einem ersten Schritt wäre zu prüfen, ob der Arbeitsunfall oder die Berufskrankheit eine notwendige Bedingung *(Conditio sine qua non)* für die jetzt infrage stehende Gesundheitsbeeinträchtigung darstellt. Für den Nachweis der Kausalität, also für die Frage der ursächlichen Verknüpfung zwischen Unfallereignis und Erstschaden sowie Erstschaden und Folgeschaden, sieht die GUV eine Beweiserleichterung vor. Hinreichend ist hier eine überwiegende Wahrscheinlichkeit, auch einfache Wahrscheinlichkeit genannt. Dies bedeutet, dass bei vernünftigem Abwägen aller Umstände die für den Zusammenhang sprechenden Umstände ein Übergewicht haben, dass also mehr für als gegen einen Wirkzusammenhang spricht. Es muss also für das jeweilige Glied der Kausalkette eine Wahrscheinlichkeit von mehr als 50 % erreicht werden. Lediglich *mögliche* kausale Verknüpfungen sind als solche auszuweisen; sie begründen jedoch keine Leistungspflicht der Unfallversicherung.

Die Bemessung ereigniskausal verbliebener Schädigungen erfolgt als Minderung der Erwerbsfähigkeit (MdE). Dies ist eine abstrakte Bemessung, die jenen Teil des Arbeitsmarkts (der Arbeitsmöglichkeiten) quantifiziert, welcher der geschädigten Person verletzungsbedingt verschlossen ist, und zwar bezogen auf das gesamte Gebiet des Erwerbslebens, welches der versicherten Person vor dem schädigenden Ereignis offenstand.[60] Damit ist es unumgänglich, sich bei der Bemessung auf einen individuellen Bezugspunkt der Unversehrtheit zu beziehen (das heißt auf das Leistungsvermögen bis zum Zeitpunkt der Schädigung). Wie dies ja grundlegend in der neuropsychologischen Begutachtung der Fall ist, ist hier in besonderer Weise auf begründete Hypothesen zum prämorbiden kognitiven Leistungsniveau abzustellen.

Rentenansprüche werden durch eine MdE von mindestens 20 % begründet. Bei der Bemessung der MdE ist auf die veröffentlichten Tabellenwerte der GUV zurückzugreifen; Abweichungen davon sind in besonderer Weise zu begründen. Für die kognitiven Störungen finden sich unterschiedliche Tabellen und Anhaltspunkte, die nicht immer ohne Weiteres miteinander kompatibel erscheinen (Mehrtens et al., 2017; Mehrtens & Brandenburg, 2024). Im dortigen Kapitel 5.4 (Schädel-Hirn-Verletzung) wird auf eine seit langem veraltete Einteilung von Schädel-Hirn-Traumen aus den 1950er-Jahren Bezug genommen, mit dem Anspruch, eine sog. Commotio bilde sich vollständig innerhalb von vier Tagen zurück, während selbst eine Hirnkontusion (Contusio cerebri), außer in schweren Fällen, eine Rückbildung innerhalb von drei Wochen zeige. Die Unterscheidung ergebe sich „erst aus der Verlaufsbeurteilung, d.h. im Nachhinein“ (Mehrtens et al., 2017, S. 191). Während als allgemeiner Grundsatz für die Bemessung der MdE aufgeführt wurde, Hirnschädigungen mit geringen Leistungsbeeinträchtigungen seien mit 10 bis 20 % zu bewerten, wird sogleich für leichtgradige Folgen (organisches

60 Vgl. SGB VII § 56 Abs. 2 S. I.

Psychosyndrom) ein Bemessungsspielraum von 20 bis 40 % in Ansatz gebracht, unauflösbar widersprüchlich dazu in der gleichen Tabelle jedoch für Hirnschäden mit leichten kognitiven Leistungsstörungen ein Wert bis 30 %. Die überarbeitete Neuauflage (Mehrtens & Brandenburg, 2024) enthält diesbezüglich keine Verbesserung. Angesichts der gravierenden Widersprüche zu verweisen ist vielmehr auf einen Vorschlag von Wurzer (1992, 2009), der MdE-Vorschläge viel differenzierter enthält als alle anderen Quellen und dabei in instruktiver Weise auf die Folgen verschiedener Schweregrade von Hirnschadensfolgen für die berufliche Leistungsfähigkeit eingeht (vgl. Tabelle 20).[61]

Tabelle 20: Minderung der Erwerbsfähigkeit (MdE) für die Gesetzliche Unfallversicherung – zusammenfassende Beschreibungen in Anlehnung an Wurzer (1992, S. 188 f.)

Schweregrad	MdE-Bereich (in %)	Beschreibung der beruflichen Beeinträchtigung
Sehr gering	5 bis 15	Auf dem allgemeinen Arbeitsmarkt sehr gering, meist gut kompensierbar, in Ermüdungsphasen von den Betroffenen stärker wahrgenommen
Geringgradig	15 bis 30	Je nach Struktur der Störung und ausgeübter Tätigkeit nicht in vollem Maße kompensierbar
Mäßiggradig	30 bis 50	Bei jeder Tätigkeit mit maßgeblichen Einschränkungen verbunden und nicht mehr voll kompensierbar; unter Umständen sind Umschulungen auf einfachere Tätigkeiten, vermehrte Pausen oder eine Reduktion der Arbeitszeit notwendig
Mittelgradig	50 bis 80	In den meisten Fällen keine berufliche Eingliederung mehr möglich; in günstigen Fällen eingeschränkte weitere Berufsausübung; Umschulungen erscheinen meist aussichtslos; ggf. Tätigkeit in einer geschützten Werkstatt
Höhergradig	80 bis 100	Stets volle Erwerbsunfähigkeit; Tätigkeit auch in geschützten Werkstätten nicht mehr möglich; Beschäftigungstherapie möglich
Höchstgradig	100	Keinerlei berufliche Tätigkeit mehr möglich, gekoppelt mit fehlender Fähigkeit zur selbstständigen Lebensführung

61 Die Vorstellung dieses sehr viel elaborierteren Ansatzes durch Wurzer erfolgte seinerzeit auf Initiative der damaligen Arbeitsgemeinschaft Neurologische Begutachtung (der heutigen Deutschen Gesellschaft für Neurowissenschaftliche Begutachtung), auf deren Jahrestagung im April 2009 der Autor vortrug, mit anschließender Publikation im *Medizinischen Sachverständigen*.

Psychische Folgeschäden sind ebenso wie körperliche versichert. Hier ist häufig die Kausalitätsprüfung schwieriger als für kognitive Störungen, insbesondere in solchen Fällen, in denen eine psychische Vorerkrankung gesichert ist, wie insbesondere vorbekannte chronisch-depressive Störungen. In manchen Fällen ist auf die vorübergehende Verschlimmerung einer vorbestehenden psychischen Erkrankung zu erkennen. Wie für alle Gesundheitsschäden ist natürlich zu prüfen, ob das schädigende Ereignis überhaupt die geltend gemachten Unfallfolgen bewirken konnte. So schreibt Feddern (2010): „Ein Kausalzusammenhang zwischen einem Arbeitsunfall und einer seelischen Krankheit kann ... nur bejaht werden, wenn nach dem aktuellen medizinischen Erkenntnisstand ein Unfallereignis oder Unfallfolgen geeignet sind, die betreffende Störung hervorzurufen“ (S. 31).

Ein einfacher Auffahrunfall mit Blechschaden und ohne weitere Komplikationen ist etwa ebenso wenig geeignet, eine posttraumatische Belastungsstörung zu bewirken wie eine lebenslang anhaltende tiefe und therapieresistente depressive Störung, die jegliche berufliche Teilhabe fortan unmöglich macht.

Der in der GUV bekannte Begriff des besonderen beruflichen Betroffenseins ist mit großer Zurückhaltung und keineswegs inflationär zu verwenden; an die Prüfung sind strenge Maßstäbe anzulegen. Prinzipiell berücksichtigungsfähig sind dabei ein hohes Lebensalter, eine lange Ausbildungsdauer, Eigenarten des ausgeübten Berufs mit in ihm erworbenen Spezialkenntnissen oder eine besondere soziale Stellung im Erwerbsleben. Dies könnte beispielsweise auf einen langjährig als Kaffeeprüfer Tätigen oder eine Weinexpertin nach dem Verlust von Geruchs- und/oder Geschmacksvermögen oder auf einen Berufsmusiker nach Handverletzung zutreffen (vgl. Mehrtens et al., 2017, S. 212). Wird ein besonderes berufliches Betroffensein bejaht, kann dies zu einer Erhöhung der MdE führen.

Allein im Bereich der GUV gibt es das Gutachterauswahlrecht, das heißt, die Verwaltung hat dem Versicherten Gutachtervorschläge zu unterbreiten.

Sofern nicht vorab ausdrücklich eine individuelle Vergütung des Gutachtens vereinbart wurde, erfolgt die Rechnungslegung nach der der Gebührenordnung der Unfallversicherung (UV-GOÄ, vgl. Kapitel 12).

14.2.2 Gesetzliche Rentenversicherung

Neuropsychologische Begutachtungen im Rahmen der Gesetzlichen Rentenversicherung (GRV) werden überwiegend nach gerichtlicher Beauftragung im Rahmen von Klageverfahren durchgeführt, nachdem der Antrag eines Versicherten auf Leistungen wegen Erwerbsminderung wie auch der Widerspruch gegen einen ablehnenden Bescheid erfolglos geblieben sind. Die gesetzlichen Grundlagen der GRV finden sich überwiegend im Sozialgesetzbuch Sechstes Buch (SGB VI) und, mit Bezug auf Leistungen zur Teilhabe, auch im Neunten Buch (SGB IX) geregelt.

Bezüglich eines möglichen Rentenanspruchs unterscheidet die GRV Renten wegen voller Erwerbsminderung und Renten wegen teilweiser Erwerbsminderung. Die Bedingungen für erstere sind unabhängig von der Situation auf dem Arbeitsmarkt dann erfüllt, wenn die versicherte Person wegen Krankheit oder Behinderung auf nicht absehbare Zeit keine Tätigkeit von mindestens täglich drei Stunden unter den üblichen Bedingungen des allgemeinen Arbeitsmarktes auszuführen vermag. Liegt das berufliche Leistungsvermögen zwischen drei und weniger als sechs Stunden täglich, kann eine Rente wegen teilweiser Erwerbsminderung gewährt werden. Bezüglich des Restleistungsvermögens werden häufig mögliche Einschränkungen zur gutachtlichen Beurteilung erfragt, so etwa zur Schwere der Tätigkeit, zu Schichtdienst, Publikumsverkehr, besonderen Anforderungen an die Belastungsfähigkeit, Konzentrationsfähigkeit usw. Der Fragenkatalog, den Gutachten beantworten sollen, ist häufig lang und detailreich.

Anders als bei der Beurteilung der Berufsfähigkeit zielt die Erwerbsfähigkeit nicht auf die durch die versicherte Person erlernte oder zuletzt ausgeübte Tätigkeit ab, sondern auf die Gesamtheit der auf dem allgemeinen Arbeitsmarkt verfügbaren beruflichen Einsatzmöglichkeiten. Nur für ältere Versicherte (die vor dem 02.01.1961 geboren wurden) gibt es seit der Rentenreform von 2001 noch übergangsweise einen Versicherungsschutz bei Berufsunfähigkeit durch die Rentenversicherung, der jedoch demnächst ausläuft.

Für die Sachverständigentätigkeit in diesem Rechtsbereich sind gesonderte Leitlinien für die sozialmedizinische Begutachtung bei neurologischen und bei psychischen und Verhaltensstörungen durch die Deutsche Rentenversicherung Bund (2010, 2012) entwickelt worden. Zu verweisen ist außerdem auf die 7. Auflage eines ausführlicheren Standardwerks zur rentenrechtlichen Begutachtung (Deutsche Rentenversicherung Bund, 2011). Die Mitwirkungspflicht Versicherter zur Begutachtung ist jüngst noch einmal durch die Rechtsprechung hervorgehoben worden.[62]

Erst in jüngerer Zeit ist die sozialmedizinische Begutachtung, die bislang Ärzten vorbehalten war, auch für andere („geeignete") Berufe geöffnet worden, worunter für bestimmte Sachverhalte zweifelsfrei auch approbierte Psychologische Psychotherapeutinnen und Kinder- und Jugendpsychotherapeuten fallen.[63] Wesentlich auch auf Initiative der Deutschen Rentenversicherung ist in der Folge eine sozialmedizinische Weiterbildung für diese Berufsgruppen konzipiert worden, die nach Abschluss zum Führen der Zusatzbezeichnung *Sozialmedizin* berechtigt. Für die Umsetzung in die entsprechenden Weiterbildungsordnungen sind die jeweiligen Länderkammern zuständig.

62 Urteil des LSG Baden-Württemberg vom 13.09.2023 (Az.: L 8 R 1138/23).

63 Gesetz für bessere und unabhängigere Prüfungen (MDK-Reformgesetz) vom 14.12.2019.

14.2.3 Schwerbehindertenrecht

Im deutschen Schwerbehindertenrecht regelt das im Jahre 2001 in Kraft getretene Sozialgesetzbuch Neuntes Buch (SGB IX) die Rehabilitation und Teilhabe behinderter Menschen. Als behindert gelten Menschen, die Abweichungen in ihrer körperlichen, geistigen oder seelischen Gesundheit aufweisen, die länger als sechs Monate anhalten und die Teilhabe am Gemeinschaftsleben beeinträchtigen. Als schwerbehindert gelten nach dem SGB IX diejenigen behinderten Menschen, deren Grad der Behinderung (GdB) mindestens 50 beträgt.

Historisch gehen die Regelungen für die Begutachtung auf die Anhaltspunkte für die versorgungsmedizinische Begutachtung (zuletzt: Bundesministerium für Arbeit und Soziales, 2008) zurück, die 1916 erstmals veröffentlicht wurden und zum 01.01.2009 durch die Versorgungsmedizinverordnung (VersMedV) abgelöst wurden. Die dort dargelegten Grundsätze und Bemessungsrichtlinien sind in der jeweils letzten Fassung für die Sachverständigentätigkeit bindend.[64] Sie sollen eine sachgerechte und bei gleichen Sachverhalten einheitliche Bewertung der Auswirkungen von Gesundheitsstörungen auf die Teilhabe gewährleisten.

Der GdB, nach dem sich bestimmte Unterstützungsleistungen bemessen, wird in Zehnergraden abgestuft bestimmt, und zwar zunächst getrennt nach Funktionsbereichen, wie zum Beispiel Gehirn einschließlich Psyche, Augen, Ohren, Atmung oder Herz-Kreislauf. Für Neuropsychologen relevant ist vorwiegend der Funktionsbereich Gehirn, gelegentlich sind auch andere Bereich einzubeziehen (zum Beispiel Augen im Falle zentral bedingter Sehstörungen wie Hemi- oder Quadrantenanopsie oder beim Bálint-Syndrom). Nach den Vorgaben der Anlage zu § 2 der VersMedV sind zunächst Einzel-GdB-Werte zu bestimmen, die dann, unter Berücksichtigung möglicher Überschneidungen oder auch einer wechselseitigen Verstärkung zu einem Gesamt-GdB zusammengefasst werden. Der Gesamt-GdB stellt keine einfache Aufsummierung der Einzel-GdB-Werte dar. Nicht selten verstärken sich Funktionsbeeinträchtigungen gar nicht oder nur geringfügig, wenn eine weitere Funktionsbeeinträchtigung hinzutritt. Es kann aber auch zu verstärkenden Effekten infolge einer Wechselwirkung kommen.

Es können neben einem GdB nach der Schwerbehindertenausweisverordnung (SchwbAwV) außerdem bestimmte Merkzeichen vergeben werden, bei deren Vorliegen definierte Nachteilsausgleiche gegeben werden. Das sind:

- G erhebliche Gehbehinderung
- aG außergewöhnliche Gehbehinderung
- B Notwendigkeit ständiger Begleitung
- H Hilflosigkeit

64 Bei Drucklegung datierte die letzte Änderung vom 19.06.2023. Verfügbar unter: https://www.gesetze-im-internet.de/versmedv/BJNR241200008.html

- RF Befreiung vom Rundfunkbeitrag
- Bl Blindheit
- Gl Gehörlosigkeit
- 1. Kl. Benutzung der 1. Klasse im Eisenbahnverkehr bei Vorlage eines Fahrausweises der 2. Klasse
- TBl Gleichzeitiges Vorliegen einer erheblichen Hör- und Sehminderung

Die Begutachtung ist stets eine finale; die Kausalität der Gesundheitsstörungen ist nicht von Bedeutung. Die berufliche Tätigkeit der Antragstellerin ist ebenfalls nicht von Belang. Die in der VersMedV vorgegebenen GdB-Einzelwerte liegen häufig oberhalb der MdE-Werte der Gesetzlichen Unfallversicherung. Für den Bereich kognitiver Störungen finden sich nur recht undifferenzierte Vorgaben (siehe Kasten 12). Wie sich allerdings die Abweichung bzgl. der mittelschweren und schweren Hirnschadensfolgen zwischen den Grundsätzen und der Konkretisierung auf kognitive Leistungsstörungen begründet, ist nicht nachvollziehbar. Entwicklungsstörungen im Kleinkindesalter und kognitiven Einschränkungen des Kindes- und Jugendalters, einschließlich sogenannter Teilleistungsstörungen (hier: Teilleistungsschwächen genannt), sind gesonderte Abschnitte gewidmet.

Hinsichtlich der Bemessung in einem konkreten Fall sollte stets eingehend und überzeugend begründet werden, warum aus Sicht des Sachverständigen welcher konkrete GdB-Wert in Vorschlag gebracht wird, wenn sich eine Spanne (etwa 30 bis 40 oder 50 bis 80) vorgegeben findet.

14.2.4 Soziales Entschädigungsrecht

Das soziale Entschädigungsrecht in Deutschland geht auf die Zeit nach dem I. Weltkrieg zurück. Seit 1950 regelt das Bundesversorgungsgesetz (BVG) die Versorgung von Kriegsopfern und ihren Hinterbliebenen. In der Folgezeit wurden weitere Gesetze verabschiedet, die die Versorgung oder Entschädigung von Menschen in Fällen regeln, in denen der Ausgleich von wirtschaftlichen oder gesundheitlichen Schädigungsfolgen als staatliche Aufgabe übernommen wurde. Dabei wird als gesundheitliche Schädigungsfolge jede Gesundheitsstörung bezeichnet, für die ein ursächlichem Zusammenhang mit einer nach dem entsprechenden Gesetz zu berücksichtigenden Schädigung bejaht werden kann.

Zu den sogenannten Nebengesetzen zum BVG gehörten unter anderen das Opferentschädigungsgesetz (OEG), das Infektionsschutzgesetz (IfSG) oder das SED-Unrechtsbereinigungsgesetz (SED-UnBerG). Mit Wirkung vom 01.01.2024 gingen sie, mit Ausnahme des Soldatenversorgungsgesetzes (SVG), in das neue Sozialgesetzbuch Vierzehntes Buch (SGB XIV) über.

Die Grundsätze der Begutachtung von Gesundheitsschäden sind in der Versorgungsmedizinverordnung (VersMedV) dargelegt, die Bemessung erfolgt als Grad

a) Ein Hirnschaden ist nachgewiesen, wenn Symptome einer organischen Veränderung des Gehirns – nach Verletzung oder Krankheit nach dem Abklingen der akuten Phase – festgestellt worden sind. Wenn bei späteren Untersuchungen keine hirnorganischen Funktionsstörungen und Leistungsbeeinträchtigungen mehr zu erkennen sind, beträgt der GdS[1] dann – auch unter Einschluss geringer z.B. vegetativer Beschwerden – 20; nach offenen Hirnverletzungen nicht unter 30.

…

e) Nicht nur vorübergehende vegetative Störungen nach Gehirnerschütterung[2] (reversible und morphologisch nicht nachweisbare Funktionsstörung des Gesamthirns) rechtfertigen im ersten Jahr nach dem Unfall einen GdS von 10 bis 20.

Grundsätze der Gesamtbeurteilung von Hirnschäden:

Hirnschäden mit geringer Leistungsbeeinträchtigung .... 30 bis 40

Hirnschäden mit mittelschwerer Leistungsbeeinträchtigung .... 50 bis 60

Hirnschäden mit schwerer Leistungsbeeinträchtigung .... 70 bis 100

Hirnschäden mit kognitiven Leistungsstörungen (z.B. Aphasie, Apraxie, Agnosie)

leicht (z.B. Restaphasie) .... 30 bis 40

mittelgradig (z.B. Aphasie mit deutlicher bis sehr ausgeprägter

Kommunikationsstörung) .... 50 bis 80

schwer (z.B. globale Aphasie) .... 90 bis 100

1 Nach der VersMedV werden Grad der Schädigungsfolgen (GdS) im Sozialen Entschädigungsrecht und GdB im Schwerbehindertenrecht nach den gleichen Grundsätzen bemessen. Die Verordnung selbst und ihr Tabellenwerk beziehen sich vorwiegend auf den GdS.

2 Nach veralteter Terminologie und Konzeptionalisierung bezieht sich dieser Passus, unschwer erkennbar, auf das leichte Schädel-Hirn-Trauma ohne bildgebende Evidenz für eine erkennbare morphologische Hirnsubstanzschädigung, vgl. Kapitel 19.

Kasten 12: Auszüge aus der Versorgungsmedizinverordnung, Anlage zu § 2, zur Bemessung von Hirnschäden

der Schädigungsfolgen (GdS). Für Einzelheiten ist auf die Ausführung im Kapitel 14.2.3 zum Schwerbehindertenrecht zu verweisen. Die Begutachtung ist immer kausal; die Kausalitätsbeurteilung folgt den Regeln der Relevanztheorie (siehe Kapitel 10.4).

Wiewohl schädigendes Ereignis und Schädigungsfolgen vollbeweislich zu sichern sind, genügt für den Nachweis der Kausalität zwischen schädigendem Ereignis, Erst- und Folgeschäden im Sinne einer Beweiserleichterung die einfache Wahrscheinlichkeit. Zusätzlich hat das SGB XIV für psychische Störungen eine Beweiserleichterung eingeführt (vgl. auch Bittner, 2023), die sog. Vermutungsregelung:

> Bei psychischen Gesundheitsstörungen wird die Wahrscheinlichkeit des ursächlichen Zusammenhangs im Einzelfall vermutet, wenn diejenigen medizinischen Tatsachen vor-

> liegen, die nach den Erfahrungen der medizinischen Wissenschaft geeignet sind, einen Ursachenzusammenhang zwischen einem nach Art und Schwere geeigneten schädigenden Ereignis und der gesundheitlichen Schädigung und der Schädigungsfolge zu begründen und diese Vermutung nicht durch einen anderen Kausalverlauf widerlegt wird.[65]

Soweit hier beurteilt werden kann, ist im Sinne des Gesetzes diese Neuorientierung jedoch nicht auf kognitive Störungen als Hirnschadensfolgen anwendbar (wenngleich es sich hier natürlich auch um *psychische Störungen* in einem umfassenden Sinne handelt).

Eine weiterreichende Beweiserleichterung wird, wie bereits im Sozialgesetzbuch Zehntes Buch (SGB X § 23) als Möglichkeit vorgesehen, im Sozialen Entschädigungsrecht gewährt, wenn Beweismittel fehlen, ohne Verschulden verloren gegangen sind und auch nicht beschafft werden können.[66] Hier kann etwa eine Glaubhaftmachung hinreichen. In diesem Rahmen, insbesondere bei geltend gemachter sexueller Gewalt, werden häufig aussagepsychologische Gutachten in Auftrag gegeben (vgl. Schemmel & Volbert, 2023; Volbert, 2004). Erst wenn fallrelevante Alternativhypothesen, die gegen die Wahrannahme (also die Erlebnisbasiertheit einer Aussage) sprechen, mit hinreichender Wahrscheinlichkeit verworfen werden können, kann es dann nachgeordnet zur Begutachtung von Gesundheitsstörungen, etwa im Rahmen eines psychiatrischen, klinisch-psychologischen oder neuropsychologischen Gutachtens, kommen.

Von Bedeutung für die Begutachtung sind beispielsweise die Feststellung eines *Vorschadens,* das heißt einer schädigungsunabhängigen Gesundheitsstörung, die bei Eintritt des Schadensereignisses nachweisbar bereits vorlag. Demgegenüber bezeichnet der Begriff des *Nachschadens* eine Gesundheitsstörung, die zeitlich nach der Schädigung eintrat und für die ein ursächlicher Zusammenhang mit der Schädigung verneint werden kann. Unter *mittelbaren Schädigungsfolgen* werden solche Gesundheitsstörungen verstanden, die durch ein äußeres Ereignis herbeigeführt wurden, das wiederum seine Ursache in einem schädigungsbedingten Leiden hat. Sie sind abzugrenzen von *Folgeschäden,* welche, in direkter Kausalkette mit dem Erstschaden verknüpft, als unmittelbare Schädigungsfolgen gefasst werden. Versorgungsrechtlich werden mittelbare Schädigungsfolgen wie unmittelbare behandelt.

Dies könnte beispielsweise der Fall sein, wenn eine geschädigte Person infolge eines bewaffneten Überfalls einen Hirnschaden mit der Folge eines visuellen Neglects erleidet. Wenn diese Person später einen Verkehrsunfall erleidet, der wesentlich durch den Neglect herbeigeführt wurde, so werden auch die bleibenden Folgen dieses Unfalls entschädigt.

---

65 SGB XIV § 4 (5).
66 SGB XIV § 117.

Wenn eine als Schädigungsfolge anerkannte Gesundheitsstörung sich zwar gebessert oder zurückgebildet hat, jedoch aufgrund anderer, schädigungsunabhängiger Ursachen bestehen bleibt oder sich sogar verschlimmert, wird von einer *Verschiebung der Wesensgrundlage* gesprochen.

14.3 Zivilrechtliche Anwendungsgebiete

14.3.1 Private Unfallversicherung

Im Gegensatz zur Gesetzlichen Unfallversicherung ist die Private Unfallversicherung (PUV) dem Zivilrecht zuzuordnen und die Kausalitätsprüfung erfolgt nach der Adäquanztheorie. Um einen Unfall im Sinne der PUV handelt es sich, wenn die versicherte Person durch ein plötzlich von außen auf ihren Körper wirkendes Ereignis (Unfallereignis) unfreiwillig eine Gesundheitsschädigung erleidet. Ohne eine erlittene Gesundheitsstörung wird in diesem Kontext auch nicht von einem Unfall gesprochen. Die Kausalität zwischen dem schädigenden Ereignis (z. B. Sturz aus großer Höhe) und dem Erstschaden (z. B. mittelschweres Schädel-Hirn-Trauma) ist im Vollbeweis zu sichern, für den Zusammenhang zwischen Erst- und Folgeschaden (z. B. anhaltende kognitive Funktionsstörungen) genügt die einfache Wahrscheinlichkeit, das heißt, es muss mehr für als gegen den Zusammenhang sprechen. Erst- und Folgeschaden sind jedoch vollbeweislich zu sichern.

Nach den Allgemeinen Unfallversicherungsbedingungen (AUB) gilt, dass die Invalidität innerhalb von 15 Monaten nach dem Unfall eingetreten sein muss und auch entsprechend ärztlich dokumentiert worden ist. Damit kann in bestimmten neuropsychologisch relevanten Fällen, in denen Hirnschadensfolgen erst mit erheblicher Verspätung festgestellt und behandelt wurden, eine Leistungspflicht u. U. verneint werden.

Für die abschließende Schadensbemessung wird das Ausmaß einer Gesundheitsschädigung zugrunde gelegt, die voraussichtlich länger als drei Jahre bestehen wird und für die eine Änderung nicht erwartet werden kann. Die Bemessung erfolgt als Grad der Invalidität nach der sog. Gliedertaxe, die feste Werte für den Verlust oder die komplette Funktionsunfähigkeit die Gliedmaßen, die Sinnesorgane (Auge, Gehör, Geruchssinn, Geschmackssinn) und die Stimme umfasst. Bei teilweiser Funktionsminderung werden Prozentsätze der laut Gliedertaxe vorgegebenen Werte in Ansatz gebracht. Neben den Bemessungswerten der allgemeinen Gliedertaxe können auch abweichende Prozentsätze einer Entschädigung zugrunde gelegt werden, so etwa nach der verbesserten Gliedertaxie oder speziellen Taxen für bestimmte Berufe, wie etwa Arzt oder Zahnarzt.

Für Funktionssysteme außerhalb der Gliedertaxe, und darunter fällt das Gehirn, richtet sich der Invaliditätsgrad nach dem Umfang der (dauerhaften) Beeinträchtigung der normalen körperlichen oder geistigen Leistungsfähigkeit. Maßstab ist hier nach den AUB „eine durchschnittliche Person gleichen Alters und Geschlechts".[67]

Wie die Bemessung der Beeinträchtigung der Leistungsfähigkeit (BdL) für kognitive Störungen vorgenommen werden soll, ist nicht klar geregelt und neuropsychologische Sachverständige sind hier ziemlich auf sich selbst gestellt; denn wie soll eine prozentuale Funktionsminderung des Gehirns für den Bereich Kognition, geschweige denn für hirnschadensbedingte Wesensveränderungen, berechnet werden?

Als Anhaltspunkt für die Bemessung wurden in der Vergangenheit die Richtwerte nach dem Schwerbehindertenrecht nach der VersMedV zur Benutzung empfohlen, so bei Schröter und Ludolph (2013). Rechtlich gesehen ist jedoch ein direkter Bezug auf Vergleichswerte des Schwerbehinderten- und Sozialen Entschädigungsrechts nicht statthaft, ebenso wenig wie die Werte aus der Gesetzlichen Unfallversicherung zugrunde gelegt werden dürfen. Dennoch liefern sie in der Regel einen Anhaltspunkt dafür, in welchem Bereich sich die in Vorschlag zu bringende Invalidität etwa bewegen sollte. Widder (2018d) führt dazu aus:

> Auch wenn ein entsprechender Hinweis im Gutachtentext zwingend vermieden werden sollte, kann der Sachverständige die o.g. Versorgungsmedizinischen Grundsätze nutzen, um zumindest grobe Einschätzungshinweise für Bereiche zu erhalten, für die es keine definierten Kataloge gibt. So können z.B. in der privaten Unfallversicherung bei Funktionsstörungen, die nicht nach der Gliedertaxe zu bemessen sind (z.B. organische Psychosyndrome) die Versorgungsmedizinischen Grundsätze als Orientierung dienen. Denn diese bemessen definitionsgemäß gleichermaßen die Beeinträchtigung in den gesamten Lebensumständen. (S. 99)

Eine einschlägige Rechtsprechung dazu ist nicht bekannt. Es gibt auch keine solide, fachlich begründbare Methode, wissenschaftlich basiert eine prozentuale Einbuße der geistigen Leistungsfähigkeit aus einem ermittelten Störungsprofil abzuleiten. Eine relative Absenkung des Intelligenzquotienten (IQ) dazu zu benut-

---

67 Dieser Grundsatz ist für den Bereich der kognitiven Leistungen zumindest höchst fraglich, weil er bei eine bedeutsamen Anzahl Betroffener den Bezugsmaßstab auf das kognitive Leistungsniveau eines IQ-Äquivalents von 100 herabstufen müsste und unter Berücksichtigung von Konfidenzintervallen damit einer nicht trivialen Anzahl von Unfallverletzten mit bedeutsamen alltags- und berufsrelevanten neuropsychologischen Funktionsstörungen Leistungen vorenthalten würde, nur weil sie über Leistungsvoraussetzungen oberhalb des statistischen Mittelwerts verfügten. Eine einschlägige Rechtsprechung gibt es, soweit hier bekannt, dazu nicht. – Wählt die neuropsychologische Gutachterin das sonst übliche Vorgehen, bei der Beurteilung von kognitiven Störungen auf einen individuellen Bezugspunkt der Unversehrtheit (also auf gut begründete Hypothesen zum prämorbiden Niveau der Leistungsfähigkeit, vor Schädigungseintritt) zu rekurrieren, so wird dies erfahrungsgemäß in aller Regel so akzeptiert und von den Versicherern nicht weiter infrage gestellt. Jedoch ist auch dazu keine einschlägige Rechtsprechung hier bekannt und die Thematik wird in der Literatur praktisch ausgespart.

zen, wie gelegentlich beharrlich vorgetragen wird, ist aus wissenschaftlich basierter Sicht jedenfalls komplett ungeeignet dazu und muss zwangsläufig zu gröbsten Fehleinschätzungen führen. Neben der Schwierigkeit, dass bei einem solchen Vorgehen in aller Regel keine zuverlässigen Angaben über die wahre Intelligenz im Zeitintervall vor dem Unfall zu Verfügung stehen, eignet sich der IQ aus verschiedenen konzeptionellen, mathematischen und messtheoretischen Gründen dafür in keiner Weise. Ein Intelligenzquotient von 50 ist gerade *nicht* die Hälfte von 100. Um noch ein Beispiel zu nennen: Für eine Reihe namhafter und herausragender Wissenschaftler, Techniker und Erfinder wird heute geschätzt, dass ihr Intelligenzquotient etwa 160 betrage oder betragen habe, Albert Einstein inbegriffen. Dabei ist gerade Einstein über lange Zeiträume hinweg als der Prototyp des intelligentesten Menschen der Welt beurteilt worden (Paulhus & Landolt, 2000*). Nach der vorgeschlagenen Arithmetik müsse man annehmen, dass Einstein doppelt so intelligent gewesen sei wie ein Mensch mit einem IQ von 80.* Das auch nur ernsthaft zu erwägen, ist genauso verfehlt, wie wenn ein Mensch behauptete, –2 °C seien doppelt so kalt wie –1 °C oder 20 Wintertage mit einer Durchschnittstemperatur von +1 °C entsprächen physikalisch exakt einem Sommertag mit einer mittleren Temperatur von +20 °C. Jedem Sachverständigen ist nachdrücklich zu raten, derartige Versuche von Anwältinnen oder Beratungsärzten, sich solcher Rechenkunststücke für die Invaliditätsbemessung zu bedienen, nachdrücklich und kompromisslos zurückzuweisen und sie als unwissenschaftlich auszuweisen.

Nach eingehenden Recherchen und Diskussionen mit einer Anzahl medizinischer Sachverständiger und Richtern zu dieser Frage scheint es sich so zu verhalten, dass eine Bemessung der Invalidität am ehesten durch einen *Abgleich mit Bemessungswerten innerhalb der Gliedertaxe* vorgenommen werden sollte, wie sie nach den AUB festgelegt sind.[68] Nach den Erfahrungen des Autors ergeben sich dann doch letztlich Ergebnisse, die mit den Orientierungswerten der VersMedV gut kompatibel sind. Ein Beispiel soll dies veranschaulichen und einen Anhalt geben, wie die Bemessung in einem Gutachten vorgenommen werden könnte (siehe Kasten 13).

Die Schwierigkeiten solcher Vergleiche sind nicht schwer zu erkennen, sie sind sachimmanent und etwa so groß, wie wenn man objektiv beurteilen wollte, ob van Gogh oder Rubens ein bedeutenderer Maler gewesen sei oder Äpfel größer sind als Birnen süß schmecken.

Bereits vor dem Indexereignis bestehende Funktionsstörungen sind im Sinne einer *Vorinvalidität* zu berücksichtigen und wirken sich auf den Invaliditätsgrad mindernd aus.

68 Musterbedingungen AUB 2020 des Gesamtverbandes der Deutschen Versicherungswirtschaft (GDV). Verfügbar unter: https://www.gdv.de/resource/blob/6252/a0b6aef8832c8ed756a3b26865728d59/01-allgemeine-unfallversicherungsbedingungen-aub-2014--data.pdf

Fallkonstellation: 45-jährige Versicherte nach einem mittelschweren Schädel-Hirn-Trauma anlässlich eines Verkehrsunfalls; Erstschadensbild zweifelsfrei dokumentiert; gut dokumentierte frühe Teilremission; verbliebene Hirnschadensfolgen durch solide dokumentierte Befunde in Rehabilitationsberichten (stationär und nachfolgend ambulant) gesichert. Begutachtung drei Jahre nach dem Unfallereignis im Auftrag einer PUV, zur abschließenden Regulierung.

Ergebnis der neuropsychologischen Begutachtung: Verbliebene leichte kognitive Störungen in den Funktionsbereichen Exekutive und Aufmerksamkeit, ohne Nachweis von Beeinträchtigungen der Lern- und Behaltensfähigkeit, von Sprache und Sprechen oder der Visuokonstruktion.

Teilhabeminderung: Wenige Einschränkungen in den Alltagsfähigkeiten, mit Ausnahme einer subjektiv erhöhten Erschöpfungsneigung. Führt wieder ihr privates Kfz. Erfolgreicher beruflicher Wiedereinstieg bis zur Vollzeittätigkeit als Sachbearbeiterin, mit geschilderten mäßigen Schwierigkeiten bei einigen komplexeren Sachverhalten und bei der Einarbeitung in neue Routinen, etwas erhöhtem Pausenbedarf, erhöhtem Erschöpfungsgefühl nach Arbeitsende.

Nach der VersMedV ergäbe sich für Hirnschäden mit leichten kognitiven Leistungsstörungen eine Spanne für den GdB von 30 bis 40, für mittelschwere kognitive Leistungsstörungen eine Spanne von 50 bis 60. Der Schweregrad im vorliegenden Fall kann als leicht eingestuft werden, und zwar eher am unteren Ende des Spektrums leichter Hirnschadensfolgen, keineswegs in Richtung mittelschwerer kognitiver Störungen. Dabei würde als Orientierungswert nach der VersMedV ein GdB von 30 herangezogen werden.

Vergleich mit Werten der allgemeinen Gliedertaxe:
- Ausmaß der Beeinträchtigung kann als in etwa vergleichbar diskutiert werden mit der bei Verlust des Gehörs auf einem Ohr (30 %);
- jedoch geringer als bei Verlust eines Fußes (40 %) und deutlich geringer als bei Verlust eines Beines bis unterhalb des Knies (50 %);
- doch höher als der Verlust eines Daumens (20 %) und deutlich höher als bei Verlust des Geruchssinnes (10 %).

Kasten 13: Hypothetische Fallkonstellation und Ableitung einer vorgeschlagenen Invalidität von 30 %

Psychische Unfallfolgen sind in der Regel von der Leistungspflicht ausgeschlossen, wie in den AUB festgelegt[69] (sog. „Psychoklausel"). Hirnfunktionsstörungen im Sinne kognitiver oder neuropsychologischer Symptome, die eine direkte funktionell-morphologische zerebrale Grundlage aufweisen, waren von dieser Ausschlussklausel, soweit bekannt, nie betroffen, ebenso wenig wie organisch bedingte Wesens- oder Persönlichkeitsveränderungen. In den vergangenen Jahren hat die Rechtsprechung einige weitere Konstellationen herausgestellt, die nicht unter den Ausschluss fallen. Dies wäre etwa für eine zeitnah aufgetretene psychische Reaktion auf einen Unfall mit lebensbedrohlichen Folgen der Fall, die nicht als spätere psychische Fehlverarbeitung, sondern als nicht vermeidbare Begleiterscheinung der organischen Unfallfolgen zu werten sei.[70]

69 Nach den Musterbedingungen AUB 2020 des Gesamtverbandes der Deutschen Versicherungswirtschaft (GDV), Abschnitt 5.2.6 sind von Leistungen ausgeschlossen: „krankhafte Störungen infolge psychischer Reaktionen, auch wenn diese durch einen Unfall verursacht wurden".

70 Urteil des OLG Celle vom 26.06.2015 (Az.: 8 U 199/14).

14.3.2 Kfz-Haftpflicht

Kfz-Haftpflichtversicherungen geben neuropsychologische (Zusatz-)Gutachten vor allem in Auftrag, wenn es um die Schadensregulierung nach einem erlittenen Schädel-Hirn-Trauma geht. Insbesondere bei multiplen unfallbedingten Verletzungen (Polytraumen) werden als Hauptgutachter häufig Unfallchirurgen beauftragt, die nach Eingang indizierter Zusatzgutachten auch eine integrierende Gesamtbewertung vornehmen. In der Vergangenheit gab es auch viele Aufträge, die sich auf geltend gemachte bleibende Beschwerden nach einfachen Distorsionstraumen der Halswirbelsäule (sog. Schleudertraumen) bezogen[71], wobei kognitive Leistungsbeschwerden nicht selten in prominenter Weise geltend gemacht wurden. Interessanterweise gehören solche Fälle mittlerweile zu den Raritäten.

Im Haftpflichtbereich handelt es sich in aller Regel um Kausalitätsgutachten. Die haftungsbegründende Kausalität (d.h. der Zusammenhang zwischen dem pflichtwidrigen Verhalten und dem Gesundheitserstschaden) sowie der Erstschaden selbst sind vollbeweislich zu sichern, während es im Haftungsrecht eine Beweiserleichterung sowohl für Folgeschäden wie auch für die kausale Verknüpfung zwischen Erst- und Folgeschaden gibt, die lediglich mit Wahrscheinlichkeit zu sichern sind. Die Prüfung des Kausalzusammenhangs erfolgt nach der Adäquanztheorie (vgl. Kapitel 10.5), wonach zunächst zu prüfen ist, ob die Kausalität im philosophisch-naturwissenschaftlichen Sinne (also als *Conditio sine qua non*) zu bejahen ist, und sodann in einem zweiten Schritt die generelle Eignung der Bedingung für den Eintritt des Schadens untersucht werden muss.

Ist die Leistungspflicht einer Haftpflichtversicherung anerkannt, so erfolgt ein Ausgleich für alle unfallkausal erlittenen materiellen Schäden, über berufliche Nachteile (vor allem Verdienstausfall) hinausreichend. Deshalb wird in Gutachtenaufträgen etwa auch nach Beeinträchtigungen in der Haushaltsführung oder bei der Gartengestaltung, Kosten etwaig notwendiger Umbauten, Mehrkosten für Reisen u.ä. gefragt. Immaterielle Schäden können über ein Schmerzensgeld kompensiert werden. Häufig wird auch nach der Prognose und nach sinnvollen weiteren Behandlungsmöglichkeiten gefragt, welche die Schadensfolgen in Zukunft reduzieren könnten.

Psychische Folgeschäden werden in der Schadensregulierung ebenfalls berücksichtigt. Bereits vor dem Unfallereignis bestehende Gesundheitsschäden müssen jedoch im Sinne eines Vorschadens insofern berücksichtigt werden, als sie nicht entschädigt werden.

Im Gegensatz zur Gesetzlichen und zur Privaten Unfallversicherung erfolgt die Schadensbemessung nicht in abstrakter Form, sondern konkret mit Bezug auf die

---

71 Dabei ist die Geschichte der Verwobenheit des sog. Schleudertraumas mit Entschädigungsansprüchen historisch sehr aufschlussreich, nicht zuletzt in Bezug auf den Zusammenhang zwischen geltend gemachtem Leiden und der jeweils aktuellen Rechtspraxis bzw. Rechtsprechung, auch im interkulturellen Vergleich. Eine anregende Lektüre liefern hierzu etwa Thomann und Rauschmann (2003).

verletzte Person und in Bezug auf ihre individuelle Lebensführung. Für den beruflichen Bereich muss demzufolge die Minderung der Erwerbsfähigkeit (MdE) individuell bemessen werden, als konkrete oder konkret-berufsbezogene MdE. Dessen ungeachtet wird die Gutachterin häufig auch nach der Bemessung der abstrakten MdE gefragt – wofür dann die Richtwerte der GUV zugrunde gelegt werden sollten. In jedem Fall sollte bei der Angabe der unfallbedingten MdE spezifiziert werden, ob diese konkret oder abstrakt beurteilt wird. Dies ist insbesondere dann zwingend notwendig, wenn der Gutachtenauftrag selbst dies nicht spezifiziert (wie im Beispiel, Kasten 14).

Ein typischer Fehler in Gutachten, der von Versicherungen beklagt und als mangelnde Basiskenntnis von Sachverständigen wahrgenommen wird, liegt darin, dass die untersuchten Personen häufig als *die versicherte Person* fehlbezeichnet werden. Der Versicherungsnehmer ist aber in Haftpflichtfällen nicht mit der Anspruchstellerin bzw. *verletzten Person* identisch.

Fallkonstellation: 63-jährige Verletzte (Wirtschaftskauffrau) mit Polytrauma anlässlich eines Verkehrsunfalls, einschließlich eines mittelschweren Schädel-Hirn-Traumas. Die Verletzte, die auf dem Weg zur Arbeit als Passantin auf einem Fußgängerüberweg von einem Pkw erfasst wurde, war zum Zeitpunkt des Unfalls in Vollzeit berufstätig.

Wir bitten Sie, zu folgenden Punkten Stellung zu nehmen:

1. Anamnese
2. Subjektive Beschwerden
3. Objektiver Befund des Allgemeinzustandes und der Verletzungsfolgen
4. Diagnose
5. a) Ist der Zustand ausschließlich Folge des Unfalls?
   b) Wenn nein, welche unfallfremden Krankheiten haben mitgewirkt und welches sind ihre Auswirkungen?
   c) Welche der jetzigen Beschwerden sind auf die Unfallverletzungen zurückzuführen und welche Beschwerden auf unfallunabhängige Vorleiden?
6. Wie hoch ist die bisherige, gegenwärtige und gegebenenfalls zukünftige Minderung der Erwerbsfähigkeit aufgrund des Unfalls einzuschätzen?
7. Trennen Sie auch hier zwischen unfallbedingten und unfallunabhängigen Beeinträchtigungen.
8. Wie wirken sich die Verletzungsfolgen auf die berufliche Tätigkeit und die private Lebensführung aus?
9. Sind besondere Heilmaßnahmen zur Besserung der Unfallfolgen angezeigt? Falls ja, welche?
10. Welche Prognose stellen Sie? Ist mit einer Besserung der Verletzungsfolgen zu rechnen?

Kasten 14: Beispielhafter Fragenkatalog im Gutachtenauftrag einer Kfz-Haftpflichtversicherung

14.3.3 Private Berufsunfähigkeitsversicherung

Dieser Bereich der privaten Vorsorge, in dem seit einigen Jahren sehr regelmäßig neuropsychologische Zusatzgutachten in Auftrag gegeben werden, dient der Absicherung des Risikos, aus gesundheitlichen Gründen den zuletzt ausgeübten Beruf nicht mehr ausüben und damit die Lebens- und soziale Stellung sichern und den Lebensstandard wahren zu können. Zudem stellt es für selbstständig Tätige, die nicht über die Gesetzliche Rentenversicherung für das Risiko einer Erwerbsunfähigkeit abgesichert sind, einen sinnvollen Vorsorgebaustein dar.

Wie exakt Berufsunfähigkeit definiert ist und unter welchen Bedingungen welche Leistungen erbracht wird, richtet sich nach den Vertragsbedingungen im konkreten Einzelfall; diese werden in der Regel dem Sachverständigen bei Auftragserteilung mitgeteilt. Seit 2008 gibt es für Neuverträge eine gesetzlich verankerte Definition, nach der „berufsunfähig ist, wer seinen zuletzt ausgeübten Beruf, so wie er ohne gesundheitliche Beeinträchtigung ausgestaltet war, infolge Krankheit, Körperverletzung oder mehr als altersentsprechendem Kräfteverfall ganz oder teilweise voraussichtlich auf Dauer nicht mehr ausüben kann“.[72] Die aktuellen Musterbedingungen für die Vertragsgestaltung[73] lassen für die Bejahung einer Leistungspflicht den Grad der Berufsunfähigkeit und die voraussichtliche Mindestdauer offen. In vielen Verträgen werden hierzu mindestens 50 % über mindestens ein halbes Jahr vereinbart. Auch Staffelregelungen sind möglich.

Maßgeblich für die Beurteilung sind die aus der Erkrankung resultierenden Leistungseinschränkungen, und zwar bezogen auf den zuletzt ausgeübten Beruf in seiner konkreten Ausformung. Dazu muss der Auftraggeber dem Gutachter detaillierte Angaben zur letzten Tätigkeit liefern; der Grad der Einschränkungen ist für die einzelnen Teiltätigkeiten zu bestimmen (vgl. Kasten 15). Dabei wird manchmal auf berufskundliche Tätigkeitsprofile der Bundesagentur für Arbeit oder auf Tätigkeitsprofile entsprechend der individuellen Arbeitsverträge der Versicherten zurückgegriffen. Gelegentlich, insbesondere bei älteren Verträgen, wird im Gutachtenauftrag auch nach dem beruflichen Leistungsvermögen in anderen Tätigkeiten gefragt, die den Kenntnissen und Fähigkeiten der versicherten Person entsprechen, ihre Lebensstellung wahren, die sie jedoch nicht (zuletzt) ausgeübt haben (sog. abstrakte Verweisung).

Es ist also unabdingbar, das positive und negative Restleistungsvermögen (RLV) der versicherten Person gutachtlich zu bestimmen. Der Gutachter ist gehalten, es aufgeschlüsselt nach den Einzeltätigkeiten exakt anzugeben, sodass am Ende eine prozentuale Gesamt-Leistungsminderung berechnet werden kann. Für manche

72 Versicherungsvertragsgesetz (VVG) § 172 Abs. 2.

73 Allgemeine Bedingungen für die Berufsunfähigkeits-Versicherung, § 2 (1), Stand: 15.11.2022. Verfügbar unter: https://www.gdv.de/resource/blob/6326/43afd7c4e9d11e5275109fa05bc1c4d9/01-allgemeine-bedingungen-fur-die-berufsunfahigkeits-versicherung-0-pdf-data.pdf

Die Versicherte hat uns mitgeteilt, dass sie in ihrem zuletzt ausgeübten Beruf als selbständige Einzelhändlerin und beim Führen eines Reformhauses die nachstehend aufgeführten Teiltätigkeiten verrichtet hat. Bitte geben Sie an, in welchem Umfang ihr dies infolge der gesundheitlichen Beeinträchtigungen nicht mehr möglich ist. Berücksichtigen Sie dabei die von Ihnen zuvor bewerteten Funktionseinschränkungen.

Tätigkeit von 9 Stunden an 5 Tagen der Woche

Teiltätigkeit	durchschnittliche Zeit pro Tag	Einschränkung in %
Wareneingang	30 min	
Beratung und Verkauf	300 min	
Kundenbelieferung	60 min	
Bestellungen	60 min	
Sonstige Büroarbeiten	30 min	
Kassenabschluss	30 min	
Endarbeiten (Reinigung)	30 min	

Kasten 15: Beispiel für ein im Gutachtenauftrag mitgeteiltes Tätigkeitsprofil, das der Beurteilung zugrunde zu legen ist

Berufe sind bestimmte Teiltätigkeiten (Kerntätigkeiten) zwar nur in vergleichsweise geringem zeitlichem Umfang bestimmbar, aufgrund ihrer Schlüsselposition ist aber ein großer Teil der gesamten beruflichen Tätigkeit ohne sie nicht mehr ausführbar. Dies wäre etwa der Fall, wenn eine Versicherte in ständig wechselnden Einsatzorten tätig war, eine Tätigkeitsausübung ohne Reisefähigkeit nicht möglich ist und diese nun zu verneinen ist, wiewohl die Reisen selbst nur ca. 10% ihrer Arbeitszeit ausmachten. Die Entscheidung, ob eine Teiltätigkeit als Kerntätigkeit zu bewerten ist und welche rechtlichen Auswirkungen dies hat, verbleibt in jedem Falle beim Auftraggeber.

Abzugrenzen von den Berufsunfähigkeits- sind die privaten Erwerbsunfähigkeitsversicherungen, die bislang viel seltener abgeschlossen werden und deren Bedingungen zum Teil denen der Gesetzlichen Rentenversicherung zur Erwerbsminderung angeglichen sind.

14.4 Verwaltungsrechtliche Anwendungsgebiete

14.4.1 Beamtenrechtliche Begutachtung

In der Begutachtung von Beamten, Richtern und Soldatinnen (im folgenden Text vereinfachend unter dem Beamtenbegriff zusammengefasst) gibt es drei Bereiche, in denen potenziell neuropsychologische Zusatzgutachten angefordert werden können. Das sind erstens die Untersuchung der Eignung für die Beamtenlaufbahn, die an bestimmte körperliche (gesundheitliche), geistige und charakterliche Voraussetzungen geknüpft ist, zweitens die Feststellung der Dienstfähigkeit oder Dienstunfähigkeit und drittens die Beurteilung der Folgen von Dienstunfällen. Die Rechtsgrundlage sind bundeseinheitlich das Beamtenstatusgesetz (BeamtStG) und die beamtenrechtliche Gesetzgebung der Bundesländer, wie etwa das Landesbeamtengesetz (LBG) in Berlin. Auftraggeber von Gutachten sind in der Regel die Dienstherren oder die Einrichtungen der Dienstunfallfürsorge.

Gutachten, die die gesundheitliche Eignung für die Berufung in ein Beamtenverhältnis betreffen, können bei Vorliegen einer entsprechenden Erkrankung in Auftrag gegeben werden, um (fundiert begründete) prognostische Aussagen über häufige Fehlzeiten oder den Eintritt einer vorzeitigen Dienstunfähigkeit zu erhalten. Neuropsychologische Zusatzgutachten in diesem Kontext sind, soweit hier beurteilt werden kann, sehr selten.

Dienstunfähigkeit bezieht sich auf ein fehlendes oder eingeschränktes Vermögen eines Beamten, seine Dienstpflichten wegen eines „körperlichen Zustands oder aus gesundheitlichen Gründen" erfüllen zu können. Es handelt sich also um eine Zustandsbeurteilung. Begutachtungsanlässe können auch die Prüfung einer begrenzten Dienstfähigkeit oder die Wiederherstellung der Dienstfähigkeit sein (Reaktivierung oder Wiederverwendung aus dem Ruhestand, die auch auf Antrag des Beamten zu prüfen ist). Besondere Anforderungen ergeben sich in speziellen Kontexten (so die Waffenfähigkeit im Justizvollzug und im Polizeidienst, Dienstfähigkeit bei der Feuerwehr, als Gerichtsvollzieher u.Ä.m.). Für die Beurteilung der Dienstfähigkeit kann die Gutachterin gehalten sein, das ermittelte Funktionsniveau der Beamtin mit dem Tätigkeitsprofil einer speziellen Laufbahn und dem physischen und psychischen Anforderungs- und Belastungsprofil der Laufbahn abzugleichen. Je nach Gutachtenauftrag kann neben festzustellenden Einschränkungen für das aktuelle Tätigkeitsprofil der Beamtin auch erfragt werden, ob spezifizierte alternative Verwendungsmöglichkeiten trotz gesundheitlicher Einschränkungen realisierbar wären. Regelmäßig sollen auch prognostische Einschätzungen gegeben werden.

Eine Kausalitätsbegutachtung ist für die Beurteilung von Folgen von Dienstunfällen erforderlich. Die Kausalitätsprüfung erfolgt nach der Relevanztheorie. Ein

Dienstunfall wird nach dem Beamtenversorgungsgesetz (BeamtVG)[74] definiert als „ein auf äußerer Einwirkung beruhendes, plötzliches, örtlich und zeitlich bestimmbares, einen Körperschaden verursachendes Ereignis, das in Ausübung des Dienstes eingetreten ist". Psychische Unfallfolgen sind in der Regulierung einschlossen. Zum Dienst gehören unter anderem auch Dienstreisen, Dienstgänge, Teilnahme an dienstlichen Veranstaltungen sowie bestimmte Wege, wie etwa zwischen Wohnung und Dienststelle.

Folgen für die berufliche Tätigkeit, die aus Dienstunfällen resultieren, werden, wie auch in anderen Rechtsbereichen, als Minderung der Erwerbsfähigkeit (MdE) gefasst. Dabei bemisst sich die MdE wie in der Gesetzlichen Unfallversicherung nach den Auswirkungen von Gesundheitsstörungen im allgemeinen Erwerbsleben und ebenfalls in Abgleich zu dem beruflichen Fähigkeitsniveau, das vor dem Eintritt eines Dienstunfalls vorlag. Welche Tabellenwerte der Bemessung zugrunde zu legen sind, ist nicht klar geregelt und sollte, falls nicht im Gutachtenauftrag spezifiziert, beim Auftraggeber nachgefragt werden. Zum Teil sollen die Vergleichswerte aus der Gesetzlichen Unfallversicherung, zum Teil die GdB- oder GdS-Werte aus der Versorgungsmedizin verwendet werden. Auch Jahre nach Inkraftsetzung der VersMedV im Jahre 2009 erfolgte teilweise noch ausdrücklich der Verweis einiger Auftraggeber, für die Bemessung der MdE auf die Anhaltspunkte für die versorgungsmedizinische Begutachtung (Bundesministerium für Arbeit und Soziales, 2008) zurückzugreifen; dies dürfte inzwischen wohl nicht mehr der Fall sein.

14.4.2 Berufsständische Versorgungswerke

Berufsständische Versorgungswerke sind die Träger der Altersversorgung kammerfähiger freier Berufe, wie beispielsweise Ärzte, Zahnärzte, Psychologische Psychotherapeuten, Rechtsanwälte, Apotheker. Häufig besteht eine gesetzliche Pflichtmitgliedschaft. Da die Versorgungswerke selbstständige Anstalten des öffentlichen Rechts darstellen, unterliegen sie der Verwaltungsgerichtsbarkeit. Zu den neben der Altersversorgung möglichen Leistungen gehören auch Renten wegen Berufsunfähigkeit.

In diesem Rahmen werden auch immer wieder neuropsychologische Gutachten oder Zusatzgutachten in Auftrag gegeben.

Merke

Von herausragender Wichtigkeit für die Gutachterin ist zu wissen, dass sich die Definition von Berufsunfähigkeit und die Anforderungen, die an ihre Feststellung

74 Gesetz über die Versorgung der Beamten und Richter des Bundes (Beamtenversorgungsgesetz – BeamtVG) § 31.

geknüpft sind, von der in der Privaten Berufsunfähigkeitsversicherung und (auslaufend) in der Gesetzlichen Rentenversicherung sowie von einer Erwerbsminderung unterscheiden.

Wie sie konkret definiert ist, regelt die *Satzung des jeweiligen Versorgungswerks*. Die entsprechenden Passagen müssen im Gutachtenauftrag der Sachverständigen mitgeteilt werden; auch die Fragenstellungen zur Begutachtung sind in der Regel voll darauf abgestellt.

So kann etwa satzungsgemäß Berufsunfähigkeit eines Arztes nur vorliegen, wenn die gesamte ärztliche Tätigkeit eingestellt wurde und die Fähigkeit zur Ausübung einer jeden Erwerbstätigkeit, zu der ärztliche Ausbildung berechtigt, aufgrund einer Erkrankung oder Verletzung oder psychischen Störung auf unabsehbare Zeit entfällt. Unter ärztliche Tätigkeit fällt damit keineswegs lediglich die zuletzt ausgeübte, sondern diese würde auch eine gutachtliche, wissenschaftliche oder Beratungstätigkeit umfassen können, sofern eine solche Tätigkeit ärztliche Fachkenntnisse erfordert oder in ihr solche Kenntnisse zumindest mit verwertet werden können. Die Satzung eines norddeutschen Versorgungswerks der Rechtsanwälte definiert Berufsunfähigkeit beispielsweise mit der voraussichtlich dauerhaften Unfähigkeit, irgendeine berufsbezogene Tätigkeit – auch nur teilweise – auszuüben, jedenfalls dann, wenn die Erzielung mehr als eines nur unwesentlichen Einkommens durch anwaltliche Tätigkeit nicht mehr möglich ist. Danach läge keine Berufsunfähigkeit vor, wenn die berufliche Leistungsfähigkeit noch allein für schriftliche Arbeiten gegeben sei, selbst wenn die Führung von Mandantengesprächen oder die Wahrnehmung von Gerichtsterminen oder Besprechungen nicht mehr gewährleistet ist.

In diesem Sinne wurde beispielsweise nach einem Urteil des Oberverwaltungsgerichts Münster bei einem Rechtsanwalt, der wegen psychischer Störungen nicht mehr in der Lage sei, mit mehr als zwei Gesprächspartnern gleichzeitig zu kommunizieren oder vor Gericht aufzutreten, zu Recht keine Berufsunfähigkeit anerkannt, denn er könne auf anwaltliche Tätigkeiten verwiesen werden, bei denen die geltend gemachten gesundheitlichen Einschränkungen nicht zum Tragen kämen. Die zugrunde liegende Satzung des Versorgungswerkes decke dabei nicht das Risiko ab, auf dem vorhandenen Arbeitsmarkt eine entsprechende Tätigkeit zu finden.[75]

Wie für alle Gutachten ist hier nachdrücklich zu empfehlen, den Auftrag sehr genau zu lesen und sich bei der Beantwortung der Fragestellungen sehr eng an den exakten Inhalt der Fragen zu halten. Im Gutachtentext sollten die Probandinnen nicht als Versicherte, sondern korrekt als *Mitglieder* bezeichnet werden.

75 Beschluss des OVG Münster vom 30.10.2008 (Az.: 5 A 2437/06).

Im Regelfall handelt es sich um Zustandsbegutachtungen; Ausnahmen gibt es etwa dort, wo Ausschlussbedingungen die Aufklärung einer speziellen Ätiologie als Ursache für Funktionsstörungen und eine Abgrenzung von konkurrierenden Bedingungen erforderlich machen. So kann beispielsweise ein Leiden, das – unter zumutbarer Behandlung im Rahmen der Mitwirkungspflichten – überwindbare Funktionsstörungen bedingt, als nicht dauerhaft zu beurteilen sein. Als Folge daraus können die Voraussetzungen für die Feststellung einer satzgemäßen Berufsunfähigkeit verfehlt werden.

Teil VII
Exkurse

15 Interkulturelle oder kultursensitive Begutachtung

15.1 Begutachtung im interkulturellen Kontext

Im folgenden Exkurs wird zur Erleichterung der Lesbarkeit verkürzend der Begriff des Interkulturellen verwendet, wenn in einem umfassenderen Sinne die *Begutachtung von Probanden mit sprachlich, ethnisch und kulturell diversen Hintergründen* gemeint ist. Nicht nur in Deutschland mit seinen massiven Migrationsbewegungen der letzten Jahrzehnte, sondern in der gesamten westlichen Welt rücken Fragen interkultureller und kultursensitiver Aspekte immer mehr in den Vordergrund und stellen eine der herausragenden, wenn nicht *die* hervorstechende Herausforderung für die psychologische Diagnostik generell, und damit auch für die Begutachtung, dar. Hintergrund ist die Globalisierung in allen gesellschaftlichen Bereichen, die zu einer verstärkten weltweiten Interaktion und Integration zwischen Menschen mit unterschiedlichstem kulturellem Hintergrund führt. Der Exkurs basiert zu Teilen auf den vorangegangenen ausführlicheren Ausarbeitungen zu einem speziellen Aspekt innerhalb der Begutachtung, der Beschwerdenvalidierung. Sie wurden für zwei Buchkapitel vorgenommen und diskutieren in größerem Detail und anhand der empirischen Datenlage die gravierenden Probleme, mit denen eine Sachverständigentätigkeit im interkulturellen Kontext konfrontiert ist (Merten, 2023a; Merten, Dandachi-FitzGerald, Puente-López & Çetin, 2025).

Dabei ist die Literatur zu Fragen der psychologischen Diagnostik generell und zur psychologischen und medizinischen Begutachtung im interkulturellen Kontext durchaus ergiebig (z. B. in deutschen Sprachraum Ebner & Hoffmann, 2022; Hausotter & Schouler-Ocak, 2007; Maehler, Shajek & Brinkmann, 2018; Widder, 2020) und es mangelt keineswegs an ausgearbeiteten Standards und Richtlinien im internationalen Maßstab. Zu beachten ist allerdings, dass die Standards der interkulturellen Diagnostik wie auch die meisten Tests, die in der (neuro-)psychologischen Diagnostik eingesetzt werden, aus den sogenannten WEIRD-Ländern (Western, Educated, Industrial, Rich, and Democratic) stammen und dort normiert wurden, obwohl nur ein geringer Anteil der Weltbevölkerung aus diesen stammt.

Von der Sachverständigen sind in interkulturellen Kontexten besondere fachliche, kommunikative und kulturelle Kompetenzen gefordert, die über jene hinausgehen, die in einer Begutachtung mit einem Muttersprachler gefordert sind. Wieweit eine Untersuchung ohne Dolmetscherin durchführbar ist, hängt primär von den sprachlichen Kompetenzen der zu untersuchenden Person und der Gutachterin ab. Das Ideal wäre der bilinguale Sachverständige, der die Sprache der Probandin so weit beherrscht, dass eine Kommunikation mit ihr ohne Informationsverlust und auch eine Testdurchführung in der Zielsprache unkompliziert möglich sind (Casas et al., 2012). Dies dürfte nur in einer geringen Anzahl der Fälle gewährleistet sein. Allein die sprachliche Kompetenz ist definitiv eine unzureichende Voraussetzung für eine Auftragsannahme, wenn die spezielle neuropsychologische Tiefenqualifikation und gutachtliche Erfahrungen nicht gegeben sind. Ob ein Dolmetscher heranzuziehen ist, kann in den meisten Fällen vor der Untersuchung mit dem Auftraggeber geklärt werden. Auftraggeber verfügen häufig auch über Listen vereidigter Dolmetscherinnen. Zum Teil erfolgt deren Auswahl und Beauftragung durch die Auftraggeber direkt. Hinweise zur Einarbeitung von Dolmetschern in die für sie oft ungewohnte Tätigkeit im Rahmen einer schwerpunktmäßig testbasierten Untersuchung sind bereits im Kapitel 5.4 gegeben worden.

15.2 Besonderheiten in der Untersuchungsdurchführung

Nicht immer werden die Rahmenbedingungen einer Begutachtung durch Probandinnen oder ihre Begleiter verstanden oder akzeptiert, etwa was die Anwesenheit unbeteiligter Dritter in der Untersuchung oder die Entgegennahme von durch Dritte gelieferter Information betrifft. In bestimmten kulturellen Gruppen kommt es immer wieder vor, dass Familienangehörige oder ein Kümmerer von vornherein das Wort führen wollen und sich gelegentlich strikt weigern, als Unbeteiligte nach Aufforderung den Raum zu verlassen. In einer gerichtlich angeordneten Begutachtung sind hier ohnehin zwingend die Vorgaben der Zivilprozessordnung zu beachten (vgl. Kapitel 5.2 bis 5.4), aber auch außergerichtlich ist in aller Regel einer Übersetzung durch Familienangehörige oder Freunde nicht zuzustimmen.

Ein unzureichendes Verständnis der deutschen Rechtsnormen oder ihre kulturspezifisch gefärbte Auslegung bedingen nicht, dass vom Gutachter andere Beurteilungsgrundlagen zugrunde zu legen sind, als dies üblicherweise der Fall ist. So wird in Begutachtungssituationen von Antragstellern immer wieder die Überzeugung geäußert, er habe nun „35 Jahre lang für Deutschland den Rücken krumm gemacht“ und sich damit das Anrecht erworben, mit 55 Jahren in den Ruhestand einzutreten, wie dies auch die meisten seiner Nachbarn und Freunde geschafft hätten. Auch wenn in bestimmten kulturellen Gruppen solche oder ähnliche Überzeugungen verbreitet sind, leitet sich daraus rechtlich kein Bonus für die gutachtliche Beurteilung ab.

An der Sichtung von Vorbefunden wie auch der Bildungsnachweise (Schul- und Ausbildungszeugnisse) ist, wenn diese fremdsprachig sind, ggf. der Dolmetscher zu beteiligen, was häufig auch eine Einordnung der Bildungsabschlüsse in die kulturspezifischen Gegebenheiten ermöglicht. Mit größeren Schwierigkeiten kann auch die Schätzung der prämorbiden Leistungsvoraussetzungen verbunden sein, die häufig erheblich ungenauer ausfallen muss, wenn aufgrund der Migrationsgeschichte die Chancen zum Erreichen eines Bildungs-, beruflichen und sozialen Status bedeutsam mitgeprägt sind oder wenn die Herkunftsverhältnisse der untersuchten Person ihren erreichten Sozialstatus viel erheblicher prägten, als dies die individuellen Leistungsvoraussetzungen taten. Von Bedeutung sind natürlich auch biografische Brüche im Zusammenhang mit der Migrationsgeschichte.

Bereits bei der Anamneseerhebung sind gegebenenfalls weiterreichende Aspekte zu berücksichtigen. Unter diesen nennen Ebner und Hoffmann (2022) eine Exploration des kulturellen, religiösen und sozialen Hintergrunds, die Erfassung individueller und kollektiver Krankheitskonzepte, von Krankheitserleben und Krankheitsverständnis, die soziale und politische Situation im Herkunftsland, Hintergründe und Umstände der Migration, die Situation im Aufnahmeland und die spezifische Zukunftsperspektive der befragten Person. Die Autoren liefern auch weiterreichende Hinweise zu Aspekten, die bereits auf der Ebene der Exploration je nach Fallkonstellation zu berücksichtigen sind. Wenn eine Dolmetscherin tätig wird, so ist stets anzuraten, diese im Anschluss an die gutachtliche Untersuchung um ihre Beurteilung bestimmter störungsrelevanter und kulturbezogener Sachverhalte (einschließlich der Persönlichkeit des Probanden, seiner sprachlichen und kommunikativen Ressourcen) zu befragen. Nachvollziehbar empfehlen Ebner und Hoffmann (2022) eine (noch größere) Zurückhaltung bei der Diagnose von Persönlichkeitsstörungen und -akzentuierungen, als sie ohnehin auf der Basis einer einmaligen gutachtlichen Untersuchung allgemein empfohlen wird.

Andere nützliche Hinweise für eine kultursensitive Begutachtung, die viel weiter gefasst auch innerhalb der deutschen Bevölkerung differenzieren muss (unter Einbezug regionaler Besonderheiten, von Ost-West-Unterschieden und der massenweise westwärts verlaufenden innerdeutschen Migration bis 1961 und ab 1989, Besonderheiten nationaler Gruppen wie der zweisprachigen sorbischen oder südschleswigen Bevölkerung), sind von Widder (2020) dargestellt worden.

15.3 Hauptprobleme der neuropsychologischen Begutachtung

Die vier wichtigsten Probleme im Kontext einer neuropsychologischen Untersuchung:

(1) eine adäquate Berücksichtigung soziokulturell geprägter Besonderheiten sowohl der Lebensgeschichte und der Überzeugungen und Wertvorstellungen als auch, spezifisch, der Wahrnehmung und Darstellung von Krankheit, Heilung, Beschwerden und Symptomen;
(2) die Möglichkeiten und Grenzen der Kommunikation mit oder ohne Dolmetscher;
(3) die Einsetzbarkeit von Tests, Fragebögen und anderen Befunderhebungsmethoden sowie
(4) eine den Gegebenheiten des Einzelfalls angemessene Verwendung von Normen, etablierten Grenzwerten und weiterreichenden Auswertungs- und Interpretationsrichtlinien für die eingesetzten Verfahren.

Für die neuropsychologische Testdiagnostik treten gravierende Erschwernisse auf, für die es in vielen Fällen keine wirklich befriedigenden Lösungen gibt. Die international anerkannten Teststandards besagen, dass Tests und Testnormen nur bei Personen aus solchen Populationen oder Gruppen angewandt werden sollen, für die sie entwickelt oder validiert worden sind (z. B. American Educational Research Association, 1999 und nachfolgende Auflagen; Hambleton, 1994; van de Vijver & Tanzer, 2004). In der Konsequenz würde dies bedeuten, dass für eine große Zahl von Probanden mit Migrationsgeschichte Testverfahren nicht einsetzbar sind. Dies kann jedoch keine befriedigende Lösung darstellen. Dennoch bleibt das Gebot bestehen, in sorgfältiger Weise die Grenzen der Testanwendung und Anlegung verfügbarer Normen zu beachten, in der Beurteilung zu berücksichtigen und dem Empfänger des Gutachtens transparent zu machen.

Neben der Frage nach der prinzipiellen Einsetzbarkeit eines Verfahrens und der Normenanwendung stellt sich immer das Problem seiner kulturellen Validität (IOM, 2015). Unter dem Merkmal der Messinvarianz wird, bezogen auf einen interkulturellen Kontext, der Sachverhalt verstanden, ob ein Verfahren in verschiedenen Populationen dasselbe Konstrukt zu erfassen geeignet ist. Diese Frage lässt sich bis auf das Itemniveau herunterbrechen. Das betrifft etwa das Problem, ob eine einzelne Aussage in einem Fragebogen oder eines Items in einem Leistungstest bei unterschiedlichen kulturellen Gruppen immer das gleiche Merkmal erfasst (vgl. van de Vijver & Tanzer, 2004). Negative Auswirkungen auf die itembezogene Invarianz und damit auf die Vergleichbarkeit von Messwerten vor verschiedenem kulturellem Hintergrund können solche Faktoren wie Alter, Geschlecht, sexuelle

Orientierung, Sprache, kultureller Hintergrund, religiöse und politische Überzeugungen entfalten (Byrne & Watkins, 2003).

Das Konzept der kulturellen oder interkulturellen Messäquivalenz eines Verfahrens bezieht sich keineswegs ausschließlich auf rein sprachbezogene Aspekte. Als Grundfrage stellt sich hier, ob ein Test überhaupt sinnvoll außerhalb des Kontextes verwendet werden kann, für den er entwickelt wurde. Trimble und Vaughn (2013) gehen davon aus, dass man möglicherweise 50 oder mehr unterschiedliche Aspekte der kulturellen Äquivalenz zu unterscheiden hat. Diese ordneten die Autoren fünf Klassen zu: der funktionellen, konzeptionellen, materialbezogenen, sprachlichen und metrischen Äquivalenz.

Innerhalb der Gesellschaft für Neuropsychologie war über längere Zeit ein Arbeitskreis Fremdsprachige Diagnostik tätig, deren Mitglieder auch Fragen zur Testanwendung und -verfügbarkeit beantworteten. Das erklärte Ziel des Arbeitskreises waren die mittelfristige Erarbeitung von Qualitätskriterien (oder Leitlinien) für die fremdsprachige Diagnostik wie auch die Erstellung einer Liste zertifizierter fremdsprachiger Gutachter.[76] Zum Zeitpunkt der Drucklegung dieses Bandes war der Arbeitskreis nicht aktiv.

15.4 Schwierigkeiten bei der Testauswahl und Verwendung verfügbarer Normen

Im Folgenden werden vier Schwierigkeitsstufen dargestellt, mit denen sich die Sachverständige bei der Testdurchführung bei Probanden mit interkulturellem Hintergrund konfrontiert sieht. Der nachfolgende Text wurde nur leicht modifiziert mit freundlicher Genehmigung des Hogrefe Verlags, Göttingen, einer Analyse von Merten (2023a) entnommen. In dieser wurden die folgenden Konstellationen unterschieden.

(1) Eine Person mit Migrationshintergrund und nicht deutscher Muttersprache beherrscht die deutsche Sprache ohne erkennbare Schwierigkeiten in der Alltagskommunikation, sie ist entweder in einem deutschsprachigen Land geboren worden oder bereits früh im Kindesalter eingewandert und hat einen deutschen Schulabschluss erreicht. Die Hauptfrage hier ist nicht die nach der Kommunikationsfähigkeit mit dem Untersucher, sondern vor allem die nach der Anwendbarkeit verfügbarer Normen. Dies betrifft naturgemäß vordergründig sprachbasierte Testverfahren (einschließlich Wortschatztests zur Kurzprüfung der verbalen Intelligenz und zur groben Abschätzung des prämorbiden Leistungsniveaus, zum

76 Arbeitskreis Fremdsprachige Diagnostik. Verfügbar unter: https://www.gnp.de/mitgliederbereich/gnp-e-v/arbeitskreise

Teil auch verbale Lern- und Behaltenstests) sowie Fragebögen, deren problemlose Beantwortung nicht immer bejaht werden kann. Potenzielle Probleme sind zu erwarten, wenn solche Instrumente subtile Iteminhalte, selten gebrauchte Wörter oder grammatische Strukturen wie doppelte Verneinungen und konditionale Konstruktionen enthalten. Von allen Konstellationen ist die hier besprochene zwar diejenige, welche die geringsten Schwierigkeiten bietet; dennoch sind die aufgezeigten Probleme nicht trivial; die Anwendung von Normen kann in aller Regel nur approximativ erfolgen. Es gibt keine Normen und wird auch keine Normen geben, die ohne alle Probleme beispielsweise auf eine kurdische Muttersprachlerin anzuwenden sind, die in der Türkei geboren wurde, im Alter von vier Jahren nach Deutschland kam, hier einen Hauptschulabschluss erreichte, während in der Familie und im außerschulischen Sozialverband weiterhin Kurdisch und Türkisch gesprochen wurde usw. Die Anwendung türkischer Normen wäre mit vergleichbaren Problemen verbunden wie die deutscher Normen. Eine wirkliche und umfassende Lösung solcher problematischen Konstellationen gibt es nicht.

Bei bilingualen und multilingualen Probanden wird generell die Frage nach der Verwendbarkeit vorhandener Normen stehen. Bereits die Frage danach, in welcher Sprache idealerweise eine Testuntersuchung stattfinden sollte, wird je nach Einzelfall verschieden zu beantworten sein. Bei Zweisprachigkeit werden in der Regel die beiden infrage stehenden Sprachen in unterschiedlichem Ausmaß beherrscht werden und/oder primär unterschiedlichen Lebensbereichen (z. B. Kommunikation im Familien- und Freundeskreis vs. im beruflichen Umfeld) zugeordnet sein.

Prinzipiell lässt sich sagen, dass in vielen dieser Fälle das Ideal der Teststandards verfehlt wird, das einen Einsatz von Tests nur in Kontexten zulässt, in denen die Tests entwickelt wurden, und nur unter Anwendung von Normen, die repräsentativ auch jene spezifische Untergruppe einschließen, der die zu untersuchende Person entstammt (z. B. IOM, 2015). Streng genommen kann bereits ein Einsatz von Testverfahren bei einer Reihe bi- und multilingualer Personen nur noch approximativ oder „extrapoliert" erfolgen. Dies wird in den folgenden Szenarien noch viel ausgeprägter der Fall sein.

(2) Eine erst später (etwa akademisch) erworbene sehr gute oder mindestens gute Sprachbeherrschung nach Stufe C2 oder C1 des gemeinsamen Europäischen Referenzrahmens für Sprachen[77] (siehe Kasten 16) sollte ebenfalls keine oder nahezu keine bedeutsamen Beeinträchtigungen der Kommunikationsfähigkeit während der Untersuchung bedeuten, aber für die Anwendung von Testnormen gelten naturgemäß deutlichere Einschränkungen als etwa bei Personen, die bilingual in Deutschland aufgewachsen sind. Doch in welcher Sprache sollte die Untersuchung bevorzugt stattfinden, welche Normen sind einer Testbewertung zugrunde zu

77 Verfügbar unter: www.europaeischer-referenzrahmen.de

Grundlegende Niveaustufen:

A: Elementare Sprachverwendung

B: Selbstständige Sprachverwendung

C: Kompetente Sprachverwendung

Sechs Stufen des Sprachniveaus:

A1 Anfänger

A2 Grundlegende Kenntnisse

B1 Fortgeschrittene Sprachverwendung

B2 Selbstständige Sprachverwendung

C1 Fachkundige Sprachkenntnisse

C2 Annähernd muttersprachliche Kenntnisse

Nähere Beschreibungen zu den einzelnen Niveaustufen können der angegebenen Website entnommen werden.

Kasten 16: Gemeinsamer Europäischer Referenzrahmen für Sprachen (GER)

legen? Für eine 45-jährige Ärztin, die in den USA aufgewachsen ist und studiert hat und nun seit 20 Jahren in Kliniken in Deutschland gearbeitet hat, hier ihre Facharztweiterbildung gemacht hat, nahezu ausschließlich auf Deutsch kommuniziert und die Sprache exzellent beherrscht – wäre hier die Ansetzung amerikanischer Testnormen nicht mit ebensolchen Einschränkungen verbunden wie die deutscher? Wäre nicht etwa, wenn zur Abschätzung der prämorbiden Intelligenz benutzt, die Leistung im deutschen Peabody Picture Vocabulary Test (Dunn & Dunn, 2003) ganz ähnlichen Einschränkungen unterworfen wie die Beurteilung mithilfe des National Adult Reading Test, der sehr häufig in den USA zu diesem Zweck verwendet wird (Blair & Spreen, 1989)? Mit zunehmender Entfernung von einer muttersprachlichen Sprachbeherrschung wird insbesondere der Einsatz von Fragebogenmethoden zunehmend fragwürdig. Persönlichkeits- und Beschwerdenerfassungsbögen, die nicht nur syntaktisch und semantisch sehr einfach strukturierte Items umfassen, sollten nicht mehr unter stillschweigender Unterstellung ihrer Validität bei nicht muttersprachlichen Probanden interpretiert werden. Gerade für Fragebögen ist hier der Rückgriff auf die muttersprachlichen Adaptationen, falls es solche denn gibt und falls sie für die Untersucherin verfügbar sind, naheliegend.

(3) Die Beherrschung der deutschen Sprache ist nicht flüssig und/oder lässt bereits im informellen Gespräch bedeutsame Einschränkungen in Semantik, Syntax und Sprachverständnis für komplexere Sachverhalte erkennen. Nach dem oben erwähnten Europäischen Referenzrahmen entspricht dies den Stufen B1 und B2. Das Ideal wird immer eine Untersuchung in der Muttersprache des Probanden sein, wobei bedeutsame Begrenzungen in der Normenanwendung häufig verbleiben. Falls nicht realisierbar, wird die Frage im Raum stehen, ob ein Dolmetschereinsatz eher zu besseren (valideren) Ergebnissen führen wird oder eher nicht, ob also die durch den Einsatz eines Sprachmittlers eingeführten Unschärfen (also die erzeugte Fehlervarianz) größer ist als die, die angesichts der kommunikativen Einschränkungen zu erwarten ist.

Diese Frage lässt sich nicht pauschal beantworten; hierzu ist auch nur eine einschlägige empirische Studie bekannt. Nach dieser sollte, *wenn immer möglich,* in einer neuropsychologischen Testuntersuchung auf einen Dolmetschereinsatz verzichtet werden (Casas et al., 2012). Die Abwägung mag im Einzelfall kompliziert sein. Die Verwertbarkeit der Testergebnisse wird in beiden Fällen, mit und ohne Dolmetschereinsatz, nur grob approximativ möglich sein.

(4) Am Ende der Schwierigkeitsrangreihe steht natürlich die Konstellation, dass eine für die Begutachtung ausreichende verbale Kommunikation zwischen der Sachverständigen und dem Probanden allein mithilfe eines Dolmetschers möglich ist (Stufen A1 und A2 im Gemeinsamen Europäischen Referenzrahmen für Sprachen). Gravierendste Einschränkungen der deutschsprachigen Kommunikationsfähigkeit sind immer wieder auch bei Personen zu erkennen, die mehrere Jahrzehnte im deutschen Sprachraum gelebt haben. Bei einem Dolmetschereinsatz sind vielfältige Einfluss- und potenzielle Störfaktoren zu berücksichtigen, beginnend bei der Frage, ob der gleiche Dialekt gesprochen wird, ob der soziale Rangunterschied zwischen Proband und Übersetzerin sich auf die Untersuchung negativ auswirkt, wie weit eine Sprachmittlerin wörtlich oder schon weitreichend interpretierend und bewertend übersetzt, ob sie (vom Sachverständigen unter Umständen unbemerkt) unzulässige Hilfeleistungen gibt oder eigenständig Antwortkorrekturen einfügt usw. Für die psychiatrische Begutachtung ist die Problematik von Schleifer, Dittmann, Ebner, Seifritz und Liebrenz (2015) diskutiert worden. Im Rahmen neuropsychologischer Begutachtungen muss immer eine gesonderte vorherige Unterweisung des Dolmetschers dahingehend erfolgen, in welcher Weise im Rahmen einer Testdurchführung zu übersetzen ist. Anders als bei klinischen Patienten verbietet sich im Gutachtenkontext natürlich der Einsatz von Angehörigen oder anderen interessierten Dritten zum Übersetzen (vgl. Kapitel 5.4). Im Gerichtsverfahren ist das Vorgehen zwingend mit dem Gericht abzustimmen und in aller Regel auf vereidigte oder anders einschlägig akkreditierte Übersetzerinnen zurückzugreifen.

Auch die Frage, welche Verfahren überhaupt bei Einschränkungen der Kommunikationsfähigkeit noch sinnvoll einsetzbar sind, ist keineswegs trivial. Sprachbasierte oder sehr „sprachlastige“ Verfahren scheiden häufig aus, sofern nicht auf die Muttersprache oder eine andere von der Probandin fließend gesprochene Sprache zurückgegriffen werden kann. Die immer wieder einmal anzutreffende Praxis, Fragebogenitems mithilfe eines Dolmetschers beantworten zu lassen, verbietet sich grundsätzlich, weil alle Vorteile, die ein standardisierter und gut entwickelter Fragebogen bietet, dadurch zunichtegemacht werden und besser gleich auf informelle Fragen oder auch ein strukturiertes Interview zurückgegriffen werden sollte. Es erstaunt, dass diese Selbstverständlichkeit immer noch nicht selbstverständlich zu sein scheint.

Eine Normenanwendung kann im Regelfall nur approximativ erfolgen; welche Unschärfen und Einschränkungen sich für die Beurteilung im Einzelfall ergeben, unterliegt gravierenden Schwankungen. Auf keinen Fall darf ein Sachverständiger stillschweigend eine Beweiserleichterung praktizieren, wenn keine oder nur eingeschränkt zuverlässige Befunde erhoben werden können. Vielmehr sind dem Auftraggeber möglichst transparent Beschränkungen und ihre Folgen für die Gültigkeit und Zuverlässigkeit der Befundtatsachen zu kommunizieren; die sich daraus etwaig ergebenden rechtlichen Konsequenzen sind auf der juristischen, nicht aber der gutachtlichen Ebene zu klären.

15.5 Zusammenfassung und Ausblick

Wie dies bereits in der klinisch-neuropsychologischen Diagnostik der Fall ist, stellen sich auch in der neuropsychologischen Begutachtung besondere Herausforderungen an die fachkundige Untersucherin, die sich von Fall zu Fall unterscheiden und für die es keine Standardlösungen gibt. Neben einem geforderten breiten interkulturellen Verständnis und kommunikativen Hürden treten vor allem ein Mangel an für die Gruppe, der die spezielle Fallkonstellation zuordenbar wäre, validierten Verfahren wie auch das Fehlen adäquater Normen in Erscheinung. Selbst wenn für eine bestimmte Gruppe Testversionen existieren, ist deren Beschaffung häufig erschwert oder aus ökonomischen Gründen kaum zu rechtfertigen. In der großen Mehrzahl der Fälle wird es auch nicht möglich sein, überhaupt oder unter vertretbarem Aufwand eine zweisprachige Kollegin mit gleichermaßen fachlicher Spezialisierung und gutachtlicher Erfahrung als mögliche Alternative in Vorschlag zu bringen.

Am Ende wird es wohl so sein, dass der im interkulturellen Kontext tätige Neuropsychologe in vielen Fällen auf sich allein gestellt bleiben wird, auf seinen Sachverstand und die eigene interkulturelle Kompetenz vertrauen muss. Umso wichtiger erscheint es, im Gutachtentext die Limits aufzuzeigen, die sich aus der individuellen Konstellation der Probandin für die sachverständige Beurteilung ergeben, und den Grad der Gewissheit auszuzeichnen, mit dem die Bewertungen trotz dieser Begrenzungen getroffen werden können. Eine Beweiserleichterung allein aus dem Umstand, dass eine adäquate Beurteilung eines Sachverhalts objektiv nicht möglich war, darf natürlich nicht stillschweigend praktiziert werden. Man kann wohl sagen, dass es einfacher ist, sinnvolle Richtlinien und Standards für die kultursensible Begutachtung zu formulieren, als solche angesichts der vielfältigen potenziellen Erschwernisse im gutachtlichen Alltag konsequent umzusetzen.

16 Besonderheit der neuropsychologischen Begutachtung von Kindern und Jugendlichen

Rainer John

16.1 Fallvignette

Im Rahmen der neuropsychologischen Begutachtung soll geklärt werden, wie der Gesundheitszustand des Probanden auf neuropsychologischem Fachgebiet derzeit zu beurteilen, wie die Prognose der weiteren Entwicklung zu beschreiben und auf welche dauerhaften Schädigungsfolgen zu schließen ist. Auftraggeber ist ein Versorgungsamt, das einen Antrag auf Leistungen nach dem bis 2023 gültigen Opferentschädigungsgesetz (OEG) prüfte. Der zum Begutachtungszeitpunkt siebenjährige Klaus erlitt im Alter von fünf Jahren ein schweres Schädel-Hirn-Trauma mit rechtsfrontaler Kontusionsblutung und multiplen subkortikalen Scherverletzungen. Der Junge war auf einem Spielplatz von einem Jugendlichen ohne erkennbaren Anlass so von einem Klettergerüst gestoßen worden, dass er mit der Stirn auf dem Boden aufprallte. Der Täter war flüchtig und konnte nie ermittelt werden. Klaus habe keine offenen Wunden aufgewiesen, habe aber nicht auf Ansprache reagiert, nicht regelrecht geatmet und keinen Schluckreflex gezeigt.

Während der intensivmedizinischen Erstbehandlung habe er einen Krampfanfall erlitten. Nach dem Unfall habe Klaus ca. zwei Wochen lang nicht sprechen und nicht schlucken können. Eine Woche nach dem Unfall wurde er in eine kinderneurologische Rehabilitationsklinik verlegt. Die dort durchgeführte neuropsychologische Diagnostik konnte zum Abschluss der Rehabilitation deutliche Arbeitsgedächtnisschwierigkeiten und ein verlangsamtes Arbeitstempo objektivieren.

Wegen Albträumen, Einschlafschwierigkeiten und erhöhter Selbstunsicherheit bei geringem Selbstbewusstsein befand er sich seit 12 Monaten in ambulanter Kinderpsychotherapie. Die dortige Untersuchung mit einem Intelligenztest erbrachte überdurchschnittliche Ergebnisse. Es wurde aber ein Risiko für die schulische Weiterentwicklung insbesondere beim Erwerb der Kulturtechniken gesehen, vor allem mögliche Schwierigkeiten im flexiblen Denken und der kognitiven Umstellfähigkeit.

Zum Zeitpunkt der Begutachtung hatte Klaus gerade die 1. Klasse beendet. Zur entwicklungsneurologischen Anamnese des Jungen beschrieb die Kindesmutter keine prä-, peri- und postnatalen Auffälligkeiten, was den Eintragungen im Vorsorgeuntersuchungsheft des Jungen entsprach. Prämorbid habe keine Entwicklungs-, Verhaltens- oder emotionale Störung bestanden. Die Sinnesorgane des Jungen seien nach dem Unfall unmittelbar vor dem Schuleintritt untersucht worden, wobei sich keine auffälligen Befunde ergeben hätten. Die bisherigen schulischen Leistungen wurden von der Mutter als durchschnittlich beschrieben. Klaus habe allerdings Schwierigkeiten, seine Gefühle adäquat zu regulieren, sei überdreht, aufbrausend und schnell erregbar. Bei Wut werfe er schon mal mit Sachen um sich, was er im Nachhinein meist selbstkritisch reflektieren könne. Laut Kindesmutter habe er eine Neigung, immer bestimmen zu wollen. Auch wolle er sich von anderen nichts sagen lassen. Bei selbstständigen Tätigkeiten schweife er schnell ab, könne sich dann nicht gut konzentrieren und werde unruhig. Er muss öfter nachfragen, bis er eine Aufgabe verstanden habe. Aus unübersichtlichen Situationen ziehe er sich schnell zurück. Er sei sehr aufgeschlossen anderen Personen gegenüber, habe eine freundliche Art, verbreite meistens gute Laune und könne sich schnell für verschiedene Sachen begeistern.

Klaus selbst gab an, dass ihm die Schule Spaß mache, nur der Englischunterricht gefalle ihm nicht. Er beschrieb die Unfallfolgen als einschränkend, da er fast ein halbes Jahr nicht richtig habe sprechen können. Selbst seine Mutter habe ihn damals nicht verstanden.

Er erschien während der Untersuchung offen und mitteilsam, zeigte leichte sprechmotorische Unsicherheiten und einen geringen Dysgrammatismus, ohne dass die Kommunikationsfähigkeit jedoch erkennbar behindert war. In der testpsychologischen Untersuchung konnten planerische Entwicklungsauffälligkeiten, die sich v.a. bei visuo-konstruktiven Anforderungen und beim Lernen zeigen, ein gemindertes Monitoringverhalten, Schwierigkeiten in der kognitiven und verhaltensbezogenen Flexibilität sowie eine emotionale und verhaltensbezogene Impulsivität objektiviert werden. Es zeigten sich auch leichte Auffälligkeiten bei Anforderungen der geteilten Aufmerksamkeit, bei ansonsten unauffälligem neuropsychologischem Profil. Die vorbeschriebene Arbeitsgedächtniseinschränkung und eine Reaktionsverlangsamung des Jungen konnten jetzt nicht mehr ermittelt werden.

Gutachtlich wurde auf leichte Funktionsstörungen nach einem unzweifelhaft stattgehabten Schädel-Hirn-Trauma erkannt (ICD-10-Diagnose F07.2). Nach den Anhaltswerten der Anlage zu § 2 (Teil B, Absatz 3.1.2) der Versorgungsmedizinverordnung wurde damit ein GdS von 30 in Vorschlag gebracht. Die Nachbegutachtungszeitpunkte sollten sich bis zum Abschluss der Adoleszenz an entwicklungspsychologisch besonders relevanten Übergängen (Wechsel von Grundschule auf Sekundarstufe, Übergang in die Berufsausbildung, Transition ins Erwachsenenalter) orientieren. Eine erste Nachbegutachtung wurde etwa 12 Monate vor dem Übergang in die Sekundarstufe empfohlen.

16.2 Potenzielle Begutachtungskontexte

Die inhaltlichen Fragestellungen neuropsychologischer Begutachtungen im Kindes- und Jugendalter unterscheiden sich nicht wesentlich von denen Erwachsener, Unterschiede gibt es naturgemäß bezüglich der rechtlichen Kontexte für Gutachten. Häufige Aufträge beziehen sich auf Fragestellungen des Sozialrechts (Eingliederungshilfe/Kinder- und Jugendhilfe nach dem Sozialgesetzbuch Achtes Buch, SGB VIII; Schwerbehindertenrecht nach dem Sozialgesetzbuch Neuntes Buch, SGB IX; Leistungen nach dem Bundesteilhabegesetz, BTHG; soziales Entschädigungsrecht nach dem Sozialgesetzbuch Vierzehntes Buch, SGB XIV; Unfallversicherungsschutz nach dem Sozialgesetzbuch Zwölftes Buch, SGB VII), des Zivilrechts (private Unfallversicherung, Haftpflicht- und Schadensersatzfragen) und des Verwaltungsrechts (Bildungsrecht/Nachteilsausgleiche). Neuropsychologische Begutachtungsfragestellungen, die das Bildungsrecht betreffen (z. B. schulische Verortung, Förderempfehlungen, Nachteilsausgleiche bei Leistungsbewertungen und beim akademischen Fähigkeitserwerb), können je nach Bundesland unterschiedliche juristische Rahmenbedingungen berühren. Begutachtungsaufträge mit strafrechtlichen oder familienrechtlichen Fragestellungen, die eine neuropsychologische Bewertung erfordern, sind im Kindes- und Jugendalter selten. Sie werden meist nur angefragt, wenn Erkrankungen des Zentralnervensystems (ZNS) einen relevanten Bezug zu Inhalten des Hauptgutachtens haben. In diesen Fällen werden sie meist als Zusatzgutachten realisiert.

16.3 Voraussetzungen für die Sachverständigentätigkeit

„Wer Kinder nicht mag, soll Kinder nicht untersuchen“ (Renner & Irblich, 2009, S. 23) bzw. begutachten. Alleiniges Wohlwollen und Interesse sind zwar zwingende, aber keine hinreichenden Voraussetzungen für die Annahme eines neuropsychologischen Gutachtenauftrags in dieser Altersgruppe.

Vielmehr sind verschiedene Schlüsselqualifikationen für eine erfolgreiche und fachgerechte neuropsychologische Begutachtung von Kindern und Jugendlichen erforderlich. Herauszustellen ist ein fundiertes entwicklungspsychologisches Wissen (z. B. zur Entwicklung von psychischen Fähigkeiten in Abhängigkeit von bestimmten biologisch-somatischen und soziokulturellen Bedingungen sowie von bereits entwickelten/bestehenden psychologischen Kompetenzen im Sinne von Vorläuferfunktionen). So kann etwa zur Frage stehen, welche Kompetenzen ein Kind nach einem vorausgegangenen Unfall mit Hirnschädigung für den erfolgreichen Übergang in die Grundschule generell oder spezifisch für den erfolgreichen Schriftspracherwerb besitzt. Essenziell sind in diesem Zusammenhang Kenntnisse zu Entwicklungsverläufen von Kindern und Jugendlichen und zu aktuellen und zukünftig anstehenden sogenannten „Entwicklungsaufgaben". Nur so sind entwicklungspsychologische Erwartungswerte für die Probanden korrekt formulierbar und Abweichungen angemessen beurteilbar. Es ist wichtig, Zusammenhänge der Entstehung und des Verlaufs psychopathologischer Auffälligkeiten im Kindes- und Jugendalter (entwicklungspsychopathologisches Wissen) zu kennen. Spezifische Kenntnisse über den Entwicklungsverlauf von Kindern und Jugendlichen mit angeborenen oder erworbenen Schädigungen des ZNS sollten in der Tiefe ebenso vorhanden sein wie eine breite praktische berufliche Erfahrung auf dem Gebiet der Entwicklungsneuropsychologie (vgl. Mrakotsky, 2007).

So geht man heute beispielsweise davon aus, dass frühe diffuse Läsionen des ZNS (z. B. nach einem Schädel-Hirn-Trauma mit Hirnödem, bei entzündlichen Hirnerkrankungen oder nach Radiotherapie bei ZNS-Tumoren) ein schlechteres kognitives Outcome zeigen als im späteren Entwicklungsalter erworbene umgrenzte Läsionen (vgl. Drechsler & Günther, 2018). Orientierende Kenntnisse über Auswirkungen chronischer pädiatrischer Erkrankungsbilder (wie Diabetes, Anämie, Adipositas oder Migräne) sowie Kenntnisse über die Wirkung psychosozialer Belastungen (belastende Kindheitserfahrungen, frühkindlicher Stress, dysfunktionales elterliches Erziehungsverhalten) auf die Entwicklung des ZNS, auf das psychische Befinden von Kindern und Jugendlichen sowie die Behandlungsfolgen solcher Erkrankungen (z. B. Medikation) sind im neuropsychologischen Begutachtungskontext von Kindern und Jugendlichen wichtig und hilfreich (Balke, 2025; Lupien, McEwen, Gunnar & Heim, 2009; Supke & Muschalla, 2025).

Unabhängig von diesen Kompetenzen ist der Besitz eines breiten und flexibel verfügbaren Verhaltensrepertoires der Gutachterin in kommunikativer und interaktiver Hinsicht essenziell. Die Untersucherin sollte fähig sein, sowohl einem Kleinkind als auch einer pubertierenden Jugendlichen in einer Gutachtensituation adäquat begegnen zu können. Sie sollte konkrete Erfahrungen im Umgang mit Kindern in psychologischen Untersuchungskontexten besitzen.

Besonderheiten der gutachtlichen Situation im Kindes- und Jugendalter:

(1) In der Regel handelt es sich um fremdinitiierte Vorstellungen; Gutachtenkontext und Anlass sind Kindern meist nicht oder nur teilweise bewusst.
(2) Entwicklungsabhängige (circadiane und ggf. auch erkrankungsabhängige) Eingangsvoraussetzungen für die adäquate Teilnahme an einer neuropsychologischen Untersuchung im Rahmen einer Begutachtung können sich von denen Erwachsener unterscheiden (wie etwa bzgl. der Ressourcen von Aufmerksamkeit, Erinnerungsvermögen, Introspektionsfähigkeit, sprachlichem Ausdrucksvermögen, Verhaltensregulation, Bindungsfähigkeit usw.).
(3) Besonderheiten in der Gestaltung der Untersuchungssituation sind zu berücksichtigen (Raumgestaltung, Tisch- und Stuhlgröße, ggf. Anwesenheit

der Bezugsperson in der Testsituation, Pausenmanagement, Motivationshilfen, Unterscheidung zwischen Arbeit und Spiel).

(4) Die Beobachtung des konkreten Testverhaltens kann als Indikator sowohl der Anstrengungsbereitschaft des Kindes als auch seiner Kompensationsmöglichkeiten genutzt werden.

Nicht zuletzt sind sowohl testtheoretische Kenntnisse als auch konkrete Erfahrungen in der Anwendung von psychologischen Standardverfahren und spezifischer neuropsychologsicher Verfahren des Kindes- und Jugendalters Voraussetzung für die Planung und Durchführung einer neuropsychologischen Untersuchung. Eine korrekte Auswertung, Interpretation und Einordnung entsprechender Untersuchungsergebnisse ist Voraussetzung für die Beantwortung der gutachtlichen Fragestellungen. Die Untersucherin sollte mit den Möglichkeiten und Grenzen der Anwendung psychometrischer Verfahren sowie den Möglichkeiten der Modifikation und Adaptation dieser Verfahren zur Sicherstellung einer angemessenen Untersuchungsfairness (besonders wichtig bei eingeschränkten Zugangsfertigkeiten bei Kindern und Jugendlichen) vertraut sein und über umfassende praktische Erfahrungen verfügen.

Aufgrund der vergleichsweise hohen Vorhersagekraft für die kognitive Entwicklung werden im Kindes- und Jugendalter oft mehrdimensionale Entwicklungstests und Intelligenztestbatterien eingesetzt (Drechsler & Günther, 2018). Diese weisen zwar meist eine hohe psychometrische Güte auf, sind jedoch in der Regel wenig bis gar nicht neuropsychologisch fundiert. Hier ist es wichtig, mit den eingesetzten Verfahren sehr vertraut zu sein. Der aktuelle Forschungsstand zu der Anwendung dieser Verfahren sowie deren Anwendung bei spezifischen klinischen Gruppen oder Einzelfällen sollte bekannt sein. Hilfreich sind dazu Testenzyklopädien (siehe Drechsler, 2019) und publizierte Testrezensionen.[78]

16.4 Ablauf der neuropsychologischen Begutachtung

Nach Auftragsannahme sind alle primär verfügbaren und für die gutachtliche Fragestellung relevanten (medizinischen und neuropsychologischen) Vorinformationen zu sichten. Im Kontext der neuropsychologischen Begutachtung von Kindern und Jugendlichen betrifft dies z. B. Angaben aus allgemein-pädiatrischen Vor-

78 Für den Kinder- und Jugendbereich besonders zu empfehlen ist die Informationsdatenbank diagnostischer Verfahren der Pädagogischen Hochschule Ludwigsburg. Verfügbar unter: https://www.ph-ludwigsburg.de/hochschule/fakultaeten/fakultaet-3/institut-ii-sonderpaedagogische-foerderschwerpunkte/abteilungsseite-foerderschwerpunkt-geistige-entwicklung-1/informationsdatenbank-diagnostischer-verfahren-der-paedagogischen-hochschule-ludwigsburg-dia-inform

sorgeuntersuchungen (in Deutschland: gelbes-U-Heft; ggf. auch Mutterpass), pädagogische Einschätzungen aus Kindertagestätten, Schulen oder Ausbildungsstätten sowie diagnostische und therapeutische Berichte (Sprachtherapie, Physiotherapie, Ergotherapie, Heilpädagogik usw.). Zusätzlich sind Ergebnisse sonderpädagogischer Untersuchungen (sonderpädagogische Gutachten), bisherige Zeugnisse, ggf. auch Ergebnisse bundeslandspezifischer oder bundesweiter Vergleichsarbeiten (z. B. VERA) sowie vorhandene schulische oder sonderpädagogische Förderpläne bedeutsam.

Relevante, aber aktuell nicht einsehbare Befunde oder Dokumente sind in Absprache mit dem Auftraggeber gesondert anzufordern. Bundeslandspezifische Kenntnisse zu bildungsbezogenen Lernkontexten und pädagogischen/sonderpädagogischen Fördermöglichkeiten sind in diesem Zusammenhang sehr relevant für die Sachverständige.

Die Recherche vor der Untersuchung dient der zumutbaren, ökonomischen und fairen Planung der neuropsychologischen Begutachtung. Im Kindes- und Jugendalter ist im Gegensatz zum Erwachsenenalter in Abhängigkeit von Reife und Entwicklungsstand eher von fremdmotivierten Probanden auszugehen. Damit kommt den Eltern oder auch anderen Bezugspersonen wie Geschwistern, Erziehern, Lehrern oder Ausbildern, falls zutreffend auch Vormündern, Adoptiv- oder Pflegeeltern eine besonders wichtige Rolle in der Exploration und Anamneseerhebung zu. Gleichzeitig sind diese Personen auch Betroffene mit individuellen Motiven und Perspektiven im Begutachtungsprozess und generell im Kontext der Erkrankung des Kindes oder Jugendlichen, was zwingend zu beachten ist.

Unabhängig davon darf auf keinen Fall auf die Erhebung der aktuellen Befindlichkeitslage und der subjektiven Beschwerden sowie die gelieferte Eigenanamnese des Kindes oder Jugendlichen selbst verzichtet werden. Besondere Aspekte müssen der Gutachterin bei der Befragung von Kindern und Jugendlichen bewusst sein (begrenzte Aufmerksamkeit, begrenztes Erinnerungsvermögen, eingeschränkte sprachliche Fähigkeiten etc.). Die Frage-, Explorations- und Beobachtungstechniken sind entwicklungs- und situationsangepasst zu wählen und flexibel den Bedürfnissen des Kindes anzupassen (Drechsler & Günther, 2018). In der Erhebung der subjektiven Beurteilung des Begutachtungsanlasses, der subjektiven Beschwerden, deren Genese und sozialen Einbettung sowie der Beurteilung des subjektiven Teilhabeeinschränkungserlebens ergibt sich wie im Erwachsenenalter eine zusätzliche und unverzichtbare Informationsachse. Da die Probanden (speziell im Kindesalter) als zuverlässige Informationsquelle ausfallen können, ist es sehr wichtig, auf Informationen Dritter zurückzugreifen, die aus relevanten Lebenskontexten wie Kindertagestätte, Schule oder Ausbildungsstätte stammen können. In Einzelfällen (z. B. bei fraglich valider Auskunft durch die Probanden *und* deren primären Bezugspersonen) kann es notwendig sein, in Absprache mit dem Auftraggeber entsprechende Kontexte direkt (Gespräch/Telefonat) oder vermittelt per standardisierter Befragung (Fragebogen) in den Begutachtungsprozess einzubeziehen.

Eine zusätzliche und im Kontrast zum Erwachsenenalter besonders wichtige Informationsquelle ist die Beurteilung des Interaktionsverhaltens zwischen den Eltern und dem Kind oder Jugendlichen, da erstere die konkrete Leistungserbringung des Kindes beeinflussen und sich aus der Interaktion auch Hinweise auf konkret vorliegende Verhaltensauffälligkeiten oder besondere Entwicklungsbedingungen ergeben können. Dieses Vorgehen entspricht einer Mehrpersonenperspektive, die in der psychologischen Diagnostik des Kindes- und Jugendalters gefordert wird (Döpfner & Petermann, 2024). Dies bedeutet gleichzeitig eine Erhöhung des Begutachtungsaufwands und ist durch die Gutachterin abzuwägen und überzeugend zu begründen.

16.5 Prognostische Beurteilung von Entwicklungsverläufen

Wird die Frage nach der Prognose von Entwicklungszuständen und Bewertung zukünftiger Teilhabemöglichkeiten gestellt, sind im Kindes- und Jugendalter die folgenden Punkte in besonderer Weise zu beachten. Ein neuropsychologisch begründetes Risiko-Kompetenz-Profil, das aus einem einmalig erhobenen Querschnittsbefund abgeleitet wird, ist für die Vorhersage eines Folgezustandes nach oder bei einer Hirnschädigung oder neurologischen Erkrankung vor Ausreifung des ZNS nicht ausreichend aussagefähig. Selbst das Erreichen der Volljährigkeit (Ende des Jugendalters) ist aus entwicklungsneuropsychologischer Perspektive ein zu früher Zeitpunkt für eine abschließende Beurteilung. Vielmehr stellen das Ende der späten Adoleszenz bzw. das frühe Erwachsenenalter (21 bis 25 Jahre) entwicklungsneuropsychologisch besser begründbare Zeitpunkte für eine Einschätzung verbleibender Folgen aus Erkrankungen des Kindes- und Jugendalters dar. Neben einem normbezogenen und einem intraindividuellen Vergleich (Querschnitt) ist hier die Beurteilung des Entwicklungsverlaufes (Längsschnitt) als eine besondere neuropsychologische Informationsquelle anzusehen.

Für das Kindes- und Jugendalter ist es zudem obsolet, allein das Wiedererreichen eines vor der Schädigung vorliegenden Entwicklungsniveaus als Therapieziel zu identifizieren. Ein erfolgreicher Verlauf ist vielmehr dadurch gekennzeichnet, dass ein Kind ein *Entwicklungspotenzial* erreicht, das dem vor der Schädigung entspricht.

Im oben skizzierten Fall von Klaus hatten sich zum Begutachtungszeitpunkt keine leistungsbezogenen Auffälligkeiten im schulischen Alltag gezeigt. Solche blieben jedoch, bezogen auf den weiteren Entwicklungsverlauf, für den Erwerbsprozess des Lesens und Schreibens (bei dezenten Sprach- und artikulatorischen Auffälligkeiten und leichten exekutiven Auffälligkeiten) prognoserelevant (vgl. das Konzept des *growing into the deficit*; siehe Lidzba, Everts & Reuner, 2019).

Wird gutachtlich nach der Notwendigkeit von Verlaufsuntersuchungen gefragt, so kann sich deren Planung an bestimmten sozialmedizinischen Interventionen oder auch an klassischen Übergängen bzw. bestimmten „Entwicklungsaufgaben" in der Kindheit und Jugend orientieren (z. B. Übergang in die Kindertagesstätte/Geburt eines Geschwisterkindes/Einschulung/Ausbildungsbeginn/Beruf). Es ist zu erwähnen, dass der Gutachter sich an diesem Punkt sehr häufig mit methodischen Problemen konfrontiert sehen wird (z. B. Wechsel der Testinstrumente im Entwicklungsverlauf, eingeschränkte normative Basis von neuropsychologischen Verfahren sowie geringe psychometrische Güte vieler Verfahren im Kindes- und Jugendalter, mangelnde Kenntnis über die mittlere Verbesserung von Testleistungen bei Testwiederholung in definierten Zeiträumen normaler und widriger kindlicher Entwicklung; vgl. Drechsler & Günther, 2018).

16.6 Zusammenfassung

Wie aus dem Dargelegten deutlich geworden sein sollte, ist die neuropsychologische Tätigkeit im Kindes- und Jugendalter mit besonderen Problemen und Herausforderungen verknüpft. Gleichwohl ist es sehr wichtig, dass auch für diesen Bereich eine ausreichende Zahl qualifizierter Sachverständiger zur Verfügung steht. Ihre Aufgabe ist es, beratend Gerichten, Behörden und anderen Auftraggebern bei der Aufklärung neuropsychologisch relevanter Sachverhalte mit dem Ziel zur Seite zu stehen, eine rechtskonforme Entscheidung zu treffen.

17 Neuropsychologische Besonderheiten bei der Begutachtung der Geschäfts- und Testierfähigkeit

Thomas Bodner und Thomas Merten

Dieser Exkurs wurde primär aus der Perspektive der österreichischen Neuropsychologie verfasst, da dort regelmäßig Psychologen von Gerichten für Fragestellungen herangezogen werden, mit denen in Deutschland traditionell psychiatrische Sachverständige betraut werden. Dies gilt, von Ausnahmen abgesehen, selbst dann, wenn die fachbezogene Fragestellung die Kernkompetenz von Neuropsychologinnen betrifft.

17.1 Begrifflichkeiten und Kernaufgabe des Sachverständigen

Geschäftsfähigkeit ist ein unbestimmter Rechtsbegriff, der sich auf die Fähigkeit von Personen bezieht, freie Willenserklärungen rechtsgültig zu äußern, ohne dass diese Fähigkeit nicht nur vorübergehend durch eine krankhafte Störung der Geistestätigkeit eingeschränkt ist. Sie setzt voraus, dass die Person entscheidungsfähig ist und wird bei Volljährigen vermutet.[79] Der psychologische Sachverständige hat in dem Sinne aber nicht zu beurteilen, ob bei einer Person eine Geschäftsfähigkeit gegeben ist oder nicht. Diese Entscheidung ist dem Gericht vorbehalten. Der psychologische Sachverständige hat vielmehr zu untersuchen und festzustellen, ob die (psychologischen) Voraussetzungen für eine solche Geschäftsfähigkeit gegeben sind. Dazu gibt es in der Literatur zahlreiche Operationalisierungen, so etwa Geschäftsfähigkeit als Fähigkeit, rechtlich bindende Willenserklärungen abzugeben (Haller, 2008).

79 In Deutschland BGB §§ 104, 105; in Österreich ABGB § 865.

> Definiert man *Freiheit der Willensbestimmung* im Sinne zivilrechtlicher Verantwortlichkeit als die *Verfügbarkeit von Erfahrungen und Einsichten mit der Fähigkeit, absehbare Konsequenzen einer Entscheidung zu berücksichtigen* ..., so steht dies auch mit den aktuellen Erkenntnissen und Konzepten der Neurobiologie in Einklang ... (Cording, 2023, S. 41; *kursiv* im Original)

Psychische Störungen können die Fähigkeit zur freien Willensbildung beeinflussen und ggf. auch aufheben. Nach Cording (2014, 2023) und Haller (2008) können folgende psychische Störungen die freie Willensbildung beeinträchtigen und gegen das Vorliegen der Voraussetzungen für eine Geschäftsfähigkeit sprechen: qualitative und quantitative Bewusstseinsstörungen, Aufmerksamkeits- und Gedächtnisstörungen, formale Denkstörungen, Affektstörungen, schwere Persönlichkeitsstörungen sowie eine abnorme Fremdbeeinflussbarkeit.

Ähnlich verhält es sich beim Begriff der *Testierfähigkeit*. In Österreich ist der Rechtsbegriff im Allgemeinen Bürgerlichen Gesetzbuch (ABGB) definiert. Demnach ist jene Person testierfähig, die die Bedeutung und die Folgen seiner letztwilligen Verfügung verstehen und sich entsprechend verhalten kann.[80] Der letzte Wille muss bestimmt, mit Überlegung, ernst sowie frei von Drohung, List und wesentlichem Irrtum erklärt werden.[81] Die Aufgabe einer herangezogenen psychologischen Sachverständigen besteht darin, die Voraussetzungen für die Testtierfähigkeit zu untersuchen, soweit es ihr Fachgebiet betrifft.

Im Zusammenhang von Geschäftsfähigkeit und Testierfähigkeit kommt dem Begriff der *Entscheidungsfähigkeit* eine wichtige Bedeutung im Rahmen der psychologischen Begutachtung zu. Im Erwachsenenschutzverfahren in Österreich hat der Sachverständige dabei zu prüfen, ob bei der betreffenden Person eine psychische Krankheit oder vergleichbare Beeinträchtigung der Entscheidungsfähigkeit vorliegt, die dazu führt, dass die betreffende Person einzelne oder bestimmte Arten von Angelegenheiten nicht mehr ohne Gefahr eines Nachteils für sich selbst besorgen kann. Zu prüfen sind also die Voraussetzungen für eine Erwachsenenvertretung im Sinne § 271 (1) und § 272 (1) des ABGB. Gemäß ABGB § 24 Abs. 2 Satz 1 ist entscheidungsfähig, wer die Bedeutung und die Folgen seines Handelns im jeweiligen Zusammenhang verstehen, seinen Willen danach bestimmen und sich entsprechend verhalten kann.

Die Entscheidungsfähigkeit umfasst drei Aspekte (Deixler-Hübner & Schauer, 2018):
(1) die kognitive Fähigkeit, um den Grund und die Bedeutung der vorzunehmenden Rechtshandlung einzusehen;
(2) die Fähigkeit, den Willen nach dieser Einsicht bestimmen zu können (voluntatives Element);
(3) die Fähigkeit, sich dementsprechend zu verhalten.

80 In Deutschland BGB § 2229; in Österreich ABGB § 566.

81 ABGB § 565.

Aus psychologischer Sicht gibt es psychische Erkrankungen, die dazu führen, dass die Voraussetzungen für eine Entscheidungsfähigkeit nicht vorhanden sind. Dazu zählen psychische Erkrankungen, die mit einer Einschränkung der kognitiven Leistungsfähigkeit einhergehen (z. B. Demenzerkrankungen, geistige Behinderung, bedeutsame Sprachstörungen), und eben solche, die das Verhalten aufgrund psychischer (emotionaler, affektiver, motivationaler) Störungen wesentlich beeinflussen (z. B. schwere Depressionen, Persönlichkeitsstörungen).

Einen Sonderfall der Geschäftsfähigkeit stellt die *Ehegeschäftsfähigkeit* dar, an die in Deutschland geringere Anforderungen gestellt werden. Während üblicherweise die allgemeine Geschäftsfähigkeit bei mittelschweren und schweren Demenzen nicht mehr zu bejahen ist, handelt es sich bei der Ehegeschäftsfähigkeit jedoch um einen Spezialfall der Geschäftsfähigkeit, die auch bei einer *erheblichen geistigen Behinderung* und im Verlauf einer demenziellen Entwicklung noch länger im Sinne einer *partiellen Geschäftsfähigkeit* (Ehegeschäftsfähigkeit) erhalten ist. Die einschlägige gutachtliche Literatur (Cording & Nedopil, 2014; Taupitz & Weiß, 2015) bezieht sich dazu auf die Rechtsprechung, namentlich auf eine Entscheidung des Bundesverfassungsgerichts vom 18.12.2002[82] und Ausführungen des Bayerischen Obersten Landesgerichts vom 24.04.1996.[83] In einem Kommentar stellten von Staudinger und Strätz (2007) fest: „An die Ehegeschäftsfähigkeit dürfen keine sehr hohen Anforderungen gestellt werden. ... Es genügt daher, dass der Heiratswillige über einfaches Wissen über die Ehe verfügt und sich frei für oder gegen eine Heirat zu entscheiden vermag“ (Rn 3). Insbesondere wird also vom Sachverständigen zu prüfen zu sein, ob die Person im Rahmen einer natürlichen Willensbildung dezidiert Wünsche äußern und auf die Erfüllung von Bedürfnissen hinwirken kann.

17.2 Neuropsychologische Sachverständigentätigkeit in den genannten Bereichen

Die Voraussetzungen und auch die Aufgabenbereiche, in denen Sachverständige tätig werden, sind in einzelnen Ländern unterschiedlich rechtlich geregelt. Meist werden ein akademischer Abschluss und ein Nachweis über die besondere fachliche Qualifikation benötigt. Für die gerichtliche Sachverständigentätigkeit sind in Österreich neben einem akademischen Abschluss in Psychologie unter anderem die Eintragung in die Liste der Klinischen Psychologinnen, eine fünfjährige berufliche Tätigkeit und eine Prüfung beim zuständigen Gericht erforderlich.

82 Beschluss der 3. Kammer des Ersten Senats des BVerfG vom 18. 12.2002 (Az.: 1 BvL 14/02 – Rn. (1–16)).

83 Beschluss des Bayerisches Oberstes Landesgericht vom 24.04.1996 (Az.: 1 ZBR 80/96).

Die Prüfung der Geschäfts-, Testier- oder Entscheidungsfähigkeit erfordert je nach zugrunde liegendem Krankheitsbild ein mehr oder weniger vertieftes neuropsychologisches Fachwissen. So ist beispielsweise bei Personen nach einem Schädel-Hirn-Trauma, bei Personen mit einer frontotemporalen Demenz oder bei Personen mit einer Aphasie mehr neuropsychologisches Fachwissen notwendig als bei der Begutachtung von Menschen mit einer Depression, einer Persönlichkeitsstörung oder eine Zwangserkrankung. Die Literatur, die die besonderen Schwierigkeiten bei der Begutachtung von Probanden mit Aphasie diskutiert, ist sehr limitiert (vgl. Bodner & Merten, 2016). Tabelle 21 gibt einen Überblick über ICD-10-Diagnosen und die Erfordernisse an neuropsychologischem Fachwissen.

Tabelle 21: Anforderungen an spezifisch neuropsychologische Kompetenzen in Abhängigkeit von Diagnosegruppen

Höhere Anforderungen an spezifisch neuropsychologische Expertise	Weniger hohe Anforderungen
F0 Organische, einschließlich symptomatische psychische Störungen	F3 Affektive Störungen
F1 Psychische und Verhaltensstörungen durch psychotrope Substanzen	F4 Neurotische, Belastungs- und somatoforme Störungen
F2 Schizophrenie, schizotype und wahnhafte Störungen	F5 Verhaltensauffälligkeiten mit körperlichen Störungen und Faktoren
F7 Intelligenzminderung	F6 Persönlichkeits- und Verhaltensstörungen
F8 Entwicklungsstörungen	F9 Verhaltens- und emotionale Störungen mit Beginn in der Kindheit und Jugend

Neuropsychologische Untersuchungen umfassen je nach Fragestellung die Überprüfung mehrerer kognitiver Domänen: Aufmerksamkeit, Gedächtnis, Exekutivfunktionen, Sprache, visuell-räumliche Leistungen, schulische Fertigkeiten (Schreiben, Rechnen, Lesen), Praxie usw. Für die Untersuchung der Geschäfts-, Testier- oder Entscheidungsfähigkeit spielen einige Bereiche eine wichtige, andere eine untergeordnete Rolle. So stellen beispielsweise relativ intakte Gedächtnisleistungen eine wichtigere Voraussetzung für die Entscheidungsfähigkeit als Aufmerksamkeitsfunktionen dar. Es ist wichtig zu wissen, ob bei der betreffenden Person im Rahmen ihres Störungsbildes auch eine Anosognosie (Nichterkennen der Krankheit bzw. einzelner Symptome) vorliegt oder ob die Person um ihre Defizite weiß und sich dementsprechend verhalten kann. Für die Begutachtung spielen demnach Gedächtnis- und Exekutivleistungen eine wesentlichere Rolle als Aufmerksamkeitsfunktionen, visuell-räumliche Leistungen oder eine Apraxie.

17.3 Erschwerte Untersuchungsbedingungen

Während die klassische klinisch- und neuropsychologische Untersuchung zumeist in einem speziellen Untersuchungsraum in einer Klinik oder in einer Praxis stattfindet, ist es im Zusammenhang mit der Begutachtung der Geschäfts-, Testier- oder Entscheidungsfähigkeit oftmals notwendig, die Befundaufnahme und Untersuchung an eigentlich unpassenden Orten durchzuführen. So ist es häufige Praxis, dass dem Sachverständigen vom Gericht vorgeschrieben wird, wo die Untersuchung stattzufinden hat. Man denke dabei an bettlägerige Personen oder an sehr betagte Menschen. So ist es nicht selten, dass der Sachverständige seine Untersuchungen in der Küche oder im Wohnzimmer von Betroffenen, auf deren Terrasse (wenn die Wohnung etwa nur über einen Wohnraum verfügt und der Partner der zu Untersuchenden die Wohnung nicht verlassen möchte oder kann), in einem Kranken- oder Arztzimmer an einer Klinik, in einem Wohn- und Pflegeheim oder auch im Besucherraum einer Justizanstalt oder einer forensisch-psychiatrischen Einrichtung durchzuführen hat.

Unter diesen Umständen ist auch eine gewisse Flexibilität hinsichtlich der Untersuchungsmaterialien gefordert. Während der eigene Testraum an der Klinik oder in der Praxis mit unterschiedlichsten Verfahren ausgestattet und auch dementsprechend eingerichtet ist (z. B. mit speziellen Computerplätzen), muss die aufsuchende Sachverständige vorab eine Entscheidung treffen, welche Verfahren überhaupt einsetzbar und mitzunehmen sind.

Dazu eignen sich letzten Endes prinzipiell mehr Verfahren, als bei erster Reflexion zunächst angenommen werden könnte. So ist beispielsweise die CERAD-Plus neuropsychologische Testbatterie ebenso gut in einem Wohnzimmer anzuwenden wie so manches Verfahren zum logischen Denken oder zur Erfassung von Intelligenzleistungen, wenn die Präsentation auf einem Laptop erfolgt. Die zunehmende Anzahl computerisiert einsetzbarer Verfahren erleichtert die Diagnostik in alternativen Umgebungen. Dennoch ist es immer wieder erforderlich, sehr flexibel und rasch auf überraschende Testsituationen zu reagieren. So kommt es nicht selten vor, dass eine Befunderhebung nur im Stehen und auch nur für eine sehr begrenzte Zeit möglich ist. Auch die Wohn- und Lebensumstände mancher Menschen mit psychischen Erkrankungen sind als prekär zu bezeichnen. Das können Menschen mit einem Messie-Syndrom, suchtkranke Menschen oder Menschen mit einer anderen psychischen Störung sein, die dazu führt, dass die Wohnung völlig vermüllt und derart verschmutzt ist, dass sich der Untersucher entweder nicht setzten kann (weil etwa gar keine Sitzmöglichkeiten vorhanden sind) oder sich nicht setzten möchte (wenn beispielsweise Hundekot die gesamte Wohnung verunreinigt). In solchen Fällen kann es undenkbar sein, den Laptop auszupacken, und es muss rasch ein alternatives Programm gefunden werden (Verfahren, die nur wenig Zeit in Anspruch nehmen und überwiegend mündlich vorgegeben werden, z. B. der Mini-Mental Status Test oder der Untertest „Gemeinsamkeiten finden" aus dem Wechsler-Intelligenztest).

Eine weitere Schwierigkeit stellen Untersuchungen bei Menschen mit erheblichen Seh- und Hörbehinderungen oder ohne adäquate deutsche Sprachkenntnisse dar. So kann es sein, dass bei einer Person ein Gutachten zur Geschäfts-, Testier- oder Entscheidungsfähigkeit erstellt werden soll, die nahezu blind, fast gehörlos, zumindest leicht dement oder völlig krankheitsuneinsichtig ist. Wenn diese Person dann auch noch sehr rasch ungeduldig und aggressiv wird (weil beispielsweise zusätzlich eine Alkoholkrankheit vorliegt), dann kann unter Umständen nicht einmal der Mini-Mental Status Test zuverlässig durchgeführt werden. Dennoch ist der Sachverständige gehalten, am Ende ein Gutachten zu erstellen.

In solchen Fällen ist das neuropsychologische Wissen um die Notwendigkeit bestimmter sensorischer und funktioneller kognitiver Basisleistungen von Vorteil, wenn man eine fundierte Aussage zur Geschäfts- oder Testierfähigkeit einer Person abgeben muss. Bei der Untersuchung von Menschen mit Migrationshintergrund ist häufig die Beiziehung eines Dolmetschers erforderlich. In seltenen Fällen gibt es aber keinen Dolmetscher für die Muttersprache des zu Untersuchenden, sodass keine andere Möglichkeit besteht, als entweder auf Verwandte[84] oder eben auf möglichst sprachfreie Testverfahren zurückzugreifen. Es ist selbsterklärend, dass unter solchen Bedingungen keine standardisierte klinisch-neuropsychologische Untersuchung möglich ist, und zwar nicht nur wegen fehlender passender Normen. Dennoch ist die Gutachterin gehalten, möglichst objektiv Daten zu erfassen und diese dann – mit allen Schwierigkeiten und Limitationen – so zu erklären und bewerten, dass die fachlichen Schlussfolgerungen für das Gericht nachvollziehbar sind.

17.4 Rückwirkende Beurteilung der Geschäfts- oder Testierfähigkeit

Bei gerichtlichen Gutachtensaufträgen geht es immer wieder auch um die Frage, ob die Geschäfts- und/oder Testierfähigkeit zu einem früheren, oft viele Jahre zurückliegenden Zeitpunkt gegeben war oder nicht. Das kann beispielsweise die Frage nach der Testierfähigkeit einer bereits verstorbenen Person zum Zeitpunkt der Testamentserstellung oder nach der Geschäftsfähigkeit einer mittlerweile leicht demenzkranken Person zum Zeitpunkt eines Kaufvertrages betreffen. Neben der Einholung von möglichst vielen Vorinformationen (z. B. Arztbriefe, Diagnosen, Behandlungsberichte um die Zeit des Vertragsabschlusses oder der Testa-

84 Die Heranziehung von Verwandten oder Bekannten der Probanden in Fällen, in denen es keine andere Option gibt, ist natürlich mit dem Auftraggeber des Gutachtens zuvor abzustimmen.

mentserstellung) kann auch die Diagnostik einer möglichen Demenzerkrankung und die fachliche Beurteilung zum typischen Verlauf der infrage stehenden Krankheit wichtige Informationen zur gesundheitlichen Situation der betreffenden Person zu einem früheren Zeitpunkt liefern. Wenn man beispielsweise weiß, dass eine Person zum Zeitpunkt der eigenen Begutachtung eine leichtgradige Demenzerkrankung aufweist (durch eine ausführliche neuropsychologische Befunderhebung gesichert) und bei dieser Person drei Jahre zuvor ärztlicherseits eine leichte kognitive Störung diagnostiziert wurde, dann kann dahingehend argumentiert werden, dass die Voraussetzungen für eine Geschäftsfähigkeit fünf Jahr zuvor (also zwei Jahre vor der ärztlichen Diagnosestellung) wohl mit hoher Wahrscheinlichkeiten gegeben waren (sofern auch andere potenzielle Einflüsse, wie eine schwere Depression oder eine manische Episode ausgeschlossen werden können).

17.5 Beschwerdenvalidierung bei Fragen zur Prüfung der Geschäftsfähigkeit

Während die Beschwerdenvalidierung in Fällen, bei denen Schadenersatzleistungen, eine vorzeitige Pensionierung oder andere bedeutsame Vorteile aus dem Nachweis einer Gesundheitsstörung resultieren können, mittlerweile zum Standard gehört, spielt diese in Verfahren zur Prüfung der Voraussetzungen für eine Geschäfts-, Testier- oder Entscheidungsfähigkeit eine eher untergeordnete Rolle. Dennoch ist auch hier eine sorgfältige Analyse der Plausibilität und Konsistenz über die gesamte Datenlage hinweg von Bedeutung.

Eine weiterreichende und auch auf standardisierte Verfahren beruhende Beschwerdenvalidierung ist in bestimmten Einzelfällen in besonderer Weise angezeigt. So kommt es beispielsweise immer wieder vor, dass sich Personen durch das Vortäuschen einer psychischen Erkrankung Vorteile erwarten. Dies kann der Fall sein, wenn eine Person Schulden angehäuft hat oder auch Verträge unterzeichnete und später durch Vortäuschen einer psychischen Erkrankung eine Entlastung dadurch zu erreichen versucht, dass Verträge nachträglich für rechtsunwirksam erklärt werden oder sich ein Erwachsenenvertreter (in Deutschland: ein rechtlicher Betreuer) um die Finanzen kümmern muss. Bei Personen mit einer Persönlichkeitsstörung kann es in diesem Rahmen notwendig sein zu untersuchen, ob auch eine Intelligenzminderung oder eine andere bedeutsame kognitive Einschränkung vorliegt. In solchen Konstellationen erscheint eine eingehende Beschwerdenvalidierung nachdrücklich geboten.

18 Die neuropsychologische Begutachtung von Erwachsenen mit ADHS

Anselm Fuermaier und Oliver Tucha

Symptome der Unaufmerksamkeit, Hyperaktivität und/oder Impulsivität kennzeichnen die neuropsychiatrische Entwicklungserkrankung Aufmerksamkeitsdefizit-/Hyperaktivitätsstörung (ADHS). Entgegen früherer Annahmen, dass sich die ADHS-Symptomatik mit dem Übergang ins Erwachsenenalter „auswächst", gilt inzwischen als gesichert, dass etwa ein Drittel der Betroffenen auch im Erwachsenenalter klinisch relevante Symptome der Erkrankung aufweist und somit etwa 3% bis 5% aller Erwachsenen von einer ADHS betroffen sind. In der Internationalen Klassifikation psychischer Störungen (gegenwärtig ICD-11) und dem Diagnostischen und Statistischen Manual Psychischer Störungen (gegenwärtig DSM-5) werden die Diagnosekriterien einer ADHS definiert. Darin werden neun Symptome der Unaufmerksamkeit sowie neun Symptome der Hyperaktivität/Impulsivität beschrieben, von denen zumindest fünf in mindestens einem der Symptombereiche vorliegen sollten, um für die Diagnose ADHS infrage zu kommen. Weiterhin wird u. a. definiert, dass ADHS-Symptome bereits im Kindesalter vor dem 12. Lebensjahr aufgetreten sein sollten, sich in verschiedenen Kontexten zeigen und mit klinisch bedeutsamen Beeinträchtigungen einhergehen. Komorbide psychiatrische Erkrankungen bei Erwachsenen mit ADHS sind eher die Regel als die Ausnahme und treten bei etwa drei Viertel der Betroffenen auf, wobei Störungen des Sozialverhaltens, affektive Erkrankungen, Angststörungen, Essstörungen und Suchterkrankungen zu den häufigsten psychiatrischen Komorbiditäten zählen.

18.1 Falsch-negative und falsch-positive Diagnosen

Wie im Kindesalter ist die Diagnose der ADHS auch im Erwachsenenalter eine klinische Diagnose, die auf Grundlage von Anamnese, Fremdanamnese, Schulzeugnissen und einem psychopathologischen Befund gestellt wird. Es gibt keine somatischen Befunde, die die Diagnose eindeutig belegen. Im Gegensatz zu Fällen mit einer bestätigten ADHS-Diagnose in der Kindheit stellt die erstmalige Diagnose im Erwachsenenalter eine Herausforderung dar. Denn die retrospektive Erfassung des Verhaltens in der Kindheit kann schwierig sein, da oftmals keine validen und verlässlichen Informationsquellen über das Verhalten der betroffenen Person in der Kindheit zur Verfügung stehen (siehe Sibley, 2021, für eine umfangreiche Darstellung der Kriterien zur ADHS-Diagnose im Erwachsenenalter). Die Gefahr von falsch-negativen Diagnosen besteht, wenn sich Betroffene nicht genügend an ihr Verhalten in der Kindheit erinnern können oder generell dazu neigen, Beschwerden und deren Auswirkungen zu untertreiben. Demgegenüber besteht die Gefahr falsch-positiver Diagnosen, d.h. ungerechtfertigter ADHS-Diagnosen, die aufgrund von Verhaltensmerkmalen gestellt wurden, die denen einer ADHS ähneln können. Weiterhin können andere Faktoren zu falsch-positiven Diagnosen führen, wie zum Beispiel (populationstypische und somit normale) Fluktuationen kognitiver und motivationaler Aspekte, eine subklinische ADHS-Symptomatik mit keiner oder nur geringfügiger Auswirkung auf das Funktionieren im Alltag, eine Überbeanspruchung durch Kontextfaktoren (z.B. berufliche und/oder private Verpflichtungen), Stressreaktionen, andere psychiatrische Störungsbilder, Substanzmissbrauch, oder kognitives Altern. Um eine valide Diagnostik zu gewährleisten und damit sowohl falsch-positive als auch falsch-negative Diagnosen zu vermeiden, werden in der klinisch-neuropsychologischen Untersuchung eine Reihe von Untersuchungsverfahren eingesetzt. Ziel dabei ist es, eine ADHS-Diagnostik im Erwachsenenalter zu sichern, die Auswirkungen auf die Teilhabe an Aktivitäten des täglichen Lebens zu evaluieren und ggf. Therapiemaßnahmen zu bestimmen und zu evaluieren. Leitfaden einer klinischen Diagnostik sind klinische (semi-)strukturierte Interviews, die die Diagnosekriterien gemäß ICD oder DSM anhand von Beispielen explorieren. Im deutschsprachigen Raum erfahren das Diagnostic Interview for ADHD in Adults (DIVA; aktuelle Version DIVA-5)[85] und das Wender-Reimherr-Interview aus den Homburger ADHS-Skalen für Erwachsene (HASE; Rösler, Retz-Junginger, Retz & Stieglitz, 2008) besondere Beliebtheit.

18.2 Selbst- und Fremdbeurteilungsfragebögen zur Erfassung von ADHS-Symptomen

Sowohl die Kernsymptome der ADHS als auch ihre Auswirkungen auf die Teilhabe an Aktivitäten des täglichen Lebens werden diagnostisch mittels Selbst- und Fremdbeurteilung erfasst, wie sie z.B. mit den Instrumenten, die in den Homburger ADHS-Skalen für Erwachsene (HASE) zusammengefasst sind, oder mit den Selbst- und Fremdbeurteilungsbögen der Conners Skalen zu Aufmerksamkeit und Verhalten für Erwachsene (CAARS; Christiansen, Hirsch, Abdel-Hamid & Kis, 2014). Durch große Normierungsgruppen und überzeugende Validierungsstudien

85 Website der DIVA Foundation. Verfügbar unter: http://www.divacenter.eu/DIVA.aspx

ermitteln diese Instrumente klinisch-auffällige Werte der Symptomerfahrung und Verhaltensbeobachtung und können somit die klinische Beurteilung bedeutend leiten. In diesem Zusammenhang ist es jedoch wichtig zu berücksichtigen, dass Selbst- und Fremdauskünfte über relevante Beschwerden nicht hinreichend für eine diagnostische Entscheidung sind. Die Symptome einer ADHS, wie z.B. das Erleben kognitiver Schwierigkeiten im Alltag, sind nicht spezifisch für ADHS, da diese bei anderen psychiatrischen Erkrankungen ebenso auftreten können oder auch einfach nur die temporäre Ausprägung eines momentanen Belastungszustands darstellen können. Stützen sich diagnostische Entscheidungen zu sehr auf Cutoff-Werte von Selbst- und Fremdbeurteilungsskalen, ist die Anzahl falsch-positiver Diagnosen hoch, so wie es kürzlich auch von Harrison und Edwards (2023) in einer Übersichtsarbeit überzeugend dargestellt werden konnte. Fälle von falsch-negativen Diagnosen sind selten, können aber nicht generell ausgeschlossen werden. Von klinischer Bedeutung ist auch die Diskrepanz zwischen Selbst- und Fremdberichten, da diese auf potenzielle Probleme in der Krankheitswahrnehmung und Therapiemotivation hinweisen können.

18.3 Beurteilung von Beeinträchtigungen im Alltag

Die Leitsymptomatik der ADHS wirkt sich oft auf zahlreiche Aspekte des täglichen Lebens aus, sodass Betroffene Schwierigkeiten in der Emotions- und Motivationsregulation im schulisch-akademischen oder beruflichen Bereich ebenso schildern wie verminderte soziale Fertigkeiten oder Probleme beim Einhalten von Regeln. Die klinische Einschätzung der Auswirkungen der Erkrankung auf den Alltag ist von großer Bedeutung und notwendiger Bestandteil des diagnostischen Prozesses. Während dieser Fragestellung in der klinischen Praxis oftmals durch Exploration im Interview mit Probanden und deren Angehörigen nachgegangen wird, sind insbesondere objektive Indikatoren oder Information von Dritten wertvoll, wie z.B. Schul- oder Arbeitszeugnisse oder Polizeiberichte. Standardisierte und validierte Herangehensweisen sind selten und wären, angesichts der Tragweite dieser Exploration, von großer Bedeutung. Trotz der Wichtigkeit dieser Exploration, existieren für eine standardisierte Erfassung nur wenige validierte Verfahren. Die prominentesten Verfahren sind die Weiss Functional Impairment Rating Scale (WFIRS; Weiss, McBride, Craig & Jensen, 2018), und die Barkley Functional Impairment Scale (BFIS; Barkley, 2011). Umfangreiche Klassifikationssysteme wie die Core Sets der Internationalen Klassifikation der Funktionsfähigkeit, Behinderung und Gesundheit (ICF)[86] bieten weitere vielversprechende Hilfestellungen zur systematischen Erfassung von Beeinträchtigung im Alltag.

86 Deutschsprachige Version verfügbar unter: https://www.bfarm.de/DE/Kodiersysteme/Klassifikationen/ICF/anwendung.html

18.4 Neuropsychologische Testverfahren

Metaanalysen und Übersichtsarbeiten zeigen übereinstimmend Defizite in den Bereichen der Aufmerksamkeit und exekutiven Funktionen (besonders betroffen sind Arbeitsgedächtnis, Inhibition, sowie Belohnungssensitivität) als die prominentesten kognitiven Beeinträchtigungen von Kindern und Erwachsenen mit ADHS, wobei auch Beeinträchtigungen des Gedächtnisses, visuell-räumlicher Leistungen, sowie der sozialen Kognition berichtet werden (siehe Onandia-Hinchado, Pardo-Palenzuela & Diaz-Orueta, 2021, für eine detaillierte Übersichtsarbeit). Insbesondere die Daueraufmerksamkeit bzw. Vigilanz und die selektive Aufmerksamkeit sind häufig auffällig gemindert. Obwohl Beeinträchtigungen in den einzelnen Leistungsbereichen wiederholt beobachtet wurden, kann kein für das ADHS typisches Leistungsprofil definiert werden, welches zur Diagnose von ADHS angewendet werden kann. Neuropsychologische Testverfahren sind insbesondere deshalb keine relevanten Diagnoseinstrumente, weil Erwachsene mit anderen neurologischen oder psychiatrischen Erkrankungen ähnliche Beeinträchtigungen aufweisen und nicht alle Erwachsene mit ADHS kognitive Defizite in neuropsychologischen Tests zeigen (siehe Barkley 2019, für eine kritische Diskussion). Außerdem ist davon auszugehen, dass ein bedeutsamer Anteil von Erwachsenen mit ADHS Leistungsschwankungen aufweist, d.h., dass Betroffene zu unterschiedlichen Zeitpunkten nicht immer in der gleichen Leistung gleich ausgeprägte Defizite haben, wodurch die Aussagekraft einzelner neuropsychologischer Testungen geschmälert wird. Dennoch bieten neuropsychologische Testverfahren einen Mehrwert für die klinische Beurteilung einer ADHS im Erwachsenenalter, insbesondere zur Charakterisierung der individuellen kognitiven Stärken und Schwächen, zur Objektivierung subjektiver Einschätzungen der Betroffenen (was die Compliance für Behandlungsmaßnahmen steigern kann), zur Evaluation von Behandlungsmaßnahmen sowie zur Verlaufsbeschreibung (Mapou, 2019). In einer Konsensus-Studie unter Fachleuten aus Klinik und Forschung wurde die neuropsychologische Untersuchung von 16 neuropsychologischen Funktionen vorgeschlagen, wobei Testverfahren zur Daueraufmerksamkeit, Ablenkbarkeit und Inhibition höchste Priorität zugeschrieben wurde (Fuermaier, Fricke, de Vries, Tucha & Tucha, 2019). Die Ausprägung der Beeinträchtigung in Bereichen der selektiven Aufmerksamkeit und Daueraufmerksamkeit ist am größten und sie beeinflusst zudem direkt und indirekt eine Vielzahl anderer kognitiven Leistungen (für eine detaillierte Diskussion zur Aufmerksamkeit als „Basisleistung" wird auf Guo et al., 2023, verwiesen). Der Einsatz einer umfangreicheren neuropsychologischen Testbatterie wird einerseits als empfehlenswert betrachtet, um der Variabilität beobachteter Beeinträchtigungen gerecht zu werden und um die Sensitivität der Testbatterie zu erhöhen, wie es z.B. in dem Test-Set der Neuropsychological Test Battery for the Assessment of Cognitive Functions in Adult ADHD (CFADHD) auf dem Wiener Testsystem umgesetzt wurde (Tucha et al., 2013). Andererseits gilt in der neuropsychologischen Diagnostik das Prinzip der Sparsamkeit, um Probanden nicht unbegründet zu belasten und um wertvolle klinische Ressourcen ökonomisch und effizient einzusetzen.

18.5 Beschwerdenvalidierung

Wie für andere Kontexte klinischer und forensischer Untersuchungen gilt auch für die Beurteilung von ADHS im Erwachsenenalter, dass die Validität der berichteten und gezeigten Beschwerden mittels dafür geeigneter Verfahren gesichert werden sollte. Übereinstimmende Ergebnisse aus einer Vielzahl von Studien zeigen eine stark übertriebene Symptomatik und/oder nicht plausibles Verhalten in neuropsychologischen Testverfahren in etwa 25% bis 48% der Untersuchten mit geltend gemachter adulter ADHS (v.a. bei Studenten), gemessen mittels eines einzelnen Verfahrens, oder 11% bis 19% bei Verwendung eines strengeren Kriteriums von mehreren unabhängigen Beschwerdenvalidierungstests (BVT). Für eine detailliertere Darstellung des Hintergrunds, der Gründe, der Auftretenshäufigkeit und der Erkennung nicht valider Untersuchungsergebnisse wird auf Merten (2023b) sowie ein Kapitel zur Beschwerdenvalidierung bei adulter ADHS (Fuermaier et al., 2023) verwiesen.

Die weitreichenden Konsequenzen falsch-positiver Diagnosestellungen einer ADHS verleihen der Notwendigkeit des Einsatzes von BVT Nachdruck. Fragebogenbasierte BVT eignen sich prinzipiell gut als Screening-Instrumente für nicht glaubhafte Symptomberichte in der klinischen Beurteilung der ADHS im Erwachsenenalter. Einige etablierte kognitive Testverfahren bieten eingebettete Indikatoren zur Beschwerdenvalidierung (eingebettete kognitive BVT), die eine schnelle und kostengünstige Beurteilung der Validität kognitiver Leistungsparameter erlauben, ohne zusätzliche Untersuchungszeit in Anspruch zu nehmen. Im Falle der ADHS bieten sich hier insbesondere Testverfahren an, die augenscheinlich Symptome der Störung erfassen und häufig klinisch Anwendung finden, wie beispielsweise der Stroop Test oder computergestützte Verfahren zur Erfassung der Daueraufmerksamkeit (z.B. Continuous Performance Test, CPT). Es kann außerdem sinnvoll sein, nicht allein das Auftreten weit unterdurchschnittlicher Ergebnisse zu beurteilen, sondern auch die Anzahl bzw. den Anteil weit unterdurchschnittlicher Testergebnisse im gesamten kognitiven Leistungsprofil zu berücksichtigen. Einige eigenständige BVTs scheinen auch in der Untersuchung adulter ADHS geeignete und sinnvolle Bestandteile einer Beschwerdenvalidierung darzustellen, wie zum Beispiel der Test of Memory Malingering (Tombaugh, 1996) oder der Word Memory Test (Green, 2003). Ein eigenständiger, störungsspezifischer BVT, der sich an der Leitsymptomatik der ADHS orientiert, steht mit dem Groninger Effort Test zur Verfügung (GET; Fuermaier et al., 2021).

Bei der Beschwerdenvalidierung sollten stets fragebogenbasierte *und* kognitive Verfahren zum Einsatz kommen, da die beiden Ansätze nur geringfügig miteinander korrespondieren, ähnlich wie es von klassischen neuropsychologischen Untersuchungen bekannt ist, wo Selbstauskunft und kognitive Testung unterschiedliche Konzepte des Verhaltens abbilden. Durch ein höheres Maß an Validierung und bessere Kennwerte der Sensitivität und Spezifität sind eigenständige kognitive BVT eingebetteten Verfahren vorzuziehen. Es muss jedoch darauf hingewiesen werden, dass selbst bei Vorliegen auffälliger Ergebnisse in eigenständigen BVT grundsätzlich weitere Informationsquellen und Kriterien hinzugezogen werden sollten, wie das Vorliegen möglicher externer Anreize (siehe Sherman et al., 2020, für eine detaillierte Darstellung).

18.6 ADHS im Kontext eines psychologischen Gutachtens

Die oben beschriebenen wissenschaftlich fundierten Verfahrensweisen finden ebenso ihre Anwendung im psychologischen Gutachten zur objektiven, unabhängigen und neutralen Beurteilung der ADHS und damit verbundener funktionaler Einschränkungen. Hier geht es um die Beurteilung der Krankheitsstruktur der ADHS, ihres Schweregrades und der damit verbundenen Konsequenzen in rechtlich relevanten Kontexten. Diese Fragestellungen können sich auf verschiedene Rechtsgebiete beziehen, einschließlich Strafrecht, Sozialrecht, Zivilrecht sowie Verwaltungsrecht. Im Beamtenrecht geht es beispielsweise im Rahmen von Eignungsuntersuchungen um die Frage, ob aufgrund einer adulten ADHS gehäufte Dienstunfähigkeitszeiten zu erwarten sind (wobei eine dauerhafte Dienstunfähigkeit aufgrund einer ADHS nicht zu erwarten ist).

Erwachsene mit ADHS zeigen ein signifikant erhöhtes Risiko, an Verkehrsunfällen beteiligt zu sein, auch wenn diese Risikoerhöhung weniger stark ausgeprägt zu sein scheint als ursprünglich angenommen. Des Weiteren zeigt sich bei Personen mit ADHS öfter als bei solchen ohne ADHS ein erhöhtes Aufkommen von Verstößen gegen Verkehrsregeln, überhöhte Geschwindigkeit und eine Neigung zur Selbstüberschätzung in Verkehrssituationen (siehe Fuermaier et al., 2017, für eine Übersichtsarbeit). Das erhöhte Unfallrisiko korreliert eng mit kognitiven Schwierigkeiten, insbesondere Konzentrationsproblemen, sowie impulsiv-aufbrausenden Verhaltensweisen. Eine pharmakologische Behandlung mit Stimulantien führt oftmals zu einer Verbesserung der Fahrleistung, jedoch können komorbide Erkrankungen und deren pharmakologische Behandlung die Fahrleistung einschränken. Diese Punkte können gutachtliche Relevanz haben, wenn auch davon ausgegangen werden kann, dass die Fahreignung von Erwachsenen mit ADHS gegeben ist.

Eine Vielzahl von Studien zeigt deutlich, dass die ADHS, bedingt durch den Beginn in der Kindheit, zu Problemen in sämtlichen Phasen des schulischen und beruflichen Werdegangs führt. Personen mit ADHS erzielen oftmals niedrigere schulische Abschlüsse und benötigen dafür mehr Zeit, haben Probleme, Ausbildungen erfolgreich abzuschließen, zeigen häufigere Jobwechsel sowie Schwierigkeiten im sozialen Umgang am Arbeitsplatz. Gutachtliche Fragestellungen können sich mit der Notwendigkeit einer Berufsberatung sowie Ausbildungsbegleitung und ggf. Nachteilsausgleich im akademischen Kontext beschäftigen. Diese Maßnahmen können sich auf verlängerte Abgabefristen für Arbeiten erstrecken, die Anpassung von Prüfungszeiträumen und -orten – zum Beispiel durch längere und entzerrte Prüfungsphasen in ruhiger Umgebung. Hinzu kommen finanzielle und materielle Unterstützung für Studierende mit ADHS, wie die Bereitstellung von elektronischen Hilfsmitteln. Um die negativen Auswirkungen einer ADHS am Arbeitsplatz entgegenzuwirken, können Anpassungen von Arbeitsbedingungen und -abläufen empfohlen werden. Dazu gehören die Bereitstellung eines ruhigen Arbeitsplatzes, flexible Arbeitszeiten wie Gleitzeit und Homeoffice, das Einplanen von regelmäßigen Pausen sowie die strukturierte Gestaltung der Arbeit selbst. Durch solche gezielten Anpassungen und Interventionen lassen sich die Stressbelastung für Betroffene verringern und die persönliche Zufriedenheit steigern. Gleichzeitig kann sich ihr Leistungsniveau am Arbeitsplatz verbessern.

Zivilrechtlich ist nicht davon auszugehen, dass eine ADHS die Geschäftsfähigkeit oder Testierfähigkeit einschränkt, dies käme nur bei ausgeprägten Komorbiditäten infrage. Beim Abschluss privater Krankenversicherungen, Berufsunfähigkeitsversicherungen sowie Lebensversicherungen ist es empfehlenswert, eine bereits bestehende ADHS-Diagnose anzugeben, um potenzielle Konflikte in der Zukunft zu vermeiden. Gelegentlich wird eine adulte ADHS als zentraler oder komorbider Faktor im Rahmen von Anträgen auf Berufsunfähigkeit, Erwerbsunfähigkeit oder Schwerbehinderung geltend gemacht. In solchen Konstellationen sind gutachtlich hohe Maßstäbe an die Qualität der Diagnosesicherung zu stellen. Im sozialen, privaten und beamtenrechtlichen Unfallversicherungsrecht wird eine vordiagnostizierte ADHS zwingend als potenzielle konkurrierende Bedingung oder als Vorschaden zu diskutieren sein.

Ein psychologisches Gutachten von Erwachsenen mit ADHS kann außerdem zur Klärung strafrechtlicher Verantwortungsfähigkeit beitragen. Gemeinsam mit ausgeprägten Komorbiditäten geht man davon aus, dass ADHS die Steuerungsfähigkeit beeinträchtigen kann, jedoch weniger die Einsichtsfähigkeit oder die Verhandlungsfähigkeit. Hierbei geht es im gutachtlichen Kontext um die Beurteilung des Delikts, seine behavioralen Struktur und darum, inwiefern das klinische Störungsbild des ADHS, zusammen mit ernsten komorbiden Leiden, darauf Einfluss haben kann (siehe Hausotter, 2012, für eine weiterführende Darstellung gutachtlicher Fragestellungen bei Erwachsenen mit ADHS).

19 Leichtes Schädel-Hirn-Trauma

19.1 Definition und Besonderheiten der Begutachtung

Die im Deutschen etwas irreführende Bezeichnung Schädel-Hirn-Trauma (SHT), besser im Englischen als *traumatic brain injury* bezeichnet, bezieht sich auf solche Verletzungen, bei denen es aufgrund einer mechanischen Kräfteeinwirkung auf das Gehirn zu einer wenigstens vorübergehenden Unterbrechung der normalen zerebralen Funktionen kommt, was gutachtlich in allen Rechtsgebieten mit an Sicherheit grenzender Wahrscheinlichkeit (d.h. juristisch im Vollbeweis) nachgewiesen sein muss. Der gleiche hohe Beweismaßstab hinsichtlich des Erstschadensbildes ist auf die Frage anzulegen, ob es über die kurzzeitige Unterbrechung der zerebralen Funktion hinaus zu einer strukturellen Hirnschädigung, also einem Hirnsubstanzschaden, gekommen ist. Letztere Frage wird für die Anerkennung etwaiger Langzeitfolgen nach einem SHT von herausragender Bedeutung sein.

Leichte Schädel-Hirn-Verletzungen stellen nach aktueller internationaler Terminologie den geringsten Schweregrad dar. Unter allen SHT, deren deutschlandweite Inzidenz auf jährlich 266.000 geschätzt wird (Rickels, von Wild & Wenzlaff, 2011), ist die überwiegende Mehrzahl als leicht einzuordnen, und zwar sind das vermutlich mehr als 90 %. Von der Verwendung veralteter Terminologien, deren Fassung häufiger vager ist und die daher auch nicht exakt mit den heute angelegten Diagnosekriterien übereinstimmt, ist nachdrücklich abzuraten. Dies betrifft etwa die Begriffe Gehirnerschütterung oder SHT I. Grades. Der englische Begriff der *concussion* (im Deutschen als *Commotio cerebri* gefasst) wird als synonym für das leichte SHT (*mild traumatic brain injury*, mTBI) aufgefasst.

Eine erste grobe Klassifikation gedeckter (in Abgrenzung zu offenen) SHT erfolgt mithilfe der Glasgow Coma Scale (GCS; Teasdale & Jennett, 1974), in welcher Augenöffnung, sprachliche und motorische Reaktion Berücksichtigung finden und deren Punktzahl zwischen 15 (volles Bewusstsein) und 3 (tiefes Koma) variiert. Punktwerte unter 8 weisen auf ein schweres, zwischen 8 und 12 auf ein mittelschweres, ab 13 auf ein leichtes SHT hin.

Die medizinische und die neuropsychologische Begutachtung leichter Schädel-Hirn-Traumata (SHT) ist mit besonderen Herausforderungen verbunden und stellt sich häufig schwieriger dar, als dies in Fällen mittelschwerer und schwerer SHT der Fall ist. Das liegt zunächst daran, dass für leichte SHT häufig belastbare objektive Daten fehlen oder erst auf Anregung des Gutachters beschafft werden müssen (wie etwa Notarzt- und Polizeibericht) und die frühe Dokumentation manchmal wichtige Angaben, wie klare Aussagen zum Vorliegen und zur Dauer einer etwaigen Bewusstlosigkeit, Bewusstseinsveränderung oder peritraumatischen Amnesie[87], ebenso wenig vorliegen wie zeitlich früh im Verlauf erhobene verwertbare Angaben oder gar neuropsychologische Befunde zur Beurteilung der Entwicklung etwaiger kognitiver Funktionsstörungen. Als Folge ergibt sich daraus, dass sich bei einer bedeutsamen Anzahl von Schädelprellungen, die als leichtes SHT vordiagnostiziert wurden, nach kritischer Überprüfung ein solches nicht oder nur zweifelhaft (als möglich) bestätigen lässt. Außerdem sind mögliche Langzeitfolgen, falls solche in Wahrheit vorliegen, häufig (und im statistischen Mittel) nur so gering ausgeprägt, dass sie unterhalb der Nachweisschwelle mithilfe neuropsychologischer Testverfahren liegen (z.B. Iverson, 2005). Erschwerend kommt hinzu, dass gerade Probanden mit geltend gemachtem leichtem SHT gehäuft in interessegeleiteter, manipulativer Weise in der Begutachtung Tests bearbeiten, was zu ungültigen Testprofilen führt (z.B. Mittenberg et al., 2002), die nur im Rahmen einer eingehenden Beschwerdenvalidierung adäquat erfasst werden können (vgl. dazu insbesondere Carone & Bush, 2013).

19.2 Diagnostische Kriterien

Für die Diagnosestellung sollten heute allein die international üblichen Kriterien angelegt werden, schon allein deshalb, weil sich die sehr breite Datenbasis zur Forschung der letzten Jahrzehnte vorwiegend auf diese Kriterien stützt. Hier sind vorrangig die Kriterien des *American Congress of Rehabilitation Medicine* (ACRM; Kay et al., 1993) und der *WHO Collaborating Centre Task Force on Mild Traumatic Brain Injury* (Holm, Cassidy, Carroll & Borg, 2005) zu nennen. Wenn keines der dort aufgeführten Symptome das Erstschadensbild bestimmt, kann auch klinisch

87 In vielen Fällen wird in früheren D-Arzt-Berichten, anderen Behandlungsberichten und Gutachten zwar eine Amnesie dokumentiert, wobei häufig die Begriffe retro- und anterograde Amnesie inkorrekt benutzt werden; auch über die zeitliche Ausdehnung gibt es oft keine verwertbaren Angaben. Hier sollte in jedem Fall nachexploriert werden. Für die Plausibilitätsprüfung von Bedeutung erscheint, dass nach einer Untersuchung von Paniak, MacDonald, Toller-Lobe, Durand und Nagy (1998) das Verhältnis der Ausdehnung von retro- zu anterograder Amnesie nach SHT im Median 1 : 300 beträgt. Bei leichten SHT beträgt eine etwaige retrograde Amnesie häufig nur Sekunden oder wenige Minuten.

kein SHT diagnostiziert werden.[88] Die beiden genannten Diagnosevorschläge stimmen in zentralen Aspekten überein (siehe Tabelle 22); die WHO-Kriterien regeln dazu ergänzend, dass die klinischen Erstsymptome nicht durch einen Alkohol-, Drogen- oder Medikamenteneinfluss, durch andere Verletzungen oder deren Therapie, psychische Reaktionen oder konkurrierende Erkrankungen bedingt sein dürfen. Zudem sind offene SHT von der Diagnosestellung ausgenommen.

Tabelle 22: Diagnosekriterien für das leichte Schädel-Hirn-Trauma

Symptome	American Congress of Rehabilitation Medicine	WHO Collaborating Centre Task Force on Mild Traumatic Brain Injury
Dauer einer Bewusstlosigkeit (Koma)	Maximal 30 Minuten	Maximal 30 Minuten
Bewusstseinsveränderung	In unmittelbarer Reaktion auf das Trauma: Benommenheit, Desorientiertheit, Verwirrtheit o.Ä.	Vorliegen einer Verwirrtheit oder Desorientiertheit
Posttraumatische Amnesie	Peritraumatische Amnesie, davon posttraumatische Amnesie von höchstens 24 Stunden Dauer	Posttraumatische Amnesie von unter 24 Stunden Dauer
Fokale neurologische Symptome	Passager oder auch länger anhaltend	Passager
Wert der Glasgow Coma Scale	13 bis 15 (erhoben 30 Minuten nach Trauma)	13 bis 15 (erhoben 30 Minuten nach Trauma oder, falls später, zum Zeitpunkt der medizinischen Erstversorgung)
Weitere Kriterien		Epileptischer Anfall; fokale, nicht operationswürdige intrakranielle Läsionen

88 Eine nachträgliche Revision kann dann erfolgen, wenn sich relativ zeitnah anhand der Bildgebung bedeutsame Läsionen wie insbesondere Kontusionsherde oder auch ein Subduralhämatom oder eine traumatische Subarachnoidalblutung zeigen, die manchmal kein unmittelbares Erstschadensbild zeitigen, das klinisch auf ein SHT hingewiesen hätte, und die stattdessen erst mit zeitlicher Latenz symptomatisch werden können.

Jüngst sind durch den ACRM neue und verfeinerte Kriterien vorgelegt worden (Silverberg et al., 2023; vgl. zusammenfassende Darstellung von Merten, 2024), deren Benutzung im Rahmen von Begutachtungen nachdrücklich zu empfehlen ist, da sie den aktuellen Stand der fachlichen Entwicklung am klarsten widerspiegeln. Im Gegensatz zu den vorangegangenen Kriterien sind die aktuellen deutlich spezifischer (siehe Kasten 17), was bei ihrer strikten Anwendung zu einer deutlichen Steigerung der Reliabilität der Diagnosestellung führen wird. Für den Gebrauch sollte unbedingt auf die viel ausführlichere Originalpublikation zurückgegriffen werden.

19.3 Einfache und komplizierte leichte Schädel-Hirn-Verletzungen

Anhand der wissenschaftlichen Literatur als sehr wichtig für die gutachtliche Tätigkeit auszuweisen sind ferner zwei Aspekte. Das ist erstens die Frage, ob ein leichtes SHT ein- bzw. erstmalig erlitten wurde oder ob es vorauslaufend gesicherte, mutmaßliche oder mögliche SHT gab, was insbesondere bei multiplem Auftreten (wie von manchen Kontaktsportarten bekannt) ein ganz anderes Schädigungspotenzial entfalten kann. Eine wiederholte leichte Schädel-Hirn-Verletzung in der sensiblen Phase nach einem unlängst vorangegangenen ersten leichten SHT *(second impact)* kann die Schädigungsgefahr erheblich vergrößern. (Dies stellt im Übrigen die Rationale für die heute verbreitete Monitoring möglicher leichter SHT in Kontaktsportarten dar.) Zweitens können klinisch leichte SHT durchaus radiologische Auffälligkeiten (wie etwa intrakranielle Blutungen oder Kontusionsherde) zeigen. Dann wurden sie in der Vergangenheit als komplizierte leichte SHT klassifiziert, die im Sechs-Monats-Verlauf und bzgl. etwaig verbleibender Restsymptome eher den mittelschweren SHT entsprechen. In den neuen ACRM-Kriterien werden sie als *mild traumatic brain injury with neurimaging evidence of structural intracranial injury* bezeichnet. Bei fehlenden radiologisch erkennbaren Läsionen erfolgt eine Einordnung als einfache leichte SHT.

19.4 Traumatische axonale Schädigungen

Die traumatische axonale Verletzung (engl. *traumatic axonal injury,* TAI), bislang auch diffuse axonale Verletzung oder diffuse Axonschädigung (engl. *diffuse axonal injury,* DAI) genannt, ist zwar eine häufige Verletzungsform bei SHT, gleichzeitig ist mit ihr eine Reihe von Missverständnissen verbunden. Immer noch werden von einigen Autoren konzeptionell die TAI mit Scherverletzungen oder Zerreißungen gleichgesetzt, welche nur bei heftigeren mechanischen Krafteinwirkungen auftreten. Für das Verständnis wichtig ist bei der für leichte SHT infrage kommenden TAI vielmehr eine über ein sensibles Zeitintervall von bis zu einer

DOWNLOAD

Kriterium 1. Biomechanisch plausibler Verletzungsmechanismus als Eingangskriterium

Dazu mindestens eine der folgenden Bedingungen: (Kriterium 2) oder (Kriterien 3 und 4) oder (Kriterium 5).

Kriterium 2. Mindestens eines der folgenden klinischen Symptome, einem SHT zuordenbar:

i) unmittelbar auf das Ereignis folgende Bewusstlosigkeit
ii) unmittelbar auf das Ereignis oder das Erwachen aus der Bewusstlosigkeit folgende Bewusstseinsveränderung oder Desorientiertheit
iii) vollständige oder partielle posttraumatische Amnesie; falls diese wegen anderer Bedingungen (insbes. Sedierung) nicht bestimmt werden kann, kann dieses Kriterium durch die Präsenz einer retrograden Amnesie ersetzt werden
iv) andere neurologische Symptome, wie motorische Koordinationsstörungen, Anfälle, erhöhter Muskeltonus

Wenn Dauer der Bewusstlosigkeit >30 Minuten oder Wert auf der Glasgow Coma Scale nach 30 min<13 oder posttraumatische Amnesie >24 Stunden, handelt es sich nicht um ein *leichtes* SHT.

Kriterium 3. Mindestens zwei akute (subjektive) Beschwerden, die neu aufgetreten oder verschlimmert vorliegen:

i) subjektive Veränderung der Bewusstseinslage und Orientiertheit
ii) körperliche Beschwerden wie Kopfschmerzen, Übelkeit, Gleichgewichts- oder visuelle Probleme
iii) kognitive Veränderungen (verlangsamt, vernebelt, Konzentrations- und Gedächtnisprobleme)
iv) affektive Beschwerden, wie Labilität oder Irritierbarkeit

Kriterium 4. Mindestens ein klinisches oder Laborergebnis:

i) akut klinisch befundete kognitive Störungen
ii) akut klinisch befundete Gleichgewichtsstörungen
iii) akut klinisch befundete okulomotorische Störungen oder auf Provokation vestibulo-okuläre Veränderung

Kriterium 5. Bildgebende Evidenz:

in Computer- oder Magnetresonanztomografie sichtbare Läsionen wie Kontusionsherde oder intrakranielle Blutungen

Kriterium 6. Ausschluss schlüssiger alternativer Erklärungen

Der Zustand (Kriterien 2 bis 4) kann nicht besser durch andere Faktoren erklärt werden, die ihn vollständig erklären können, z. B. Erkrankungen, Substanzkonsum, Medikamentenwirkung, Kreislaufdysregulation oder Synkope, psychische Störungen oder manipulative Beschwerdendarstellungen. Interkulturelle Faktoren und die Sprachkompetenz sowie der prämorbide Status der verletzten Person sind bei der Prüfung der Kriterien unbedingt zu berücksichtigen.

Kasten 17: Zusammenfassung der wichtigsten Information in den neuen Diagnosekriterien für leichte Schädel-Hirn-Traumen

Woche ablaufende neurometabolische Kaskade, die, falls nicht unterbrochen, zu einer Diskonnektion auf dem Niveau der Nervenfasern (Axone) führen kann (McCrea, 2008). Schwergradige TAI stellen sich klinisch auch als schwere SHT dar. Bei einem klinisch leichten SHT mit im mittelfristigen Verlauf zunehmenden (Crescendo-Verlauf) und verbleibenden schweren Funktionsstörungen, etwa vom Ausmaß eines demenziellen Niveaus, auf eine erhebliche TAI zu schließen, ohne dass diese auch bildgebend bewiesen wäre, muss als eine rein spekulative, nicht wissenschaftsbasierte Beurteilung imponieren. Die Bildgebung erlaubt aktuell einen indirekten Schluss auf das Vorliegen einer TAI, und zwar über den Nachweis von abgelaufenen Mikroblutungen in der T2*-gewichteten Magnetresonanztomographie oder in der suszeptibilitätsgewichteten Bildgebung (SWI). Solche bildgebenden Sequenzen sollten deshalb bei leichten SHT mit geltend gemachten überdauernden Funktionsstörungen nicht fehlen.

Für leichte SHT ist in einer neueren Studie nur eine Rate von 7 % TAI nachgewiesen worden, erheblich weniger als für mittelschwere und schwere SHT (Moe et al., 2021). Innerhalb der leichten SHT ist ein Zusammenhang mit dem verlängerten Auftreten postkommotioneller Beschwerden (PCS) bislang nicht gesichert worden und bleibt vorläufig umstritten (Einarsen et al., 2019).

Eine weiterreichende Darstellung kann im Rahmen dieses Exkurses nicht erfolgen. Dazu ist auf die umfangreiche Literatur zu verweisen, insbesondere auch auf den sehr erhellenden Band von McCrea (2008) und deutschsprachig zusammenfassend bei Merten und Puhlmann (2020).

19.5 Wichtige Gesichtspunkte bei der Begutachtung

Unlängst haben Merten und Puhlmann (2020) auf der Basis der zu diesem Zeitpunkt aktuellen Forschungslage aus interdisziplinärer Sicht Empfehlungen für die Begutachtung von Folgen leichter SHT vorgelegt. Die wichtigsten Gesichtspunkte, die ein neuropsychologischer Gutachter berücksichtigen sollte, sollen im Folgenden stichwortartig zusammengefasst werden:

(1) Die vor 20 Jahren verbreitete, aber auch heute noch gelegentlich propagierte Meinung, eine Gehirnerschütterung heile stets folgenlos aus, ist nicht haltbar.

(2) Dennoch zeitigen einmalige einfache leichte SHT keine schweren Langzeitfolgen. Eine Anzahl von Metaanalysen hat gezeigt, dass für kognitive Folgen im statistischen Mittel die Effektstärke ab spätestens einem halben Jahr nach dem Unfallereignis lediglich im Bereich von etwa $d = 0.1$ liegt (entspricht dem Zehntel einer Standardabweichung der jeweiligen Verteilung); das ist eine so geringe Veränderung, dass sie mithilfe der gängigen Nachweismethoden (insbesondere mit den neuropsychologischen Tests) auf individuellem Niveau nicht mehr zuverlässig erfasst werden kann (vgl. etwa Iverson, 2005; Rohling et al., 2011).

(3) Für mehrfache leichte SHT, Wiederholungstraumen in der sensiblen Phase *(second impact)* sowie für leichte SHT mit radiologisch nachweisbaren hirnstrukturellen Schädigungen kann der Symptomverlauf komplizierter und langwieriger sein. In solchen Fällen stellen sich in der Regel höchste Anforderungen an einen Gutachter, der, je nach Rechtsbereich und konkreter Fragestellung, unter Umständen den Beitrag der einzelnen schädigenden Ereignisse sicher voneinander abzugrenzen haben wird. Falls dies nicht mit ausreichender Gewissheit möglich ist, ist dies auch so dem Auftraggeber zu kommunizieren.

(4) Die Diagnosestellung des leichten SHT, die gutachtlich hinsichtlich ihrer Korrektheit zu prüfen ist, erfolgt in der Regel klinisch, womit dem dokumentierten Erstschadensbild eine herausragende Bedeutung zukommt. Der Nachweis ist in der Regel juristisch im Vollbeweis zu erbringen. Unfallschilderungen auf lediglich subjektivem Niveau unterliegen zudem in Fällen interessegeleiteter Darstellungen bedeutsamen Verzerrungen (vgl. etwa Keesler, McClung, Meredith-Duliba, Williams & Swirsky-Sacchetti, 2017). Eine nachträgliche Diagnosestellung allein aufgrund subjektiver Beschwerdendarstellungen, insbesondere solche, die erst mit erheblicher zeitlicher Verzögerung geliefert werden, verbietet sich. Die Anwendung der Logik einer *rückwirkenden Kausalität* verletzt die Denkgesetze (vgl. Kapitel 10.2).

(5) Ebenso ist die Zuschreibung späterer Beschwerden als Folge eines nachgewiesenen, möglichen oder behaupteten leichten SHT mit großer Sorgfalt zu prüfen, so etwa bezüglich der Präsenz möglicher konkurrierender Ursachen. Eine unkritische Anwendung des falschen Syllogismus *post hoc ergo propter hoc* (weil etwas nach einem Ereignis auftrat, ist es ursächlich auf dieses Ereignis zu beziehen) verbietet sich. Zweifel an einen Ursachenzusammenhang sind insbesondere dann vertieft zu hinterfragen, wenn die Beschwerdenentwicklung erheblich in ihrer Stärke und dem zeitlichen Verlauf von dem abweichen, was aus der wissenschaftlichen Literatur als typisch bekannt ist. Der typische Verlauf nach einem leichten SHT ist eine rasch abnehmende (decrescendo) Symptomatik, die ihren Höhepunkt in den ersten sieben Tagen nach dem Unfallereignis aufweist. Ein leichtes SHT ohne computertomographische Evidenz für eine substanzielle Schädigung ist nicht geeignet, von geringen oder gar fehlenden Akut- oder frühen Symptomen ausgehend immer weiter zunehmende (crescendo) Beschwerden zu zeitigen, bei denen schließlich demenzähnliche Testprofile ermittelt werden.

(6) Eine psychiatrische Komorbidität wird in einer substanziellen Zahl von Fällen vorliegen. Neben ihrer sorgfältigen Erfassung sind unfallunabhängige von unfallabhängigen psychischen Beschwerden zu unterscheiden. Um dies leisten zu können, sind zuverlässige Angaben (Dokumente) zu etwaigen Vorerkrankungen und Vorbehandlungen häufig unverzichtbar. Erschwerend wirkt sich aus, dass das Beschwerdenspektrum in Fällen anhaltender Probleme nach leichten SHT (sog. postkommotionelles Syndrom, PCS) völlig unspezifisch ist

und sich erheblich mit dem bei einer Reihe psychischer Störungen und allgemeinen Befindlichkeitsbeeinträchtigungen (auch in nicht klinischen Gruppen, vgl. etwa Asken, Snyder, Smith, Zaremski, & Bauer, 2017) überlappt.

(7) Eine neuropsychologische Begutachtung wird in allen rechtsrelevanten Fällen geltend gemachter persistierender kognitiver Beschwerden nach SHT indiziert sein. Eine eingehende und qualifizierte Plausibilitäts- und Konsistenzprüfung unter Einbezug von Beschwerdenvalidierungstests ist hier unumgänglich, um vertrauenswürdige von zweifelhaften oder klar verzerrten Darstellungen zu unterscheiden.

20 Schlusswort – und ein Ausblick für künftige Sachverständige

Der vorstehende Text wurde als Rückblick auf eine langjährige Sachverständigentätigkeit und mehr als zwei Jahrzehnte schwerpunktmäßiger Beschäftigung mit den vielfältigsten Themen der psychologischen und medizinischen Begutachtung konzipiert, als noch ein weiterer durch die Covid-19-Pandemie bedingter Lockdown drohte. Als dieser ausblieb, war die Arbeit nicht mehr zu stoppen. Das Ergebnis beansprucht in keiner Weise Vollständigkeit – und natürlich, trotz großer Sorgfalt, auch keine vollständige Fehlerfreiheit. Rückmeldungen in diesem Sinne werden jederzeit willkommen sein.

Im Text findet sich der Stand gutachtlichen Wissens zum Zeitpunkt der Manuskriptfertigstellung im Frühjahr 2024 reflektiert. Insbesondere bezüglich der rechtlichen Aspekte der Sachverständigentätigkeit sind ständige Veränderungen zu erwarten, etwa im Zusammenhang mit Gesetzesänderungen und der Rechtsprechung höherer Gerichte. Dies macht eine laufende Aktualisierung der Kenntnisse durch jeden erforderlich, der auf hohem Niveau gutachtlich tätig wird. Die Komplexität der Kenntnisbasis, die einer erfolgreichen und fehlerarmen Sachverständigentätigkeit in der Breite der Anwendungsgebiete zugrunde zu legen ist, sollte nie unterschätzt werden. Sie mag manche abschrecken. Andere kann sie anregen, sich zusätzlich zur neuropsychologischen Qualifikation ein spezielles und interessantes Vertiefungsfeld zu erschließen, das sowohl gesellschaftlich von hoher Relevanz ist als auch für die eigene berufliche Entwicklung sehr positive Anreize setzen kann, wie etwa eine Diversifizierung der beruflichen Betätigung und einen hohen Grad an Interdisziplinarität. In den USA wird geschätzt, dass etwa die Hälfte aller zugelassenen neuropsychologischen Praktiker zumindest teilweise auch gutachtlich tätig ist (Marcopulos, Kaufmann & Patel, 2024). Wie sich dies in den deutschsprachigen Ländern verhält, dazu liegen, soweit bekannt, keine Zahlen vor.

Hausotter (2004) hat vor dem Hintergrund seiner eigenen vieljährigen Gutachtentätigkeit in lesenswerter Weise die An- und Herausforderungen, aber auch die persönlichen Chancen beschrieben, die sich einer Sachverständigen öffnen. So beschreibt er, was viele Gutachterinnen als einen der großen Anreize für die Sachverständigentätigkeit erleben, als positiven Aspekt die Möglichkeit, viel intensiver und interaktiv mit anderen Fachdisziplinen an der Aufklärung komplexer und manchmal sehr seltener Krankheitsbilder, Symptom- oder Beschwerdenkonstellationen beteiligt zu sein. Nicht nur bietet eine Begutachtung die Gelegenheit, sich viel tiefer und unter Einbezug mannigfaltiger Quellen mit einer Fallgeschichte zu beschäftigen, sondern wegen der besonderen rechtlichen Konsequenzen gutachtlicher Beurteilungen ist auch häufig Anlass gegeben, das eigene Wissen um Gesundheitsstörungen, ihre Auswirkungen und die notwendige Differenzialdiagnostik stetig zu aktualisieren und zu erweitern, anders, als dies oft in routinebasierter klinischer Tätigkeit geschieht. Zudem ist die Abfassung von Gutachtentexten eine exzellente Schule in der allgemeinverständlichen Formulierung teils komplizierter fachlicher Zusammenhänge. In der Erläuterung fachlicher Sachverhalte und in etwaigen nachfolgenden Auseinandersetzungen mit Parteien ist auch immer wieder Anlass gegeben, die Aussagekraft der getroffenen Bewertungen und ihre Begrenzung innerhalb der gutachtlichen Erkenntnismöglichkeiten kritisch zu reflektieren.

In diesem Sinne kann jeder qualifizierten Neuropsychologin, die sich eine breite und sichere Fachkompetenz erarbeitet hat, empfohlen werden, auch eine Tätigkeit auf gutachtlichem Gebiet in Erwägung zu ziehen. Für viele Kollegen ist dies ein attraktives Tätigkeitsfeld in der zweiten Hälfte ihrer beruflichen Laufbahn, was in der Natur der Sache zu liegen scheint. Nachdrücklich zu empfehlen ist, zunächst nur auf einem abgegrenzten Rechtsgebiet tätig zu werden und dieses zunächst so weit kennenzulernen, dass eine sehr gute Vertrautheit mit den dortigen Besonderheiten erworben wird. Nach dem Erlangen einer gewissen Routine in der Bearbeitung von Gutachtenaufträgen können dann nach und nach weitere Rechtsgebiete erschlossen werden.

Für Kolleginnen in postgradualer Weiterbildung auf dem Gebiet der Klinischen Neuropsychologie, die für den Abschluss regelmäßig auch Gutachten vorlegen müssen, ist das Ideal, unter engmaschiger Anleitung und Supervision durch eine erfahrene Neuropsychologin erste reale Aufträge zu bearbeiten. Dabei sollte insbesondere darauf geachtet werden, dass die neuropsychologische Konstellation klar und gut überschaubar und die Aktenlage nicht zu komplex ist. Wenn eine Aufarbeitung von Fallberichten in Gutachtenform zulässig ist, sollte ein Rechtsgebiet gewählt werden, dass sich für den Neuropsychologen als gut überschaubar darstellt. Zu empfehlen wäre hier, natürlich in Abhängigkeit vom gewählten Fall, insbesondere der Bereich des Sozialgesetzbuches Neuntes Buch (SGB IX, Rehabilitation und Teilhabe behinderter Menschen). Bei Vorliegen eines klaren, unzweifelhaften Erstschadensbildes, bildgebender Evidenz für eine Schädel-Hirn-Verletzung und keinerlei erkennbarem Zweifel an einer ununterbrochenen Kausalkette stellt sich auch der Bereich des Sozialgesetzbuches Siebtes Buch (SGB VII, Gesetzliche Unfallversicherung) als geeignet dar. Dabei sollte unbedingt ein klinischer Fall gewählt werden, mit dem die Kollegin sehr gut bekannt ist und für den eine ähnlich breite Datenbasis vorliegt oder mit Einverständnis der Patientin gesammelt werden kann, wie dies für eine reale Gutachtensituation der Fall wäre.

Fehlende wichtige Daten hinzuzuerfinden oder vorhandene Testdaten für eine gewünschte Eindeutigkeit zu „korrigieren", wie gelegentlich angedacht wird, verbietet sich jedoch. Die für den Fallbericht in Gutachtenform gewählten Beweisfragen sollten denen entsprechen, die in einem realen Gutachtenauftrag zu finden wären. Angestrebt werden sollte, dass im Review-Verfahren für den Weiterbildungsabschluss der Prüferin anhand des Textes nicht ersichtlich wird, ob es sich um einen realen Gutachtenfall oder eine klinische Fallbeschreibung in Gutachtenform handelt.

Schon in der für den Qualifikationsabschluss notwendigen Beschäftigung mit der Thematik wird ein Eindruck entstehen, ob das Arbeitsgebiet der Sachverständigentätigkeit ein persönliches Interesse weckt oder nicht. Für einige, das liegt in der Natur der Sache, wird dies nicht der Fall sein, anderen wird hier ein sehr vielfältiges, gesellschaftlich wichtiges Betätigungsfeld eröffnet, das für viele gutachtlich Tätige mit großem Anspruch und lebenslangem Entwicklungspotenzial gekoppelt ist.

Literatur

American Educational Research Association, American Psychological Association, National Council on Measurement in Education (1999). *Standards for educational and psychological testing.* Washington, DC: American Educational Research Association.

Anderson, J.R. (2015). *Cognitive psychology and its implications* (8th ed.). New York: Worth Publishers.

Arbeitsgemeinschaft für Methodik und Dokumentation in der Psychiatrie (AMDP) (Hrsg.). (2023). *Das AMDP-System. Manual zur Dokumentation des psychischen Befundes in Psychiatrie, Psychotherapie und Psychosomatik* (11., vollständig überarb. Aufl.). Göttingen: Hogrefe.

Arbeitsgruppe Qualitätsstandards für psychodiagnostische Gutachten (2011). *Qualitätsstandards für psychologisch-diagnostische Gutachten* (Version 2.2). Berlin: Deutsche Gesellschaft für Psychologie.

Aschenbrenner, S., Tucha, O. & Lange, K.W. (2000). *RWT – Regensburger Wortflüssigkeits-Test. Handanweisung.* Göttingen: Hogrefe.

Asken, B.M., Snyder, A.R., Smith, M.S., Zaremski, J.L. & Bauer, R.M. (2017). Concussion-like symptom reporting in non-concussed adolescent athletes. *The Clinical Neuropsychologist, 31*(1), 138–153. https://doi.org/10.1080/13854046.2016.1246672

Avé-Lallement, U. (2023). *Der Wartegg-Zeichentest in der Lebensberatung* (6. Aufl.). München: Ernst Reinhardt Verlag.

Balke, D. (2025). Klinisch-psychologische Diagnostik bei Kindern und Jugendlichen. In R. Dohrenbusch (Hrsg.), *Psychologische Begutachtung. Rechtliche Grundlagen – Leitlinien – Empfehlungen* (S. 751–764) . Berlin: Springer. https://doi.org/10.1007/978-3-662-64797-4_58

Barkley, R.A. (2011). *Barkley Functional Impairment Scale.* New York: Guilford.

Barkley, R.A. (2019). Neuropsychological Testing is not useful in the diagnosis of ADHD: Stop it (or prove it)! *The ADHD Report, 27*(2), 1–8. https://doi.org/10.1521/adhd.2019.27.2.1

Barth, J., de Boer, W.E.L., Busse, J.W., Hoving, J.L., Kedzia, S., Couban, R. et al. (2017). Interrater agreement in evaluations of disability: A systematic review of reproducibility studies. *British Medical Journal, 356,* j14. https://doi.org/10.1136/bmj.j14

Beck, A.T., Steer, R.A., & Brown, G.K. (2023). *BDI-2. Beck Depression Inventory. Beck Depressions-Inventar.* (Autoren der deutschen Version: M. Hautzinger, F. Keller & Ch. Kühner) (3. Aufl.). Frankfurt/M.: Pearson.

Becker, P. (2023). LSG Frankfurt, Beschluss vom 20. August 2021 – 17 W 16/21. *Der medizinische Sachverständige, 119*(1), 45–47.

Benton, A.L., Sivan, A.B., Hamsher, K. deS., Varney, N.R. & Spreen, O. (1994). *Contributions to neuropsychological assessment. A clinical manual* (2nd ed.). New York: Oxford University Press.

Bertrand, J.-A., Chartrand, J.-P., Gauthier, A.-K., Kennepohl, S. & Monette, S. (2023). Validité de performance aux test neuropsychologiques: Prise de position de l'Association Québécoise des Neuropsychologues. *Neuropsychologie clinique et appliquée,* (Decembre). https://doi.org/10.46278/j.ncacn.20231211

Binder, L.M., Iverson, G.L. & Brooks, B.L. (2009). To err is human: "abnormal" neuropsychological scores and variability are common in healthy adults. *Archives of Clinical Neuropsychology, 24*(1), 31–46. https://doi.org/10.1093/arclin/acn001

Bittner, C. (2023). SGB XIV – Ausblick auf die kommenden Veränderungen. *Der medizinische Sachverständige, 119*(2), 68–73.

Blair, J.R. & Spreen, O. (1989). Predicting premorbid IQ: A revision of the National Adult Reading Test. *The Clinical Neuropsychologist, 3*(2), 129–136. https://doi.org/10.1080/13854048908403285

Blaskewitz, N. (2019). Rey Fifteen-Item Test (FIT) bzw. Rey Memory Test (RMT). In D. Schellig, D. Heinemann, B. Schächtele & W. Sturm (Hrsg.), *Handbuch neuropsychologischer Testverfahren* (Bd. 3, S. 630–636). Göttingen: Hogrefe.

Blaskewitz, N., Merten, T. & Kathmann, N. (2008). Performance of children on symptom validity tests: TOMM, MSVT, and FIT. *Archives of Clinical Neuropsychology, 23*(4), 379–391. https://doi.org/10.1016/j.acn.2008.01.008

Bodner, T. & Merten, T. (2016). Probleme der Begutachtung von Personen mit zerebralen Sprachstörungen (Aphasien). *Der medizinische Sachverständige, 112*(4), 160–168.

Boone, K.B., Kaufmann, P.M., Sweet, J.J. Leatherberry, D., Beattey, R.A., Silva, D., Victor, T.L., Boone, R.P., Spector, J., Hebben, N., Hanks, R.A. & James, J. (2024). Attorney demands for protected psychological test information: Is access necessary for cross examination or does it lead to misinformation? An interorganizational position paper. *The Clinical Neuropsychologist, 38*(4), 889–906. https://doi.org/10.1080/13854046.2024.2323222

Boone, K.B., Sweet, J.J., Byrd, D.A., Denney, R.L., Hanks, R.A., Kaufmann, P.M., Kirkwood, M.W., Larrabee, G.J., Marcopulos, B.A., Morgan, J.E., Paltzer, J.Y., Mindt, M.R., Schroeder, R.W., Sim, A.H., & Suhr, J.A. (2022). Official position of the American Academy of Clinical Neuropsychology on test security. *The Clinical Neuropsychologist, 36*(3), 523–545. https://doi.org/10.1080/13854046.2021.2022214

Borkenau, P. & Ostendorf, F. (2008). *NEO-Fünf-Faktoren-Inventar nach Costa und McCrae* (2. Aufl.). Göttingen: Hogrefe.

Brickenkamp, R. (2002). *Test d2 – Aufmerksamkeits-Belastungs-Test. Manual* (9., überarb. u. neu norm. Aufl.). Göttingen: Hogrefe.

Brockhaus, R. (2016). Zur Frage der Anwesenheit von Begleitpersonen in der Begutachtung aus psychologischer Sicht. *Der medizinische Sachverständige, 112*(1), 49–55.

Brockmeyer, M., Hellweg, R. & Merten, T. (2022). Die Anwesenheit von Begleitpersonen bei der Begutachtung. *Der medizinische Sachverständige, 118*(2), 58–62.

Brodsky, S.L. (1991). *Testifying in court: Guidelines and maxims for the expert witness.* Washington, DC: American Psychological Association.

Brooks, B.L., Sherman, E.M.S., Iverson, G.L., Slick, D.J. & Strauss, E. (2011). Psychometric foundations for the interpretation of neuropsychological test results. In M.R. Schoenberg & J.G. Scott (Eds.), *The little black book of neuropsychology: A syndrome-based approached* (pp. 893–922). New York: Springer. https://doi.org/10.1007/978-0-387-76978-3_31

Bultmann, S. (2016). Kausalität in der gesetzlichen Unfallversicherung – ist nicht conditio sine qua non! Zur Theorie der wesentlichen Bedingung nach neuer BSG-Rechtsprechung. *ASR Anwalt/Anwältin im Sozialrecht, 18*(4), 140–148.

Bundesministerium für Arbeit und Soziales (2008). *Anhaltspunkte für die ärztliche Gutachtertätigkeit im sozialen Entschädigungsrecht und nach dem Schwerbehindertenrecht (Teil 2 SGB IX).* Bonn: Autor.

Bundesministerium für Soziales, Gesundheit, Pflege und Konsumentenschutz (BMSGPK) (Hrsg.). (2020). *Gutachterrichtlinie: Richtlinie für die Erstellung von klinisch-psychologischen und gesundheitspsychologischen Befunden und Gutachten.* Wien: Autor.

Bush, S.S., Heilbronner, R.L. & Ruff, R.M. (2014). Psychological assessment of symptom and performance validity, response bias, and malingering: Official position of the Association for Scientific Advancement in Psychological Injury and Law. *Psychological Injury and Law, 7*(3), 197–205. https://doi.org/10.1007/s12207-014-9198-7

Bush, S.S. & Martin, T.A. (2006). The ethical and clinical practice of disclosing raw test data: Addressing the ongoing debate. *Applied Neuropsychology, 13*(2), 115–124. https://doi.org/10.1207/s15324826an1302_6

Bush, S.S., Ruff, R.M., Tröster, A.I., Barth, J.T., Koffler, S.P., Pliskin, N.H., Reynolds, C.R. & Silver, C.H. (National Academy of Neuropsychology Policy & Planning Committee) (2005). Symptom validity assessment: Practice issues and medical necessity. Official position of the National Academy of Neuropsychology. *Archives of Clinical Neuropsychology, 20*(4), 419–426. https://doi.org/10.1016/j.acn.2005.02.002

Bush, S.S., Ruff, R.M., Tröster, A.I., Barth, J.T., Koffler, S.P., Pliskin, N.H., Reynolds, C.R. & Silver, C.H. (2006). Diagnostik der Beschwerdenvalidität: Praktische Gesichtspunkte und medizinische Erfordernisse [Autorisierte deutsche Übersetzung von T. Merten und N. Blaskewitz]. *Praxis der Rechtspsychologie, 17*(1), 155–166.

Byrne, B.M. & Watkins, D. (2003). The issue of measurement invariance revisited. *Journal of Cross-Cultural Psychology, 34*(2), 155–175. https://doi.org/10.1177/0022022102250225

Calamia, M., Markon, K. & Tranel, D. (2012). Scoring higher the second time around: Meta-analyses of practice effects in neuropsychological assessment. *The Clinical Neuropsychologist, 26*(4), 543–570. https://doi.org/10.1080/13854046.2012.680913

Carone, D.A. (2008). Children with moderate/severe brain damage/dysfunction outperform adults with mild-to-no brain damage on the Medical Symptom Validity Test. *Brain Injury, 22*(12), 960–971. https://doi.org/10.1080/02699050802491297

Carone, D.A. & Bush, S.S. (Eds.). (2013). *Mild traumatic brain injury: Symptom validity assessment and malingering*. New York: Springer Publishing.

Casas, R., Guzmán-Vélez, E., Cardona-Rodriguez, J., Rodriguez, N., Quiñones, G., Juan, S., Izaguirre, B., & Tranel, D. (2012). Interpreter-mediated neuropsychological testing of monolingual Spanish speakers. *The Clinical Neuropsychologist, 26*(1), 88–101. https://doi.org/10.1080/13854046.2011.640641

Chafetz, M.D., Sweet, J.J., Boone, K.B., Cox, D., Hall, V., Kirkwood, M.W., Lafosse, J.M., Merten, T. & Oldenburg, C. (2025). Neuropsychological review of records in forensic cases: An AACN best practices paper with international perspectives. *The Clinical Neuropsychologist, 39*(4), 839–869. https://doi.org/10.1080.13854046.2025.2461750

Chafetz, M.D., Williams, M.A., Ben-Porath, Y.S., Bianchini, K.J., Boone, K.B. Kirkwood, M.W. et al. (2015). Official position of the American Academy of Clinical Neuropsychology Social Security Administration policy on validity testing: Guidance and recommendations for change. *The Clinical Neuropsychologist, 29*(6), 723–740. https://doi.org/10.1080/13854046.2015.1099738

Choudhury, T.K., Christensen, A.A., Miller, B.I. & Webber, T.A. (2023). Cross-validation and classification accuracy of informant report via the Dementia Severity Rating Scale (DSRS) for identifying examinee-generated performance and symptom invalidity. *Psychology & Neuroscience, 16*(2), 182–200. https://doi.org/10.1037/pne0000314

Christiansen, H., Hirsch, O., Abdel-Hamid, M. & Kis, B. (2014). *Conners Skalen zu Aufmerksamkeit und Verhalten für Erwachsene (CAARS™)*. Bern: Huber.

Cima, M., Hollnack, S., Kremer, K., Knauer, E., Schellbach-Matties, R., Klein, B. & Merckelbach, H. (2003). „Strukturierter Fragebogen Simulierter Symptome". Die deutsche Version des „Structured Inventory of Malingered Symptomatology: SIMS". *Nervenarzt, 74*(11), 977–986. https://doi.org/10.1007/s00115-002-1438-5

Cima, M., Merckelbach, H., Hollnack, S., Butt, C., Kremer, K., Schellbach-Matties, R. & Muris, P. (2003). The other side of malingering: Supernormality. *The Clinical Neuropsychologist, 17*(2), 235–243. https://doi.org/10.1076/clin.17.2.235.16507

Constantinou, M., Ashendorf, L. & McCaffrey, R.J. (2002). When the third party observer of a neuropsychological evaluation is an audio-recorder. *The Clinical Neuropsychologist, 16*(3), 407–412. https://doi.org/10.1076/clin.16.3.407.13853

Cording, C. (2014). Geschäftsfähigkeit und ihre Unterformen: Die Freiheit der Willensbestimmung. In C. Cording & N. Nedopil (Hrsg.), *Psychiatrische Begutachtungen im Zivilrecht: Ein Handbuch für die Praxis* (S. 29–160). Lengerich: Pabst.

Cording, C. (2023). Geschäftsfähigkeit und ihre Unterformen: Die Freiheit der Willensbestimmung. In C. Cording & N. Nedopil (Hrsg.), *Psychiatrische Begutachtungen im Zivilrecht: Ein Handbuch für die Praxis* (2. Aufl., S. 33–166). Lengerich: Pabst.

Cording, C. & Nedopil, N. (Hrsg.). (2014). *Psychiatrische Begutachtungen im Zivilrecht. Ein Handbuch für die Praxis*. Lengerich: Pabst.

Crawford, J.R. & Garthwaite, P.H. (2009). Percentiles please: The case for expressing neuropsychological test scores and accompanying confidence limits as percentile ranks. *The Clinical Neuropsychologist, 23*(7), 193–204. https://doi.org/10.1080/13854040801968450

Deixler-Hübner, A. & Schauer, M. (2018). *Erwachsenenschutzrecht Handbuch*. Wien: Manz'sche Verlags- und Universitätsbuchhandlung.

Deutsche Gesetzliche Unfallversicherung e.V. (DGUV). (2021). *Grundlagen der Begutachtung von Arbeitsunfällen. Erläuterungen für Sachverständige*. Berlin: DGUV. Verfügbar unter: https://publikationen.dguv.de/widgets/pdf/download/article/3057

Deutsche Gesetzliche Unfallversicherung e.V. (DGUV). (2023). *UV-GOÄ 2023 (Euro – €). Gebührenordnung für Ärzte. Gesetzliche Unfallversicherung mit Krankenhaus-Nebenkostentarif* (Stand: 01.01.2023). Verfügbar unter: https://www.dguv.de/medien/inhalt/reha_leistung/verguetung/uv-goae-stand-01.01.2023-2.pdf

Deutsche Rentenversicherung Bund (Hrsg.). (2010). *Leitlinien für die sozialmedizinische Begutachtung: Sozialmedizinische Beurteilung bei neurologischen Krankheiten*. Berlin: DRV Bund.

Deutsche Rentenversicherung Bund (Hrsg.). (2011). *Sozialmedizinische Begutachtung für die gesetzliche Rentenversicherung* (7. Aufl.). Berlin: Springer.

Deutsche Rentenversicherung Bund (Hrsg.). (2012). *Leitlinien für die sozialmedizinische Begutachtung: Sozialmedizinische Beurteilung bei psychischen und Verhaltensstörungen*. Berlin: DRV Bund.

Diagnostik- und Testkuratorium der Föderation Deutscher Psychologenvereinigungen. (2017). *Qualitätsstandards für psychologische Gutachten*. Verfügbar unter: https://psychologie.de/wp-content/uploads/GA_Standards_DTK_10_Sep_2017_Final.pdf

Diagnostik- und Testkuratorium der Föderation Deutscher Psychologenvereinigungen. (2021). *Stellungnahme zum Thema Einsicht in und Herausgabe von Testunterlagen*. Verfügbar unter: https://www.testzentrale.de/index.php?eID=dumpFile&t=f&f=6285&token=afc291db0c05f13de4103bd98949db51a7a27c24

Dickmann, J.R.M. & Broocks, A. (2007). Das psychiatrische Gutachten im Rentenverfahren wie reliabel? *Fortschritte der Neurologie Psychiatrie, 75*(7), 397–401. https://doi.org/10.1055/s-2006-944303

Dohrenbusch, R. (2015). *Psychologische Mess- und Testverfahren für die Begutachtung im Sozial-, Zivil- und Verwaltungsrecht: Übersicht und Anwendung*. Frankfurt a. M.: Referenz Verlag.

Dohrenbusch, R. (2019). Kontrolle von Antworttendenzen und Beschwerdenvalidierung mittels Fragebogen. In D. Schellig, D. Heinemann, B. Schächtele & W. Sturm (Hrsg.), *Handbuch neuropsychologischer Testverfahren* (Bd. 3, S. 667–704). Göttingen: Hogrefe.

Dohrenbusch, R. (2023). Beschwerdenvalidierung mittels psychometrischer Selbstbeurteilungsverfahren. In T. Merten (Hrsg.), *Beschwerdenvalidierung in der Begutachtung, Klinik und Rehabilitation* (S. 93–98). Göttingen: Hogrefe.

Dohrenbusch, R. (2025). *Psychologische Begutachtung. Rechtliche Grundlagen – Leitlinien – Empfehlungen*. Berlin: Springer. https://doi.org/10.1007/978-3-662-64797-4

Dohrenbusch, R. & Merten, T. (2016). *Handwörterbuch Psychologische Begutachtung: Sozial-, Zivil- und Verwaltungsrecht*. Frankfurt a. M.: Referenz Verlag.

Döpfner, M. & Petermann, F. (2024). *Diagnostik psychischer Störungen im Kindes- und Jugendalter* (4., überarb. Aufl.). Göttingen: Hogrefe. https://doi.org/10.1026/03094-000

Drechsler, R. (2019). Intelligenztests in der neuropsychologischen Diagnostik. In D. Schellig, D. Heinemann, B. Schächtele & W. Sturm (Hrsg.), *Handbuch neuropsychologischer Testverfahren* (Bd. 3, S. 280–310). Göttingen: Hogrefe.

Drechsler, R. & Günther, T. (2018). Neuropsychologische Testverfahren für Kinder und Jugendliche. Einführung. In D. Schellig, D. Heinemann, B. Schächtele & W. Sturm (Hrsg.), *Handbuch neuropsychologischer Testverfahren* (Bd. 2, S. 23–54). Göttingen: Hogrefe.

Duhm, E. & Hansen, J. (1957). *Der Rosenzweig P-F Test* (Deutsche Bearbeitung der Rosenzweig „Picture Frustration Study“, Form für Kinder). Göttingen: Hogrefe.

Dunn, L.M. & Dunn, L.M. (2003). *Peabody Picture Vocabulary Test (PPVT). Manual* (Deutschsprachige Fassung des PPVT-III für Jugendliche und Erwachsene von S. Bulheller und H.O. Häcker). Frankfurt a. M.: Swets Test Services.

Düss, L. (1976). *Fabelmethode und Untersuchungen über den Widerstand in der Kinderanalyse* (3. Aufl.). Biel: Institut für Psychohygiene.

Eberl, A. & Wilhelm, H. (2007). *Aggravations- und Simulationstest AST 4.0*. Essen/Lüdenscheid: Mnemo-Verlag.

Ebner, G., Herzog-Zwitter, I. & Stieglitz, R.-D. (2024). Bedeutung und Validität des psychopathologischen Befundes im Rahmen der versicherungsmedizinischen Begutachtung: Medizinische und juristische Sicht am Beispiel des AMDP-Systems. *Schweizerische Zeitschrift für Sozialversicherung und berufliche Vorsorge, 68*(2), 42–51.

Ebner, G. & Hoffmann, K. (2022). Kultursensible psychiatrische Begutachtung von Migrantinnen und Migranten. In M. Klosinski, S. Castro Núñez, C. Oestereich & T. Hegemann (Hrsg.), *Handbuch Transkulturelle Psychiatrie* (S. 243–254). Köln: Psychiatrie Verlag.

Einarsen, C.E., Moen, K.G., Håberg, A.K., Eikenes, L., Kvistad, K.A., Xu, J., Moe, H.K., Tollefsen, M.H., Vik, A., & Skandsen, T. (2019). Patients with mild traumatic brain injury recruited from both hospital and primary care settings: A controlled longitudinal magnetic resonance imaging study. *Journal of Neurotrauma, 36*(22), 3172–3182. https://doi.org/10.1089/neu.2018.6360

Engel, R.R. (2019). *Minnesota Multiphasic Personality Inventory-2 Restructured Form MMPI-2-RF. Deutschsprachige Adaptation des Minnesota Multiphasic Personality Inventory-2 Restructured Form MMPI-2-RF von Yossef S. Ben-Porath und Auke Tellegen*. Göttingen: Hogrefe.

Engel, R. & Groves, J. (2012). *Verhaltens- und Erlebensinventar (VEI). Deutschsprachige Adaptation des Personality Assessment Inventory (PAI) von Leslie C. Morey*. Bern: Huber.

Erdodi, L.A. (Ed.). (in preparation). *Handbook of embedded performance validity indicators. A desk reference.*

Erdodi, L.A. & Lichtenstein, J.D. (2017). Invalid before impaired. An emerging paradox of embedded validity indicators. *The Clinical Neuropsychologist, 31*(6-7), 1029–1046. https://doi.org/10.1080/13854046.2017.1323119

Fabra, M. (2004). Der psychische Querschnittsbefund, Dreh-und Angelpunkt psychiatrisch-psychotherapeutischer Begutachtung. *Versicherungsmedizin, 56*(3), 115–122.

Fahrenberg, J., Hampel, R. & Selg, H. (2020). *Freiburger Persönlichkeitsinventar FPI-R* (9. Aufl.). Göttingen: Hogrefe.

Fazio, R.L., Spencer, T.R., Denney, R.L., Glen, E.T., Bianchini, K.J., Garmoe, W.S., Hostetter, G., & Scott, J.G. (2018). *The role of the neuropsychologist in selecting neuropsychological tests in a forensic evaluation.* Retrieved from: https://nanonline.org/common/Uploaded%20files/NAN_Position_Papers/Test%20Selection%20Statement%20Approved%202-15-2018%20(002).pdf

Feddern, K. (2010). Psychoreaktive Störungen auf unfallbedingte soziale Probleme. *Der medizinische Sachverständige, 106*(1), 30-33.
Fisseni, H.-J. (1997). *Lehrbuch der psychologischen Diagnostik* (2. Aufl.). Göttingen: Hogrefe.
Flachenecker, P., Müller, G., König, H., Meissner, H., Toyka, K. & Rickmann, P. (2006). „Fatigue" bei Multipler Sklerose. Entwicklung und Validierung des „Würzburger Erschöpfungsinventars bei MS". *Nervenarzt, 77*(2), 165–174. https://doi.org/10.1007/s00115-005-1990-x
Folstein, M. F., Folstein, S. E. & McHugh, P. R. (1990). *Mini-Metal-Status-Test* (Deutschsprachige Fassung von J. Kessler, P. Denzler & H. J. Markowitsch). Beltz Test.
Franke, G. (2014). *SCL-90-S: Symptom-Checkliste-90 – Standard. Manual.* Göttingen: Hogrefe.
Franzen, M. D. & Iverson, G. L. (1998). Detecting negative response bias and diagnosing malingering. The dissimulation exam. In P. J. Snyder & P. D. Nussbaum (Eds.), *The Clinical neuropsychology: A pocket handbook for assessment* (pp. 88–101). Washington, DC: APA.
Frei, A. (Hrsg.). (2022). *Neuropsychologische Begutachtungen in der Schweiz – aktuelle Beiträge.* Zürich: Conexus.
Frei, A., Balzer, C., Gysi, F., Leros, J., Plohmann, A. & Steiger, G. (2016). Kriterien zur Bestimmung des Schweregrades einer neuropsychologischen Störung sowie Zuordnungen zur Funktions- und Arbeitsfähigkeit. *Zeitschrift für Neuropsychologie, 27*(2), 107–119. https://doi.org/10.1024/1016-264X/a000177
Fuermaier, A. B. M., Becke, M., Tucha, O. & Tucha, L. (2023). Beschwerdenvalidierung in der klinischen Untersuchung von Erwachsenen mit ADHS. In T. Merten (Hrsg.), *Beschwerdenvalidierung in der Begutachtung, Klinik, und Rehabilitation* (S. 200–216). Göttingen: Hogrefe.
Fuermaier, A. B. M., Fricke, J. A., de Vries, S. M., Tucha, L. & Tucha, O. (2019). Neuropsychological assessment of adults with ADHD: A Delphi consensus study. *Applied Neuropsychology: Adult, 26*(4), 340–354. https://doi.org/10.1080/23279095.2018.1429441
Fuermaier, A. B. M., Tucha, O., Koerts, J., Aschenbrenner, S. & Tucha, L. (2021). *Test manual: The Groningen Effort Test (GET) – Revised.* Mödling: Schuhfried.
Fuermaier, A. B. M., Tucha, L., Lewis-Evans, B., Koerts, J., de Waard, D., Brookhuis, K., Aschenbrenner, S., Thorne, J., Lange, K. W. & Tucha, O. (2017). Driving in attention deficit hyperactivity disorder. *Journal of Neural Transmission, 124*(1), 55–67. https://doi.org/10.1007/s00702-015-1465-6
Gaidzik, P. W. (2018a). Rechtsgrundlagen der Begutachtung. In B. Widder & P. W. Gaidzik (Hrsg.), *Neurowissenschaftliche Begutachtung. Gutachten in Neurologie und nicht-forensischer Psychiatrie* (3. Aufl., S. 49–63). Stuttgart: Thieme.
Gaidzik, P. W. (2018b). Kausalitäts- und Beweisregeln. In B. Widder & P. W. Gaidzik (Hrsg.), *Neurowissenschaftliche Begutachtung. Gutachten in Neurologie und nicht-forensischer Psychiatrie* (3. Aufl., S. 64–76). Stuttgart: Thieme.
Glen, T., Barisa, M., Ready, R., Peck, E. & Spencer, T. R. (2021). Update on third party observers in neuropsychological evaluation: An interorganizational position paper. *The Clinical Neuropsychologist, 35*(6), 1107–1116. https://doi.org/10.1080/13854046.2021.1901992
Green, P. (2003). *Green's Word Memory Test. User's Manual.* Edmonton: Green's Publishing.
Green, P. (2004). *Green's Medical Symptom Validity Test (MSVT) for Microsoft Windows. User's Manual.* Edmonton: Green's Publishing.
Green, P. (2008). *Green's Non-Verbal Medical Symptom Validity Test (NV-MSVT) for Microsoft Windows. User's Manual 1.0.* Edmonton: Green's Publishing.
Greiffenstein, M. F., Baker, W. J. & Johnson-Greene, D. (2002). Actual versus reported scholastic achievement of litigating postconcussion and severe closed head injury claimants. *Psychological Assessment, 14*(2), 202–208. https://doi.org/10.1037/1040-3590.14.2.202
Grills, C. E. & Armistead-Jehle, P. J. (2016). Performance validity test and Neuropsychological Assessment Battery screening module performances in an active-duty sample with a history

of concussion. *Applied Neuropsychology: Adult, 23*(4), 295–301. https://doi.org/10.1080/23279095.2015.1079713
Grömer, T.W. & Gaidzik, P.W. (2024). Medizinisch-wissenschaftliche Beweiskraft. *Der medizinische Sachverständige, 120* (5), 202–210.
Guilmette, T.J., Sweet, J.J., Hebben, N., Koltai, D., Mahone, E.M., Spiegler, B.J., Stucky, K., Westerveld, M. & Conference Participants (2020). American Academy of Clinical Neuropsychology consensus conference on uniform labeling of performance test scores. *The Clinical Neuropsychologist, 34*(3), 437–453. https://doi.org/10.1080/13854046.2020.1722244
Guo, N., Fuermaier, A.B.M., Koerts, J., Tucha, O., Scherbaum, N. & Müller, B.W. (2023). Networks of neuropsychological functions in the clinical evaluation of adult ADHD. *Assessment, 30*(6), 1719–1736. https://doi.org/10.1177/10731911221118673
Hall, T. (1993). Cross-examining the expert witness at deposition. *For the Defense, December*, 8–12.
Haller, R. (2008). *Das psychiatrische Gutachten* (2. Aufl.). Wien: Manz Verlag.
Hambleton, R.K. (1994). Guidelines for adapting educational and psychological tests: A progress report. *European Journal of Psychological Assessment, 10*(3), 229–224.
Hamster, W., Langner, W. & Mayer, K. (1980). *Tübinger-Luria-Christensen neuropsychologische Untersuchungsreihe (TÜLUC)*. Weinheim: Beltz Test.
Harrison, A.G. & Edwards, M.J. (2023). The ability of self-report methods to accurately diagnose attention deficit hyperactivity disorder: A systematic review. *Journal of Attention Disorders, 27*(12), 1343–1359. https://doi.org/10.1177/10870547231177470
Härting, C., Markowitsch, H.J., Neufeld, H., Calabrese, P., Deisinger, K. & Kessler, J. (Hrsg.) (2000). *WMS-R. Wechsler Gedächtnistest – Revidierte Fassung. Deutsche Adaptation der revidierten Fassung der Wechsler Memory Scale*. Manual. Bern: Huber.
Hartje, W. (2004). *Neuropsychologische Begutachtung*. Göttingen: Hogrefe.
Hausotter, W. (2004). *Begutachtung somatoformer und funktioneller Störungen* (2. Aufl.). München: Urban & Fischer.
Hausotter, W. (2012). Begutachtung der Aufmerksamkeitsdefizit-/Hyperaktivitätsstörung bei Erwachsenen. *Nervenarzt, 83*(5), 618–629. https://doi.org/10.1007/s00115-010-3201-7
Hausotter, W. & Schouler-Ocak, M. (2007). *Begutachtung bei Menschen mit Migrationshintergrund unter medizinischen und psychologischen Aspekten*. München: Urban & Fischer.
Hautzinger, M., Keller, F. & Kühner, C. (2006). *BDI-II. Beck Depressions-Inventar. Revision. Manual*. Frankfurt a. M.: Harcourt Test Services.
Heaton, R.K., Chelune, G.J., Talley, J.L., Kay, G.G. & Curtiss, G. (1993). *Wisconsin Card Sorting Test manual – revised and expanded*. Odessa, FL: Psychological Assessment Resources.
Helmstaedter, C., Lendt, M. & Lux, S. (2001). *VLMT – Verbaler Lern- und Merkfähigkeitstest*. Manual. Göttingen: Beltz Test.
Henry, M. (2009). Beschwerdenvalidierungstests in der zivil- und sozialrechtlichen Begutachtung: Verfahrensüberblick. In T. Merten & H. Dettenborn (Hrsg.), *Diagnostik der Beschwerdenvalidität* (S. 118–161). Berlin: Deutscher Psychologen Verlag.
Hessler, J., Jahn, T., Kurz, A. & Bickel, H. (2013). The MWT-B as an estimator of premorbid intelligence in MCI and dementia. *Zeitschrift für Neuropsychologie, 24*(3), 129–136. https://doi.org/10.1024/1016-264X/a000099
Heubrock, D. & Petermann, F. (2012). *Testbatterie zur Forensischen Neuropsychologie, TBFN. Testmanual*. Frankfurt: Pearson.
Holm, L., Cassidy, J.D., Carroll, L.J. & Borg, J. (2005). Summary of the WHO Collaborating Centre for Neurotrauma Task Force on Mild Traumatic Brain Injury. *Journal of Rehabilitation Medicine, 37*(3), 137–141. https://doi.org/10.1080/16501970510027321
Hörmann, H. (1964). *Aussagemöglichkeiten psychologischer Diagnostik*. Göttingen: Hogrefe.

Hörmann, H. & Moog, W. (1957). *Der Rosenzweig P-F Test* (Deutsche Bearbeitung der Rosenzweig „Picture Frustration Study", Form für Erwachsene). Göttingen: Hogrefe.

Horwitz, J. E. & McCaffrey, R. J. (2008). Effects of a third party observer and anxiety on tests of executive function. *Archives of Clinical Neuropsychology, 23*(4), 409–417. https://doi.org/10.1016/j.acn.2008.02.002

Huber, W., Poeck, K., Weniger, D. & Willmes, K. (1983). *Aachener Aphasie Test (AAT). Handanweisung.* Göttingen: Hogrefe.

Institute of Medicine (IOM). (2015). *Psychological testing in the service of disability determination.* Washington, DC: The National Academies Press.

Iverson, G. L. (2005). Outcome from mild traumatic brain injury. *Current Opinion in Psychiatry, 18*(3), 301–317. https://doi.org/10.1097/01.yco.0000165601.29047.ae

Jaeger, L. (2019). Haftung des Gutachters für unrichtiges Sachverständigengutachten: Anmerkung zu BGH, Beschl. v. 30. 08. 2018 – III ZR 363/17, NJW-RR 2018, 1364. *Der medizinische Sachverständige, 115*(4), 186–190.

Jahn, T., Beitlich, D., Hepp, S., Knecht, R., Köhler, K., Ortner, C. et al. (2013). Drei Sozialformeln zur Schätzung des (prämorbiden) Intelligenzquotienten nach Wechsler. *Zeitschrift für Neuropsychologie, 24*(1), 7–24. https://doi.org/10.1024/1016-264X/a000084

Jaspers, K. (1912). Die phänomenologische Forschungsrichtung in der Psychopathologie. *Zeitschrift für die gesamte Neurologie und Psychiatrie, 9,* 391–408. https://doi.org/10.1007/BF02911781

Kahneman, D. (2011). *Thinking, fast and slow.* New York: Farrar, Straus and Giroux.

Kaiser, V. (2009). Sicherheit und Unterstützung des ärztlichen Gutachters gegenüber kritischen Reaktionen. *Der medizinische Sachverständige, 105*(5), 192–198.

Kaplan, E., Goodglass, H. & Weintraub, S. (2001). *Boston Naming Test* (2nd ed.). Philadelphia: Lippincott Williams & Wilkins.

Kapur, N. (1994). The Coin-in-the-Hand Test: A new "bedside" test for the detection of malingering in patients with suspected memory disorder. *Journal of Neurology, Neurosurgery and Psychiatry, 57*(3), 385–386. https://doi.org/10.1136/jnnp.57.3.385

Kater, H. (2008). *Das ärztliche Gutachten im sozialgerichtlichen Verfahren. Die schwierige Kommunikation zwischen Juristen und Medizinern.* Berlin: Erich Schmidt.

Kater, H. (2009). Das in sich widersprüchliche Gutachten. *Forum Medizinische Begutachtung,* (1), 27–31.

Kaufman, P. M. (2009). Protecting raw data and psychological tests from wrongful disclosure: A primer on the law and other persuasive strategies. *The Clinical Neuropsychologist, 23*(7), 1130–1159. https://doi.org/10.1080/13854040903107809

Kay, T., Harrington, D. E., Adams, R., Anderson, T., Berrol, S., Cicerone, K., Dahlberg, C., Gerber, D., Goka, R., Harley, P., Hilt, J., Horn, L., Lehmkuhl, D., & Malec, J. (1993). Definition of mild traumatic brain injury. *Journal of Head Trauma Rehabilitation, 8*(3), 86–87. https://doi.org/10.1097/00001199-199309000-00010

Keesler, M. E., McClung, K., Meredith-Duliba, T., Williams, K. & Swirsky-Sacchetti, T. (2017). Red flags in the clinical interview may forecast invalid neuropsychological testing. *The Clinical Neuropsychologist, 31*(3), 619–631. https://doi.org/10.1080/13854046.2016.1257070

Kemper, D. (2014). Umgang mit „schwierigen Kunden" – juristische Einführung. *Der medizinische Sachverständige, 110*(2), 46–51.

Kessler, J., Calabrese, P., Kalbe, E. & Berger, F. (2000). Ein neues Screening Verfahren zur Unterstützung der Demenzdiagnostik. *Psychoneuro, 26*(6), 343–347.

Koch, K. (2008). *Der Baumtest. Der Baumzeichenversuch als psychodiagnostisches Hilfsmittel* (12. Aufl.). Bern: Huber.

Krahl, G.H., Aschenbrenner, S., Billino, J., John, O., Neumann-Zielke, L., Sürer, F. & Peper, M. (2024). Neuropsychologische Begutachtung bei COVID-19-assoziierten Erkrankungen. *Zeitschrift für Neuropsychologie, 32*(2), 105–114. https://doi.org/10.1024/1016-264X/a000391

Larrabee, G.J. (2004). Differential diagnosis of mild head injury. In J.H. Ricker (Ed.), *Differential diagnosis in adult neuropsychological assessment* (pp. 243–275). New York: Springer Publishing.

Larrabee, G.J. (2005). A scientific approach to forensic neuropsychology. In G.J. Larrabee (Ed.), *Forensic neuropsychology: A scientific approach* (pp. 3–28). Oxford: Oxford University Press.

Lautenbacher, S. & Gauggel, S. (Hrsg.). (2010). *Neuropsychologie psychischer Störungen* (2. Aufl.). Berlin: Springer. https://doi.org/10.1007/978-3-540-72340-0

Legner, R. & Cibis, W. (2007). Qualitätssicherung in der sozialmedizinischen Begutachtung. *Rehabilitation, 46*(1), 57–61. https://doi.org/10.1055/s-2007-958531

Leplow, B. (2019). Prämorbides Leistungsniveau. In D. Schellig, D. Heinemann, B. Schächtele & W. Sturm (Hrsg.), *Handbuch neuropsychologischer Testverfahren* (Bd. 3, S. 728–750). Göttingen: Hogrefe.

Leplow, B. & Friege, L. (1998). Eine Sozialformel zur Schätzung der prämorbiden Intelligenz. *Zeitschrift für klinische Psychologie, 27*(1), 1–8.

Lezak, M.D., Howieson, D.B. & Loring, D.W. (2004). *Neuropsychological assessment* (4th ed.). New York: Oxford University Press.

Lidzba, K., Everts, R. & Reuner, G. (2019). *Neuropsychologie bei Kindern und Jugendlichen.* Göttingen: Hogrefe. https://doi.org/10.1026/02835-000

Linden, M. (2007). Das psychiatrische Gutachten im Rentenverfahren – wie reliabel? *Fortschritte der Neurologie Psychiatrie, 75*(7), 379–380. https://doi.org/10.1055/s-2007-959233

Ludolph, E. (2020). *Ärztliche Begutachtung von A-Z: Fachbegriffe, die der ärztliche Gutachter kennen muss* (2. Aufl.). Berlin: Springer. https://doi.org/10.1007/978-3-662-61740-3

Lupien, S.J., McEwen, B.S., Gunnar, M.R. & Heim, C. (2009). Effects of stress throughout the lifespan on the brain, behaviour and cognition. *Nature Reviews Neuroscience, 10*(6), 434–445. https://doi.org/10.1038/nrn2639

MacAllister, W.S., Nakhutina, L., Bender, H.A., Karantzoulis, S. & Carlson, C. (2009). Assessing effort during neuropsychological evaluation with the TOMM in children and adolescents with epilepsy. *Child Neuropsychology, 16*(6), 521–531. https://doi.org/10.1080/092970409 02748226

Maehler, D.B., Shajek, A. & Brinkmann, H.U. (2018). *Diagnostik bei Migrantinnen und Migranten. Ein Handbuch.* Göttingen: Hogrefe.

Maercker, A. & Schützwohl, M. (1998). Erfassung von psychischen Belastungsfolgen: Die Impact of Event Skala-revidierte Version (IES-R). *Diagnostica, 44*(3), 130–141.

Mapou, R.L. (2019). Counterpoint: Neuropsychological testing is not useful in the diagnosis of ADHD, but ... *The ADHD Report, 27*(2), 8–12. https://doi.org/10.1521/adhd.2019.27.2.8

Marcopulos, B.A., Kaufmann, P. & Patel, A.C. (2024). Forensic neuropsychological assessment. *Behavioral Sciences & the Law, 42*(4), 265–277. https://doi.org/10.1002/bsl.2656

Marx, P. & Gaidzik, P.W. (2019). *Allgemeine Grundlagen der medizinischen Begutachtung* (AWMF-Registernummer: 094/001). Verfügbar unter: https://www.dgpraec.de/wp-content/uploads/2021/04/094-001l_S2k_Allgemeine_Grundlagen_der_medizinischen_Begutachtung_2019-04.pdf

Matarazzo, J.D. (1990). Psychological assessment versus psychological testing, validation from Binet to the school, clinic, and courtroom. *American Psychologist, 45*(9), 999–1017. https://doi.org/10.1037/0003-066X.45.9.999

McCrea, M.A. (2008). *Mild traumatic brain injury and postconcussion syndrome.* Oxford: Oxford University Press.

Mehrtens, G. & Brandenburg, S. (2024). *Arbeitsunfall und Berufskrankheit: Rechtliche und medizinische Grundlagen für Gutachter, Sozialverwaltung, Berater und Gerichte* (10. Aufl.). Berlin: Erich Schmidt.

Mehrtens, G., Valentin, H. & Schönberger, A. (2017). *Arbeitsunfall und Berufskrankheit. Rechtliche und medizinische Grundlagen für Gutachter, Sozialverwaltung, Berater und Gerichte* (9. Aufl.). Berlin: Erich Schmidt.

Merten, T. (1999). Über den Sinn und Unsinn der Verwendung von Screening-Instrumenten in der neuropsychologischen Diagnostik. *Diagnostica, 45*(3), 154–162. https://doi.org/10.1026//0012-1924.45.3.154

Merten, T. (2007). Fallstricke bei der Begutachtung kognitiver Störungen. *Der medizinische Sachverständige, 103*(6), 188–192.

Merten, T. (2014). *Beschwerdenvalidierung* (Fortschritte der Neuropsychologie, Bd. 14). Göttingen: Hogrefe.

Merten, T. (2020). Beschwerdenvalidierung in der psychologischen und medizinischen Begutachtung. *Praxis der Rechtspsychologie, 30*(2), 59–76.

Merten, T. (2023a). Beschwerdenvalidierung im interkulturellen Kontext. In T. Merten (Hrsg.), *Beschwerdenvalidierung in der Begutachtung, Klinik und Rehabilitation* (S. 264–281). Göttingen: Hogrefe.

Merten, T. (Hrsg.). (2023b). *Beschwerdenvalidierung in der Begutachtung, Klinik und Rehabilitation*. Göttingen: Hogrefe. https://doi.org/10.1026/03180-000

Merten, T. (2024). Die neuen Kriterien des American Congress of Rehabilitation Medicine (ACRM) für die Diagnose des leichten Schädel-Hirn-Traumas. *Der medizinische Sachverständige, 120*(6), 259–262.

Merten, T., Dandachi-FitzGerald, B., Puente-López, E. & Çetin, E. (2025). International perspectives on psychological injury and law: Cross-cultural aspects of symptom and performance validity assessment. In G. Young, T. Bailey, L. Giromini, J.R. Soble, R. Rogers & B.E. Levitt (Eds.), *Handbook of Psychological Injury and Law* (pp. 415–442). Cham, CH: Springer Nature.

Merten, T., Friedel, E., Mehren, G. & Stevens, A. (2007). Über die Gültigkeit von Persönlichkeitsprofilen in der nervenärztlichen Begutachtung. *Nervenarzt, 78*(5), 511–520. https://doi.org/10.1007/s00115-006-2101-3

Merten, T., Giger, P., Merckelbach, H. & Stevens, A. (2019). *Self-Report Symptom Inventory – deutsche Version (SRSI). Manual.* Göttingen: Hogrefe.

Merten, T. & Henry, M. (2022). Symptom and performance validity assessment in older adults and patients with dementia and claimed dementia. In S.S. Bush & B.P. Yochim (Eds.), *A handbook of geriatric neuropsychology: Practice essentials* (2nd ed., pp. 286–303). New York: Routledge. https://doi.org/10.4324/9781003100058-19

Merten, T. & Puhlmann, H.-U. (2020). Begutachtung des leichten Schädelhirntraumas. *Der medizinische Sachverständige, 116*(6), 266–276.

Metzler, P. (2012). *Standardisierte Link'sche Probe. Ein Würfel-Konstruktions-Test zur Beurteilung exekutiver Funktionen (SLP)* (2. Aufl.). Göttingen: Hogrefe.

Meyers, J.E. & Meyers, K.R. (1995). *Rey Complex Figure Test and Recognition Trial. Professional Manual.* Lutz, FL: Psychological Assessment Resources.

Mitrushina, M.N., Boone, K.B., Razani, J. & D'Elia, L.F. (2005). *Handbook of normative data for neuropsychological assessment* (2nd ed.). New York: Oxford University Press.

Mittenberg, W., Patton, C., Canyock, E.M. & Condit, D.C. (2002). Base rates of malingering and symptom exaggeration. *Journal of Clinical and Experimental Neuropsychology, 24*(8), 1094–1102. https://doi.org/10.1076/jcen.24.8.1094.8379

Moe, H.K., Follestad, T., Andelic, N., Håberg, A.K., Flusund, A.-M.H., Kvistad, K.A., Saksvoll, E.H., Olsen, O., Abel-Grüner, S., Sandrod, O., Skandsen, T., Vik, A., & Moen, K.G. (2021).

Traumatic axonal injury on clinical MRT: Association with the Glasgow Coma Scale score at scene of injury or at admission and prolonged posttraumatic amnesia. *Journal of Neurosurgery, 135*(2), 562–573. https://doi.org/10.3171/2020.6.JNS20112

Moore, P., Bunnage, M., Kemp, S., Dorris, L. & Baker, G. (2021). *Guidance on the assessment of performance validity in neuropsychological assessment.* Leicester, UK: British Psychological Society.

Mrakotsky, C. (2007). Konzepte der Entwicklungsneuropsychologie. In L. Kaufmann, H.-C. Nuerk, K. Konrad & K. Willmes (Hrsg.), *Kognitive Entwicklungsneuropsychologie* (S. 25–44). Göttingen: Hogrefe.

Nasreddine, Z.S., Phillips, N.A.,Bédirian, V.,Charbonneau, S., Whitehead, V., Collin, I., Cummings, J.L. & Chertkow, H. (2005). The Montreal Cognitive Assessment, MoCA: A brief screening tool for mild cognitive impairment. *Journal of the American Geriatrics Society, 53*(4), 695–699. https://doi.org/10.1111/j.1532-5415.2005.53221.x

Neumann-Zielke, L. (2025). Liquidation von Gutachten. In R. Dohrenbusch (Hrsg.), *Psychologische Begutachtung. Rechtliche Grundlagen – Leitlinien – Empfehlungen* (S. 145–160). Berlin: Springer. https://doi.org/10.1007/978-3-662-64797-4_9

Neumann-Zielke, L., Bahlo, S., Diebel, A. Riepe, J., Roschmann, R., Schötzau-Fürwentsches, P. & Wetzig, L. (2015). Leitlinie „Neuropsychologische Begutachtung". *Zeitschrift für Neuropsychologie, 26*(4), 289–306. https://doi.org/10.1024/1016-264X/a000165

Neumann-Zielke, L., Riepe, J., Roschmann, R., Schötzau-Fürwentsches, P. & Wilhelm, H. (2005). Aktueller Stand der Liquidation neuropsychologischer Gutachter. *Zeitschrift für Neuropsychologie, 16*(2), 89–104. https://doi.org/10.1024/1016-264X.16.2.89

Nyhus, E. & Barceló, F. (2009). The Wisconsin Card Sorting Test and the cognitive assessment of prefrontal executive functions: A critical update. *Brain and Cognition, 71*(3), 437–451. https://doi.org/10.1016/j.bandc.2009.03.005

Oldfield, R.C. (1971). The assessment and analysis of handedness: The Edinburgh inventory. *Neuropsychologia, 9*(1), 97–113. https://doi.org/10.1016/0028-3932(71)90067-4

Onandia-Hinchado, I., Pardo-Palenzuela, N. & Diaz-Orueta, U. (2021). Cognitive characterization of adult attention deficit hyperactivity disorder by domains: A systematic review. *Journal of Neural Transmission, 128*(7), 893–937. https://doi.org/10.1007/s00702-021-02302-6

Orgass, B. (1982). *Token Test. Manual* (Deutsche Bearbeitung des Token Tests von E. de Renzi und L.A. Vignolo). Weinheim: Beltz Test.

Palmer, B.W., Boone, K.B., Lesser, I.R. & Wohl, M.A. (1998). Base rates of "impaired" neuropsychological test performance among healthy older adults. *Archives of Clinical Neuropsychology, 13*(6), 503–511. https://doi.org/10.1016/S0887-6177(97)00037-1

Paniak, C., MacDonald, J., Toller-Lobe, G., Durand, A. & Nagy, J. (1998). A preliminary normative profile of mild traumatic brain injury diagnostic criteria. *Journal of Clinical and Experimental Neuropsychology, 20*(6), 852–855. https://doi.org/10.1076/jcen.20.6.852.1108

Paulhus, D.L. & Landolt, M.A. (2000). Paragons of intelligence: Who gets nominated and why. *Canadian Journal of Behavioral Sciences, 32*(3), 168–177. https://doi.org/10.1037/h0087113

Petermann, F. (Hrsg.). (2012). *WAIS-IV – Wechsler Adult Intelligence Scale – Fourth edition. Grundlagen, Testauswertung und Interpretation. Manual 1* (Deutschsprachige Adaptation der WAIS-IV von D. Wechsler). Frankfurt/Main: Pearson.

Petermann, F., Jäncke, L. & Waldmann, H.-C. (2016). *Neuropsychological Assessment Battery. Deutschsprachige Adaptation der Neuropsychological Assessment Battery (NAB) von Robert A. Stern und Travis White.* Göttingen: Hogrefe.

Poeck, K. (1989). Das sogenannte psychoorganische Syndrom und die verschiedenen Formen der Demenz aus neurologischer Sicht. In K. Poeck (Hrsg.), *Klinische Neuropsychologie* (2. Aufl., S. 330–340). Stuttgart: Thieme.

Popper, K.R. (1983). *Realism and the aim of science. Volume I of Postscript to the logic of scientific discovery*. London: Hutchinson.
Proyer, R.T. & Ortner, T.M. (2010). *Praxis der Psychologischen Gutachtenerstellung*. Bern: Huber.
Reitan, R.M. (1992). *Trail Making Test. Manual for Administration and Scoring.* South Tucson, AZ: Reitan Neuropsychology Laboratory.
Renner, G. & Irblich, D. (2009). Wie untersucht man Kinder? In G. Renner & D. Irblich (Hrsg.), *Diagnostik in der Klinischen Kinderpsychologie* (S. 21–33). Göttingen: Hogrefe.
Renner, T. (2025). Haftung von Sachverständigen. In R. Dohrenbusch (Hrsg.), *Psychologische Begutachtung. Rechtliche Grundlagen - Leitlinien - Empfehlungen* (S. 133–144). Berlin: Springer. https://doi.org/10.1007/978-3-662-64797-4_127
Rey, A. (1958). *L'examen clinique en psychologie*. Paris: Presses Universitaires de France.
Rickels, E., von Wild, K. & Wenzlaff, P. (2011). Versorgung Schädel-Hirn-Verletzter in Deutschland. *Unfallchirurg, 114*(5), 417–423. https://doi.org/10.1007/s00113-010-1872-y
Rogers, R. (2018). Current status of clinical assessment of response styles. In R. Rogers & S.D. Bender (Eds.), *Clinical assessment of malingering and deception* (4th ed., pp. 571–591). New York: Guilford.
Rohling, M.L., Binder, L.M., Demakis, G.J., Larrabee, G.J., Ploetz, D.M. & Langhinrichsen-Rohling, J. (2011). A meta-analysis of neuropsychological outcome after mild traumatic brain injury: Re-analyses and reconsiderations of Binder et al. (1997), Frencham et al. (2005), and Pertab et al. (2009). *The Clinical Neuropsychologist, 25*(4), 608–623. https://doi.org/10.1080/13854046.2011.565076
Rorschach, H. (1921). *Psychodiagnostik*. Bern: Bircher.
Rosenfeld, B., Sands, W.A. & van Gorp, W.G. (2000). Have we forgotten the base rate problem? Methodological issues in the detection of distortion. *Archives of Clinical Neuropsychology, 15*(4), 349–359. https://doi.org/10.1093/arclin/15.4.349
Rösler, M., Retz-Junginger, P., Retz, W. & Stieglitz, R. (2008). *Homburger ADHS-Skalen für Erwachsene. Untersuchungsverfahren zur syndromalen und kategorialen Diagnostik der Aufmerksamkeitsdefizit-/Hyperaktivitätsstörung (ADHS) im Erwachsenenalter*. Göttingen: Hogrefe.
Rothärmel, S. & Fegert, J.M. (2000). Zur rechtlichen Verbindlichkeit von Leitlinien. *Zeitschrift für Kinder- und Jugendpsychiatrie und Psychotherapie, 28*(4), 275–284. https://doi.org/10.1024//1422-4917.28.4.275
Royall, D.R., Cordes, J.A. & Polk, M. (1998). CLOX: An executive clock drawing task. *Journal of Neurology, Neurosurgery & Psychiatry, 64*(5), 588–594. https://doi.org/10.1136/jnnp.64.5.588
Russell, E.W. & Russell, S.L.K. (2003). Twenty ways and more of diagnosing brain damage when there is none. *Journal of Controversial Medical Claims, 10*(1), 1–14.
Salewski, C. & Stürmer, S. (2015). Qualität familienrechtspsychologischer Gutachten: Eine aktuelle empirische Studie. *Zeitschrift für Kindschaftsrecht und Jugendhilfe, 10*(1), 4–9.
Salzgeber, J., Bublath, K. & Posten, A.-C. (2020). Wird der Sachverständige zum Buhmann im familienrechtlichen Verfahren? *Praxis der Rechtspsychologie, 30*(2), 133–158.
Schellig, D., Drechsler, R., Heinemann, D. & Sturm, W. (Hrsg.). (2008). *Handbuch neuropsychologischer Testverfahren. Band 1: Aufmerksamkeit, Gedächtnis, exekutive Funktionen*. Göttingen: Hogrefe.
Schellig, D. Heinemann, D., Schächtele, B. & Sturm, W. (Hrsg.). (2019). *Handbuch neuropsychologischer Testverfahren* (Bd. 3). Göttingen: Hogrefe.
Schemmel, J. & Volbert, R. (2023). Was können Realkennzeichen (nicht)? – Zur Anwendbarkeit der Methodik der Glaubhaftigkeitsbegutachtung auf die Beschwerdenvalidierung. In T. Merten (Hrsg.), *Beschwerdenvalidierung in der Begutachtung, Klinik und Rehabilitation* (S. 121–133). Göttingen: Hogrefe.
Schiltenwolf, M. & Schwarz, M. (Hrsg.). (2013). *Lexikon - Begutachtung in der Medizin*. Berlin: Springer.

Schleifer, R., Dittmann, V., Ebner, G., Seifritz, E. & Liebrenz, M. (2015). Einsatz von Dolmetschern im Rahmen der versicherungspsychiatrischen Begutachtung. *Praxis, 104*(6), 293–300. https://doi.org/10.1024/1661-8157/a001915

Schmand, B. & Lindeboom, J. (2005). *Amsterdam Short-Term Memory Test (ASTM)/Amsterdamer Kurzzeitgedächtnistest (AKGT)*. Leiden, NL: PITS.

Schmand, B., Lindeboom, J., Schagen, S., Heijt, R., Koene, T. & Hamburger, H.L. (1998). Cognitive complaints in patients after whiplash injury: The impact of malingering. *Journal of Neurology, Neurosurgery & Psychiatry, 64*(3), 339–343. https://doi.org/10.1136/jnnp.64.3.339

Schmidt, K.-H. & Metzler, P. (1992). *Wortschatztest*. Weinheim: Beltz Test.

Schneider, W., Dohrenbusch, R., Freyberger, H.J., Gündel, H., Henningsen, P., Köllner, V., Barth, J., Becker, D., Kowalewsky, S. & Schickel, S. (2016). Manual zum Leitfaden „Begutachtung der beruflichen Leistungsfähigkeit bei psychischen und psychosomatischen Erkrankungen". In W. Schneider, R. Dohrenbusch, H.-J. Freyberger, P. Henningsen, H. Irle, V. Köllner & B. Widder (Hrsg.), *Begutachtung bei psychischen und psychosomatischen Erkrankungen. Autorisierte Leitlinien und Kommentare* (2., überarb. u. erw. Aufl., S. 475–548). Bern: Hogrefe.

Schöwe, L., Kröger, C. & Kobelt-Poenicke, A. (2023). Berentung wegen voller Erwerbsminderung: Erfüllen psychiatrische Gutachten die Qualitätskriterien für die sozialmedizinische Begutachtung? *Rehabilitation, 62*(3), 144–152. https://doi.org/10.1055/a-1932-3079

Schroeder, R.W. & Martin, P.K. (Eds.). (2022). *Validity assessment in clinical neuropsychological practice: Evaluating and managing noncredible performance*. New York: Guilford.

Schröter, F. (2014). Umgang mit „schwierigen Kunden" – aus Sicht eines Sachverständigen. *Der medizinische Sachverständige, 110*(2), 56–59.

Schröter, F. & Ludolph, E. (2013). Private Unfallversicherung. In K.-D. Thomann, F. Schröter & V. Grosser (Hrsg.), *Orthopädisch-unfallchirurgische Begutachtung. Praxis der klinischen Begutachtung* (2. Aufl., S. 469–492). München: Urban & Fischer.

Schweizerische Vereinigung der Neuropsychologinnen und Neuropsychologen/Association Suisse des Neuropsychologues/Associazione Svizzera delle Neuropsicologhe e dei Neuropsicologi (SVNP, ASNP). (2011). *Leitlinien für die neuropsychologische Begutachtung*. Verfügbar unter: https://neuro.psychologie.ch//storage/images/104/cS3fjE14OiPlUg6J.pdf

Sherman, E.M.S., Slick, D.J. & Iverson, G.L. (2020). Multidimensional malingering criteria for neuropsychological assessment: A 20-year update of the malingered neuropsychological dysfunction criteria. *Archives of Clinical Neuropsychology, 35*(6), 735–764. https://doi.org/10.1093/arclin/acaa019

Sibley, M.H. (2021). Empirically-informed guidelines for first-time adult ADHD diagnosis. *Journal of Clinical and Experimental Neuropsychology, 43*(4), 340–351. https://doi.org/10.1080/13803395.2021.1923665

Siebold, J.-O. (2019). Die Würdigung von Gutachten aus anwaltlicher Sicht. *Der medizinische Sachverständige, 115*(3), 104–109.

Silverberg, N.D., Iverson, G.L., Cogan, A., Dams-O-Connor, K., Delmonico, R., Graf, M.J.P. et al. (2023). The American Congress of Rehabilitation Medicine diagnostic criteria for mild traumatic brain injury. *Archives of Physical Medicine and Rehabilitation, 104*(8), 1343–1355. https://doi.org/10.1016/j.apmr.2023.03.036

Slick, D.J., Sherman, E.M. & Iverson, G.L. (1999). Diagnostic criteria for malingered neurocognitive dysfunction: Proposed standards for clinical practice and research. *The Clinical Neuropsychologist, 13*(4), 545–561. https://doi.org/10.1076/1385-4046(199911)13:04;1-Y;FT545

Sprung, L. & Sprung, H. (1991). Klassifikation psychodiagnostischer Verfahren. In J. Guthke, H.R. Böttcher & L. Sprung (Hrsg.), *Psychodiagnostik. Ein Lehr- und Arbeitsbuch für Psychologen sowie empirisch arbeitende Humanwissenschaftler* (Bd. 2, S. 36–49). Berlin: Deutscher Verlag der Wissenschaften.

Staudinger, J.V. von & Strätz, H.-W. (2007). Kommentar zu § 1304 BGB, Bearbeitung 2007. In J. von Staudinger, *Kommentar zum Bürgerlichen Gesetzbuch: Staudinger BGB – Buch 4: Familienrecht*. Berlin: Sellier/de Gruyter. (cit. in Cording & Nedopil, 2014)

Stellpflug, M.H. & Berns, I. (2006). *Musterberufsordnung für die Psychologischen Psychotherapeuten und Kinder- und Jugendlichenpsychotherapeuten. Text und Kommentierung*. Heidelberg: Psychotherapeutenverlag.

Stemmler, M., Lehfeld, H. & Horn, R. (2015). *Kurztest zur Erfassung von Gedächtnis- und Aufmerksamkeitsstörungen nach Erzigkeit. SKT Manual Edition 2015*. Spardorf: Geromed.

Stern, R.A. & White, T. (2003). *Neuropsychological Assessment Battery (NAB)*. Lutz, FL: Psychological Assessment Resources.

Stevens, A. & Foerster, K. (2003). Über den Ursachenzusammenhang in der medizinischen Begutachtung. *Der medizinische Sachverständige, 99*(4), 104–109.

Stevens, A. & Steinhausen, M. (2022). Besorgnis der Befangenheit von Sachverständigen: Prüfe das Gutachten, nicht den Sachverständigen. *Der medizinische Sachverständige, 118*(6), 244–255.

Strauss, E., Sherman, E.M.S. & Spreen, O. (2006). *A compendium of neuropsychological tests: Administration, norms, and commentary* (3rd ed.). New York: Oxford University Press.

Suhr, J.A. & Johnson, E.E. H. (2022). First do no harm: Ethical issues in pathologizing normal variations in behavior and functioning. *Psychological Injury and Law, 15*(3), 253–267. https://doi.org/10.1007/s12207-022-09455-z

Supke, M. & Muschalla, B. (2025). Entwicklungspsychologische Aspekte bei Begutachtungen. In R. Dohrenbusch (Hrsg.), *Rechtliche Grundlagen – Leitlinien – Empfehlungen* (S. 957–967). Berlin: Springer. https://doi.org/10.1007/978-3-662-64797-4_68

Sweet, J.J., Boone, K.B., Denney, R.L., Hebben, N., Marcopulos, B.A., Morgan, J.E. et al. (2023). Forensic neuropsychology: History and current status. *The Clinical Neuropsychologist, 37*(3), 459–474. https://doi.org/10.1080/13854046.2022.2078740

Sweet, J.J., Heilbronnner, R.L., Morgan, J.E., Larrabee, G.J., Rohling, M.L., Boone, K.B., Kirkwood, M.W., Schroeder, R.W., Suhr, J.A. & Conference Participants (2021). American Academy of Clinical Neuropsychology (AACN) 2021 consensus statement on validity assessment: Update of the 2009 AACN consensus conference statement on neuropsychological assessment of effort, response bias, and malingering. *The Clinical Neuropsychologist, 35*(6), 1053–1106. https://doi.org/10.1080/13854046.2021.1896036

Sweet, J.J., Meyer, D.G., Nelson, N.W. & Moberg, P.J. (2011). The TCN/AACN 2010 "Salary Survey": Professional practices, beliefs, and incomes of U.S. neuropsychologists. *The Clinical Neuropsychologist, 25*(1), 12–61. https://doi.org/10.1080/13854046.2010.544165

Taleb, N.N. (2010). *The black swan: The impact of the highly improbable* (2nd ed.). New York: Random House.

Tanner-Eggen, C., Balzer, C., Perrig, W.J. & Gutbrod, K. (2015). The neuropsychological assessment of cognitive deficits considering measures of performance variability. *Archives of Clinical Neuropsychology, 30*(3), 217–227. https://doi.org/10.1093/arclin/acv008

Taupitz, J. & Weiß, F. (2015). Juristische Grundlagen. In H. Dreßing & E. Habermeyer (Hrsg.), *Psychiatrische Begutachtung: Ein praktisches Handbuch für Ärzte und Juristen* (6. Aufl., S. 429–472). München: Urban & Fischer.

Teasdale, G. & Jennett, B. (1974). Assessment of coma and impaired consciousness: A practical scale. *Lancet, 304*(7872), 81–84. https://doi.org/10.1016/S0140-6736(74)91639-0

Thomann, K.-D. & Rauschmann, M. (2003). Von der „railway spine“ zum Schleudertrauma – Geschichte und aktuelle Bedeutung seelischer Störungen nach entschädigungspflichtigen Ereignissen. *Zeitschrift für die gesamte Versicherungswissenschaft, 92*(3), 533–577. https://doi.org/10.1007/BF03188277

Thomann, K.-D., Schröter, F. & Grosser, V. (Hrsg.). (2020). *Handbuch der orthopädisch-unfallchirurgischen Begutachtung* (3. Aufl.). München: Elsevier.

Tolchinsky, A. (2024). Narrative fallacy and other limitations of psychodynamic case formulation. *Practice Innovations, 9*(2), 169–180. https://doi.org/10.1037/pri0000231

Tombaugh, T.N. (1996). *Test of Memory Malingering (TOMM).* North Tonawanda, NY: Multi-Health Systems.

Traeger, L. (1904). *Der Kausalbegriff im Straf- und Zivilrecht. Zugleich ein Beitrag zur Auslegung des B.G.B.* Marburg: N.G. Elwert'sche Verlagsbuchhandlung.

Trimble, J.E. & Vaughn, L. (2013). Cultural measurement equivalence. In K.D. Keith (Ed.), *The encyclopedia of cross-cultural psychology* (Vol. I, pp. 313–319). Hoboken, NJ: Wiley-Blackwell.

Tucha, L., Fuermaier, A.B.M., Koerts, J., Aschenbrenner, S., Lange, K.W. & Tucha, O. (2013). *Test manual: Neuropsychological Test Battery for the Assessment of Cognitive Functions in Adult ADHD (CFADHD).* Mödling: Schuhfried.

Vallabhajosula, B. & van Gorp, W.G. (2001). Post-Daubert admissibility of scientific evidence on malingering of cognitive deficits. *Journal of the American Academy of Psychiatry and the Law, 29*(2), 207–215.

Vanderploeg, R.D. (1994). Estimating premorbid level of functioning. In R.D. Vanderploeg (Ed.), *Clinician's guide to neuropsychological assessment* (pp. 43–68). Hillsdale, NJ: Erlbaum.

van de Vijver, F. & Tanzer, N.K. (2004). Bias and equivalence in cross-cultural assessment: An overview. *Revue Européene de Psychologie Appliquée, 54*(2), 119–135. https://doi.org/10.1016/j.erap.2003.12.004

van Egmond, J., Kummeling, I. & Balkom, T. (2005). Secondary gain as hidden motive for getting psychiatric treatment. *European Psychiatry, 20*(5–6), 416–421. https://doi.org/10.1016/j.eurpsy.2004.11.012

Veress, K., Merten, T. & Yundina, E. (2010). *Supernormalitäts-Skala.* Autorisierte deutsche Version der Supernormality Scale–Revised von M. Cima. Unveröffentlichtes Manuskript, Maximilians-Universität München, Klinik und Poliklinik für Psychiatrie und Psychotherapie, Abteilung für Forensische Psychiatrie.

Viglione, D.J. & Giromini, L. (2020). *Inventory of Problems–29.* Professional Manual. Columbus, OH: IOP-Test, LLC.

Volbert, R. (2004). *Beurteilungen von Aussagen über Traumata. Erinnerungen und ihre psychologische Bewertung.* Bern: Huber.

von Zerssen, D. & Petermann, F. (2011). *Beschwerden-Liste – Revidierte Fassung* (2. Aufl.). Göttingen: Hogrefe.

Waldron-Perrine, B., Gabel, N.M., Seagly, K., Kraal, Z. Pangilinan, P., Spencer, R.J. & Bieliauskas, L. (2019). Montreal Cognitive Assessment as a screening tool: Influence of performance and symptom validity. *Neurology: Clinical Practice, 9*(2), 101–108. https://doi.org/10.1212/CPJ.0000000000000604

Walter, F., Petermann, F. & Kobelt, A. (2016). Erfassung von negativen Antwortverzerrungen – Entwicklung und Validierung des Beschwerdenvalidierungstests BEVA. *Rehabilitation, 55*(3), 182–190. https://doi.org/10.1055/s-0042-105939

Webber, T.A., Sullivan-Baca, E., Modiano, Y.A., Taiwo, Z. & Grabyan, J.M. (2022). Validity of informant report interpretations: Role of examinee performance and symptom invalidity. *Psychological Assessment, 34*(2), 125–138. https://doi.org/10.1037/pas0001074

Wechsler, D. (1964). *Die Messung der Intelligenz Erwachsener. Textband zum Hamburg-Wechsler-Intelligenztest für Erwachsene (HAWIE)* (3. Aufl.). Bern: Huber.

Wegener, H.W. & Steller, M. (1986). Psychologische Diagnostik vor Gericht: Methodische und ethische Probleme forensisch-psychologischer Diagnostik. *Zeitschrift für Differentielle und Diagnostische Psychologie, 7*(3), 103–126.

Weiss, M.D., McBride, N.M., Craig, S. & Jensen, P. (2018). Conceptual review of measuring functional impairment: Findings from the Weiss Functional Impairment Rating Scale. *Evidenced-Based Mental Health, 21*(4), 155–164. https://doi.org/10.1136/ebmental-2018-300025

Western Psychological Services (1983). *Hooper Visual Organization Test (VOT). Manual.* Los Angeles: Author.

Widder, B. (2009). Gutachtliche Qualität durch Vermeidung typische Fehler. *Forum Medizinische Begutachtung,* (1), 4–9.

Widder, B. (2018a). Begutachtung der Kraftfahreignung. In B. Widder & P.W. Gaidzik (Hrsg.), *Neurowissenschaftliche Begutachtung. Gutachten in Neurologie und nicht-forensischer Psychiatrie* (3. Aufl., S. 252–271). Stuttgart: Thieme.

Widder, B. (2018b). Praktische Hinweise zur Gutachtenerstellung. In B. Widder & P.W. Gaidzik (Hrsg.), *Neurowissenschaftliche Begutachtung. Gutachten in Neurologie und nicht-forensischer Psychiatrie* (3. Aufl., S. 76–89). Stuttgart: Thieme.

Widder, B. (2018c). Beurteilung der Beschwerdenvalidität. In B. Widder & P.W. Gaidzik (Hrsg.), *Neurowissenschaftliche Begutachtung. Gutachten in Neurologie und nicht-forensischer Psychiatrie* (3. Aufl., S. 103–126). Stuttgart: Thieme.

Widder, B. (2018d). Fehlerquellen in der Begutachtung. In B. Widder & P.W. Gaidzik (Hrsg.), *Neurowissenschaftliche Begutachtung. Gutachten in Neurologie und nicht-forensischer Psychiatrie* (3. Aufl., S. 90–102). Stuttgart: Thieme.

Widder, B. (2020). Kultursensible Begutachtung – Gelten bei der sozialmedizinischen Begutachtung von Migranten andere Regeln? *Der medizinische Sachverständige, 116*(2), 66–72.

Widder, B. (2023). Begutachtung bei Fatigue-Symptomen. Gemeinsame Stellungnahme der DGNB, DGN, DGPPN, DGPM und DGPPR. *Der medizinische Sachverständige, 119*(6), 238.

Widder, B., Finkenzeller, W., Hansen, H.C., Kastrup, O., Bien, Ch., Marx, P., Schwenkreis, P., Bender, A., du Mesnil de Rochemont, R., Schmidt, R. & Unverhau, S. (2024). *Begutachtung nach gedecktem Schädel-Hirntrauma im Erwachsenenalter* (AWMF-Registernr. 095-002, 3. Neubearbeitung). Verfügbar unter: https://register.awmf.org/assets/guidelines/094-002l_S2k_Begutachtung-bei-gedecktem-Schaedel-Hirntrauma-Erwachsene_2024-08.pdf

Widder, B. & Gaidzik, P.W. (Hrsg.). (2018). *Neurowissenschaftliche Begutachtung. Gutachten in Neurologie und nicht-forensischer Psychiatrie* (3. Aufl.). Stuttgart: Thieme.

Widder, B., Hansen, H.-C., Dreßing, H., Köhler, S., Vogel, P.-C., Gruner, B. et al. (2019). *Begutachtung bei Kausalitätsfragen im Sozial-, Zivil- und Verwaltungsrecht. Teil III der S2k-Leitlinie zur Begutachtung psychischer und psychosomatischer Störungen* (AWMF-Registernr. 051-029, 2. Neubearbeitung).

Wilhelm, H. & Roschmann, R. (2007). *Die neuropsychologische Begutachtung.* Stuttgart: Kohlhammer. https://doi.org/10.17433/978-3-17-026596-7

Williams, A.D. (1997). The forensic evaluation of adult traumatic brain injury. In R.J. McCaffrey, A.D. Williams, J.M. Fisher & L.C. Laing (Eds.), *The practice of forensic neuropsychology: Meeting challenges in the courtroom* (pp. 37–57). New York: Plenum Press.

Wolfram, H. & Pausch, J. (1993). Zur Brauchbarkeit leistungspsychologischer Kurztests für den Nachweis erworbener Hirnleistungsminderungen: Dargestellt am Beispiel des C.I.-Tests von Lehrl und Fischer. *Nervenarzt, 64*(12), 793–800.

Wurzer, W. (1992). *Das posttraumatische organische Psychosyndrom. Psychologische Diagnostik, Begutachtung und Behandlung.* Wien: WUV Universitätsverlag.

Wurzer, W. (2009). Kriterien zur gutachtlichen Quantifizierung von Hirntraumafolgen. *Der medizinische Sachverständige, 105*(6), 208–214.

Young, G. (2015). Malingering in forensic disability-related assessments: Prevalence 15±15 %. *Psychological Injury and Law, 8*(3), 188–199. https://doi.org/10.1007/s12207-015-9232-4

Zahn, N., Gaidzik, P.-W. & Schiltenwolf, M. (2024). Vergütung medizinischer Sachverständigengutachten nach dem JVEG, eine Aktualisierung nach dem Kostenrechtsänderungsgesetz 2021 – die Bundesländer im Vergleich. *Der medizinische Sachverständige, 120*(1), 16–23.

Zimmermann, P. & Fimm, B. (2002). *Testbatterie zur Aufmerksamkeitsprüfung (TAP). Version 1.7. Handbuch Teil 1.* Herzogenrath: Psytest.

Zipper, S., Elze, K. & Mast, H. (2024). Post-Vac, Post-COVID: Versicherungsmedizinische Aspekte aus neurologischer Sicht. *Der medizinische Sachverständige, 120*(3), 116–120.

Anhang

Hinweise zu den Online-Materialien

Sie können die in diesem Buch erwähnten Online-Materialien über unsere Internetseite abrufen und ausdrucken. Nutzen Sie dazu bitte den Link www.hgf.io/download und melden Sie sich nach den dort beschriebenen Schritten an. Wenn Sie nach der Registrierung den Code **B-FB19M7** unter „Mein Konto → Zusatzmaterialien" im Eingabefeld einfügen, werden Sie automatisch in den Downloadbereich weitergeleitet und können die Online-Materialien zum Buch ausdrucken bzw. herunterladen. Die Formularfunktion in den Download-Materialien kann mit dem Programm Acrobat® Reader (eine kostenlose Version ist unter https://get.adobe.com/de/reader/ erhältlich) genutzt werden.

Um die Materialien dauerhaft im direkten Zugriff zu haben, empfehlen wir Ihnen, sich die gesamten Materialien herunterzuladen und auf dem eigenen Rechner zu speichern.

Folgende Materialien stehen zum Download bereit:

Übersicht über die Online-Materialien	
Kapitel 4.3, Kasten 1	Beispiel für eine schriftliche Einladung, mit Anmerkungen
Kapitel 5.1, Kasten 2	Beispielvorlage für eine informierte Einwilligung
Kapitel 6.1, Kasten 3	Grundgliederung eines neuropsychologischen Gutachtens
Kapitel 6.3, Kasten 5	Wichtige Rahmeninformation zum Gutachten, die auf dem Deckblatt dargestellt werden sollte
Kapitel 6.5.1, Kasten 6	Vorschlag für einen Anamnesebogen
Kapitel 6.5.5, Kasten 8	Vorschlag für eine tabellenförmige Auflistung aller als relevant erachteten quantitativen Untersuchungsergebnisse
Kapitel 8.3, Kasten 9	Beispiel für die Erläuterung der verwendeten Normen und ihre Interpretation im Rahmen eines Gutachtens
Kapitel 19.2, Kasten 17	Zusammenfassung der wichtigsten Information in den neuen Diagnosekriterien für leichte Schädel-Hirn-Traumen

Sachregister